La méthode ANTI MIGRAINE

Dr Elizabeth Leroux

La méthode ANTI MIGRAINE

Préface du Dr Dominique Valade

Flammarion

Paru sous le titre : *La migraine : Au-delà de mal de tête*

Pour l'édition originale
Les Éditions du Trécarré
Groupe Librex inc.
Une société de Québecor Média
La Tourelle
1055, boul. René-Lévesque Est
Bureau 300
Montréal (Québec) H2L 4S5
Tél. : 514 849-5259
Téléc. : 514 849-1388
www.edtrecarre.com

Édition : Miléna Stojanac
Révision linguistique et correction d'épreuves : Céline Bouchard et Gervaise Delmas
Direction artistique : Chantal Boyer
Couverture, grille graphique intérieure et mise en pages : Chantal Boyer
Figures et illustrations : Véronique Giguère, Michel Rouleau, Jasmin Guérard-Alie, Amélie Roberge
Photo de l'auteure : Sarah Scott

Le contenu de ce livre ne peut remplacer un avis médical. Pour le bénéfice des lecteurs, des concepts généraux basés sur des lignes directrices publiées sont présentés, mais ne s'appliquent pas à tous. Certaines situations en particulier justifient la prudence et nécessitent des recommandations spécifiques de la part d'un professionnel de la santé.

Adaptation et mise en pages : Titouan et Clélia

ISBN : 978-2-0813-7906-0
N°d'édition : L.01EPMN000847.N001
Dépôt légal : janvier 2016
editions.flammarion.com

À ma mère, qui m'a montré comment prendre soin des autres,
et à mon père, qui m'a appris l'importance d'essayer de les comprendre.

Merci à ma famille, mes amis, mes collègues, mes patients,
mes étudiants, mes chats, mes professeurs, mes complices musicaux...
À tous ces gens qui se sont trouvés sur ma route et qui m'ont aidée,
de mille façons, à écrire ce livre.

Sommaire

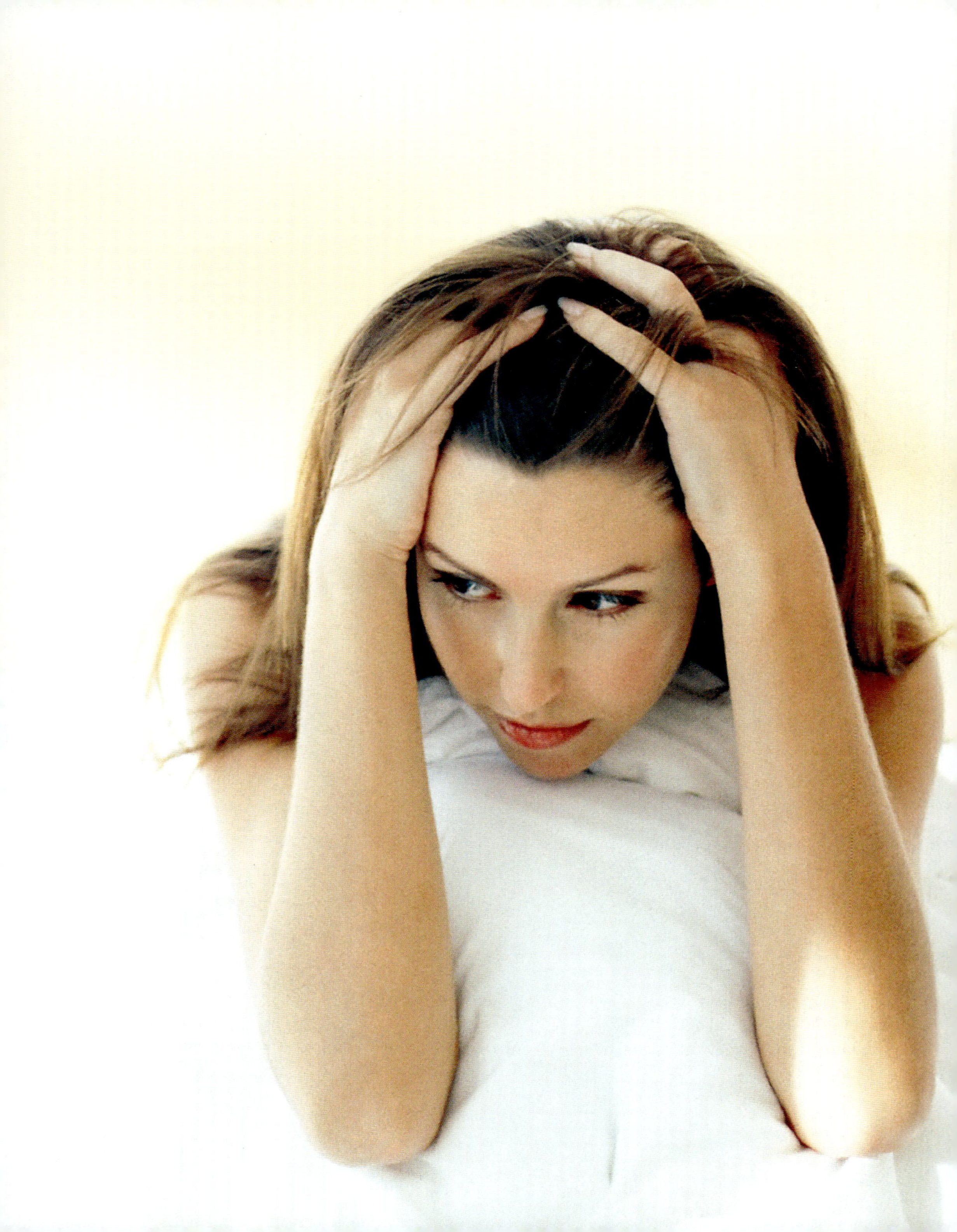

Préface

La méthode anti-migraine, dès le titre l'objectif est clair. Il s'agit d'un ouvrage grand public, dans toute la noblesse du terme, qui essaie de faire comprendre à un maximum de patients ce qu'est « la maladie migraineuse » et je ne parle pas de migraine mais bien de maladie avec un substratum génétique. L'auteur aborde aussi la prise en charge sous tous ses aspects tant pharmacologiques que psychologiques.

La première partie définit bien ce qu'est la maladie migraineuse au milieu des 197 types de céphalées répertoriés dans la Classification Internationale, ce qui déjà montre bien la difficulté qu'il peut y avoir pour établir un diagnostic précis devant un mal de tête récent ou chronique depuis des années.

L'auteur parvient très rapidement, tout en mélangeant science et vulgarisation, à donner une vue à la fois réaliste et très scientifique de cette pathologie, trop longtemps considérée comme « mineure » puisqu'elle n'a pas de conséquences vitales. Cependant, elle touche près de 12 % de la population du globe, et en laisse plus de 20 % alités plusieurs jours par mois.

Enfin, la migraine a été considérée lorsque l'on a disposé de médicaments permettant de mettre fin rapidement (moins de 2 heures) à ces crises qui pouvaient, plusieurs fois par mois et ce durant 4 à 72 heures, clouer au lit le patient avec non seulement un mal de tête lancinant l'obligeant à rester dans le noir, mais aussi des nausées et des vomissements aussi handicapants que la céphalée elle-même. L'arrivée de ces fameux triptans en 1980 a été un tournant dans le traitement des crises relançant l'intérêt pour l'affection et redonnant une qualité de vie à nombre de nos patients, car c'est bien de handicap et d'altération de qualité de vie dont il faut parler lorsque l'on envisage le diagnostic de maladie migraineuse.

Je connais particulièrement bien l'auteur pour l'avoir côtoyée presque journellement pendant 2 ans lorsqu'elle est venue il y a maintenant près de 10 ans faire « ses classes » au Centre d'Urgences Céphalées que j'avais réussi à créer en 2000. Elisabeth Leroux était déjà un neurologue au bagage théorique certain, dont j'ai pu juger de la clairvoyance diagnostique au fil des consultations que nous avons faites d'abord ensemble, puis elle seule, mais aussi de l'aptitude à la recherche qu'elle a pu mener sous notre direction sur différents sujets tels que l'algie vasculaire de la face, les sinusites sphénoïdales ou la sérotonine pour ne citer que les principaux.

Je pense pouvoir dire que cet ouvrage est l'œuvre de l'association d'une céphalologue (spécialiste des maux de tête) en devenir et d'une excellente vulgarisatrice, ce qui a permis la réalisation d'un livre abouti que l'on pourra conseiller tant aux professionnels de santé qui voudront se faire une idée du sujet qu'aux migraineux ou à toute autre personne béotienne de la migraine qui désirera ou comprendre ou s'instruire.

Dominique VALADE
Ancien médecin des hôpitaux et
chef de service du Centre Urgences Céphalées
de l'hôpital Lariboisière
Consultant à l'hôpital de la Pitié-Salpêtrière

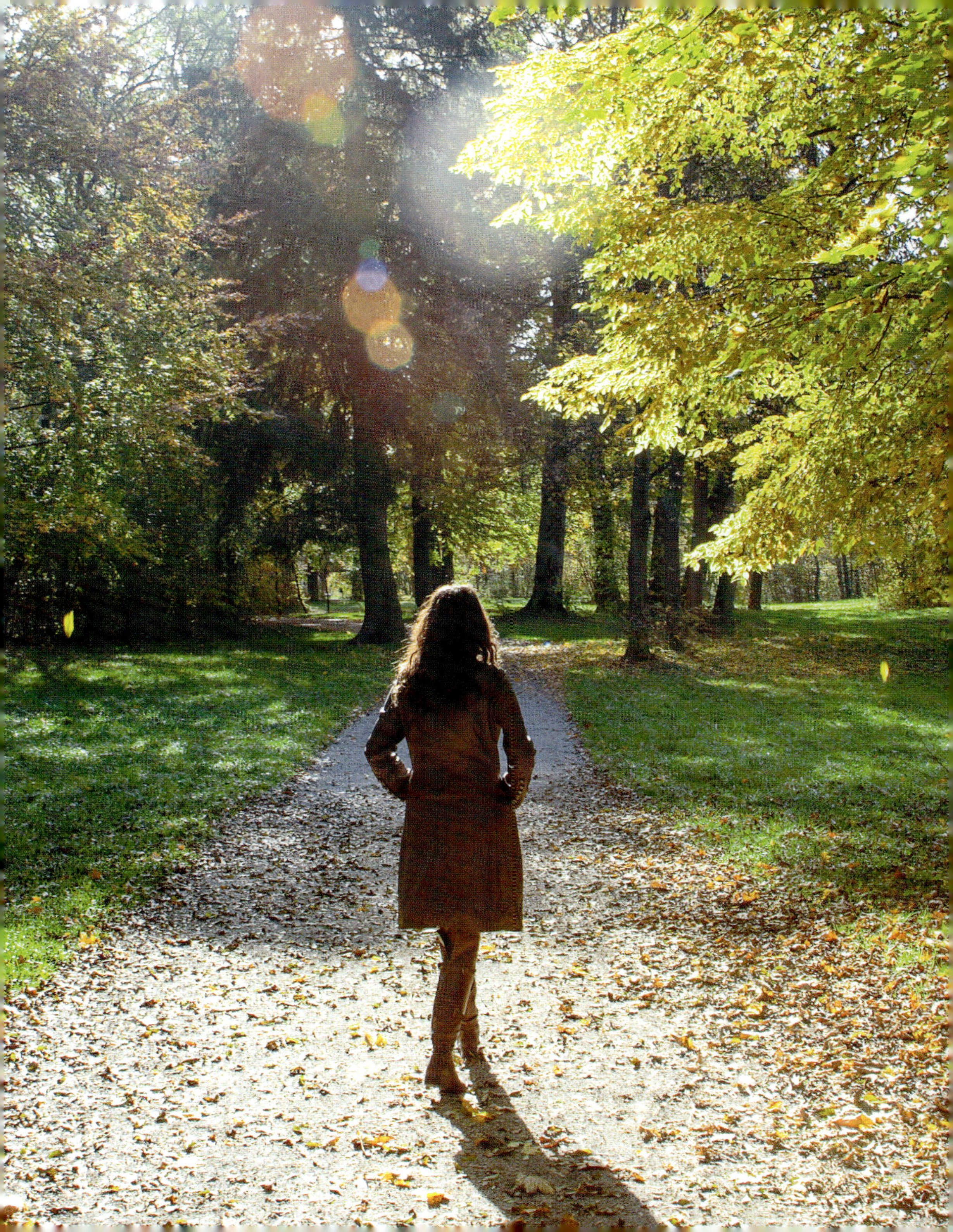

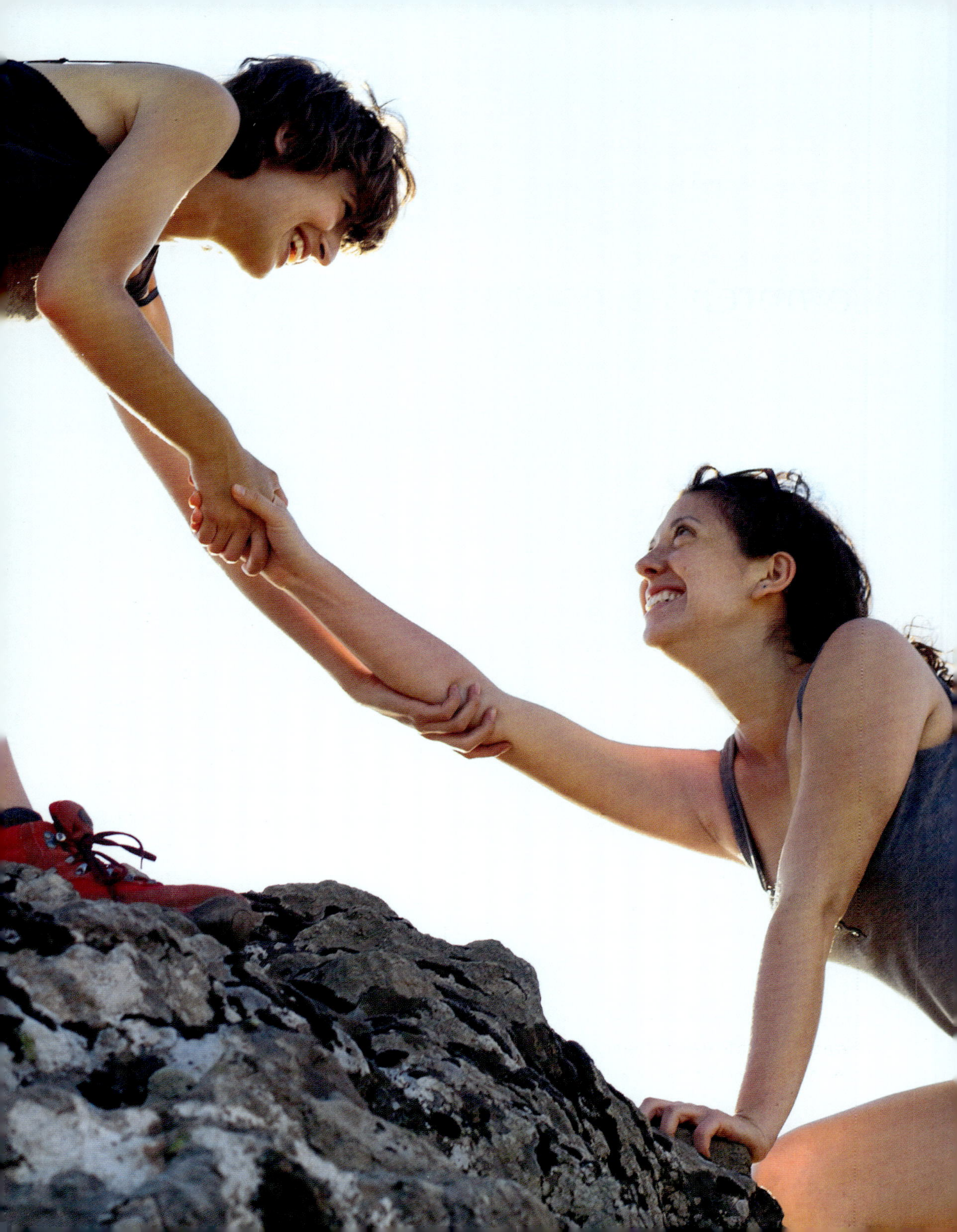

INTRODUCTION

Comprendre pour vivre mieux

Selon l'Organisation mondiale de la santé (OMS), la migraine est la troisième maladie au monde, en termes de fréquence, toutes catégories confondues, après les caries dentaires et la céphalée de tension. C'est dire si le mal de tête est fréquent ! La plupart des gens auront mal à la tête un jour ou l'autre. La migraine n'est toutefois pas un mal de tête ordinaire.

Lors de mes premiers contacts avec des migraineux, j'ai été frappée par un point commun dans leurs histoires : durant des années, ils avaient affronté l'incompréhension de leurs proches, de leurs employeurs et même de leurs médecins. Personne ne les croyait lorsqu'ils parlaient de leurs symptômes, de la douleur intolérable, de la lumière insupportable, des sons irritants, de leur incapacité à fonctionner durant une crise. J'ai entendu dans mon bureau des centaines de témoignages et d'histoires vécues. J'ai écouté les innombrables déceptions : voyages gâchés, anniversaires ratés, heures passées devant l'ordinateur avec la nausée, prise de poids causée par la prise de médicaments, échec des traitements, consultations nombreuses pour se faire dire qu'on n'a rien, regard accusateur de l'employeur après une autre journée de congé maladie. J'ai assisté à des crises de larmes lorsque j'expliquais à ces personnes, après qu'elles eurent vécu des années de culpabilité et de solitude, de combats intérieurs et de remises en question, qu'elles avaient une vraie maladie. Qu'elles n'étaient ni folles, ni paresseuses, ni simulatrices.

Et, surtout, qu'il y avait peut-être quelque chose à faire pour elles. Ma phrase fétiche était: je ne garantis pas de réussir, mais je garantis d'essayer. Car pour s'améliorer, il faut au moins essayer.

La migraine est une maladie neurologique, un problème cérébral. Elle est complexe, elle a de nombreux visages, et ses mécanismes sont encore mal compris. Mais elle existe. Elle est réelle. Et elle est la septième cause d'invalidité au monde, toujours selon l'Organisation mondiale de la santé. Elle empêche de fonctionner et est la cause de beaucoup de souffrance.

Cette souffrance, j'ai pu l'observer dans mon bureau. Et une partie du tourment de tous ces patients ne provenait pas de la migraine elle-même, mais bien de la perception de cette maladie. Négation, passivité, blâme, incrédulité, minimisation, voire blagues de mauvais goût. Nous n'avons pas encore de traitement curatif pour la migraine, mais nous pouvons au moins changer notre perception de cette maladie et arrêter de nuire à ceux qui en sont atteints en refusant de reconnaître leurs symptômes. Pour changer notre perception, pour abattre les tabous, pour déconstruire les mythes, il faut expliquer, il faut éduquer. Il faut aider les gens à comprendre. Et c'est tout un défi que de comprendre un tel problème neurologique.

C'est ce défi que je tente de relever en écrivant ce livre. En vulgarisant des connaissances scientifiques, je présenterai ce que nous savons dans la communauté médicale afin que les migraineux et leurs proches puissent aussi comprendre cette maladie. Le premier objectif de ce livre est donc d'expliquer ce qu'est la migraine afin de la faire reconnaître comme un problème de santé réel qui mérite considération et soins.

Au-delà des tabous, une autre difficulté importante touche les migraineux. Aucune pilule ne peut guérir la migraine. Le cerveau migraineux est influencé par l'environnement et par les habitudes de vie. Le migraineux doit prendre chaque mois, chaque semaine, voire chaque jour des décisions qui pourront changer l'évolution de ses journées, que ce soit au travail ou dans sa vie personnelle. Pour prendre ces décisions, il faut devenir son propre expert, se connaître et connaître les traitements, les déclencheurs, les choses à éviter, les habitudes à favoriser. Le migraineux doit donc apprendre à vivre avec la migraine. Il doit apprendre à s'autogérer.

En ces temps où le système de santé est sous pression, les professionnels ont peu de temps pour l'éducation de ces patients. La migraine n'étant pas une priorité de la santé publique, peu de ressources sont allouées à des équipes multidisciplinaires pour les aider. L'accès aux cliniques spécialisées est limité, les listes d'attente sont longues. Le deuxième objectif de ce livre est donc de donner des outils aux migraineux et migraineuses pour les aider à se prendre en charge et à bien utiliser leurs traitements.

Je souhaite que cet ouvrage contribue à faire connaître la réalité des personnes migraineuses et favorise la mobilisation en faveur de meilleurs soins, de la déconstruction des mythes et du développement de la recherche.

Bonne lecture !

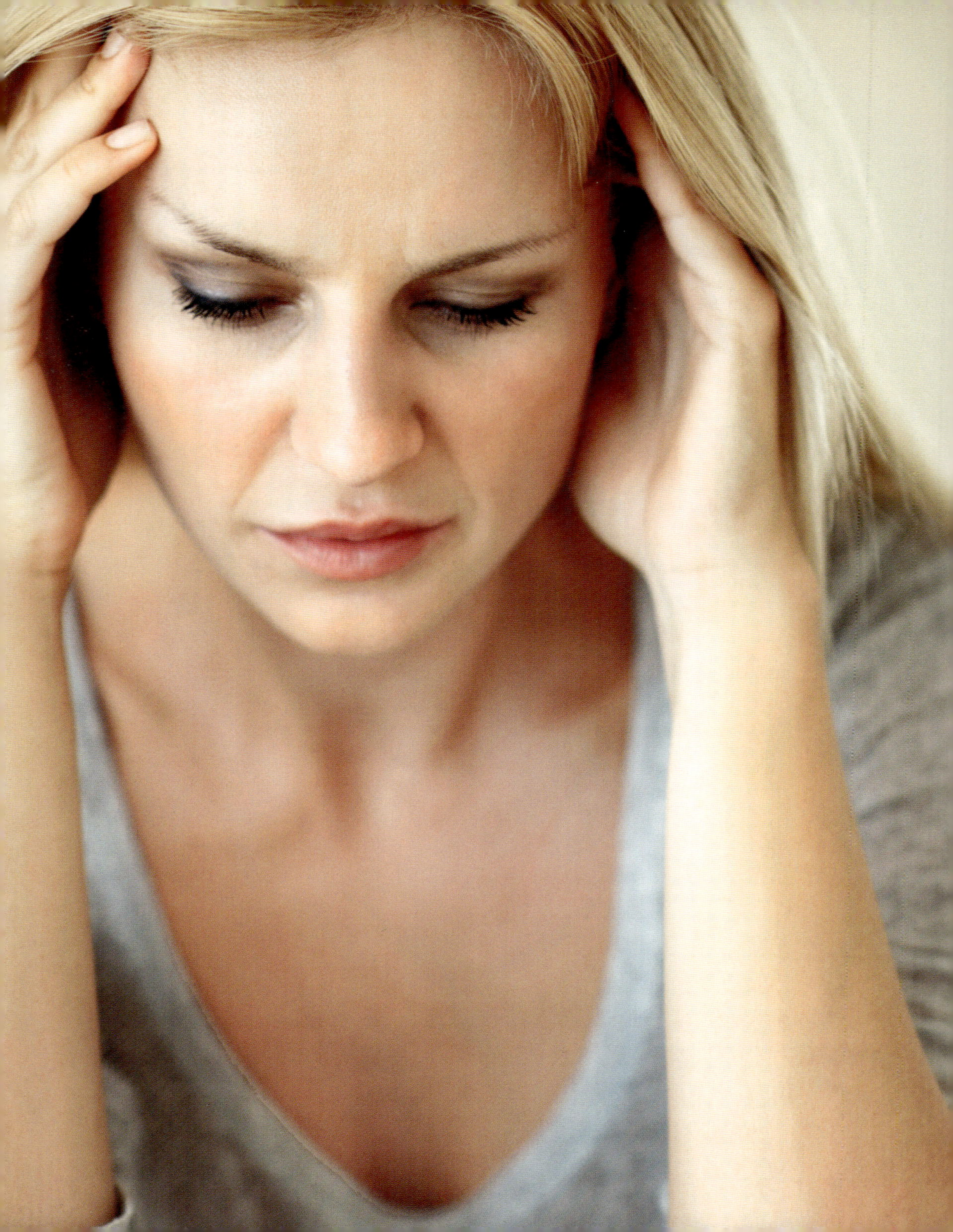

CHAPITRE 1

Migraine ou mal de tête ?

Il n'existe qu'une seule règle cardinale :
il faut toujours être à l'écoute du patient.

OLIVER SACKS

Le mal de tête est un des symptômes les plus fréquents rencontrés par les médecins et un des plus difficiles à évaluer. Un mal de tête peut être causé par une multitude de facteurs médicaux, de la méningite à la prise de certains médicaments, en passant par l'apnée du sommeil. La classification internationale des céphalées compte plus de 200 diagnostics possibles regroupés en catégories (Figure 2, p. 22) !

LE DIAGNOSTIC DES MAUX DE TÊTE

LE QUESTIONNAIRE MÉDICAL

Les médecins disposent de nos jours d'un impressionnant arsenal de tests diagnostiques : prises de sang, scanners, résonances magnétiques, électroencéphalogrammes... Mais, dans le monde de la céphalée, les outils les plus utiles restent le questionnaire et l'examen physique. La description donnée par le patient est primordiale, car le mal de tête reste un symptôme subjectif impossible à mesurer dans le sang ou avec un test électrophysiologique. Seul le patient peut donner au médecin les indices qui le mèneront vers le bon diagnostic (Figure 1, p. 20-21). La première visite pour un problème de céphalée peut être longue si le cas est complexe, si l'histoire s'étend sur plusieurs années, s'il y a plusieurs types de maux de tête ou si la cause du mal est difficile à cerner. Dans une situation de migraine typique sans autres problèmes de santé, l'histoire peut se retracer très rapidement, et le médecin peut se concentrer aussitôt sur la gestion des crises.

(suite page 23)

HISTOIRE MÉDICALE

Éléments à discuter lors de la visite médicale

Élément	Exemples	
État général de santé		
HISTOIRE MÉDICALE PERSONNELLE	Antécédents médicaux, chirurgies, accidents, problèmes dentaires, psychiatriques.	Certaines maladies peuvent être associées aux maux de tête, qu'elles en soient la cause ou la conséquence.
HISTOIRE FAMILIALE	Histoire de migraine, d'épilepsie, de maladie neurologique dans la famille, surtout de premier degré.	Certaines formes de céphalées sont héréditaires.
HABITUDES DE VIE	Sommeil, consommation de café, tabagisme, alcool, exercice, travail, enfants, gestion du stress.	L'adaptation des habitudes de vie est primordiale.
Histoire du mal de tête		
NOMBRE DE MAUX DE TÊTE	Y a-t-il différents types de maux de tête ?	Il est préférable de se concentrer sur le mal le plus dérangeant, mais il faut aussi tenir compte des autres types de douleur.
DURÉE DU PROBLÈME	S'agit-il d'un mal de tête récent ou de la détérioration d'un mal de tête présent depuis des années ?	Un mal de tête réellement nouveau peut justifier une investigation. L'histoire migraineuse peut remonter à l'enfance.
FRÉQUENCE DES MAUX DE TÊTE	S'agit-il de crises entrecoupées de journées normales ou plutôt d'un mal très fréquent, voire continu ?	L'approche est très différente selon qu'on parle de crise ou plutôt de céphalée continue.
DURÉE DES CRISES	En cas de crises, durent-elles des secondes ? Des minutes ? Des heures ? Des jours ?	Il est parfois difficile d'établir la durée des crises si celles-ci sont fréquentes et entrelacées avec un mal de tête de fond.
LOCALISATION	La douleur est-elle d'un côté ? Des deux ? Dans le front ? Dans le cou ? Dans l'œil ?	Même si la localisation ne donne pas toujours le diagnostic, c'est une information importante.
TYPE DE DOULEUR	S'agit-il d'une pression ? D'une pulsation ? D'un choc électrique ou d'une brûlure ?	Certaines caractéristiques de la douleur peuvent guider le traitement, surtout dans le cas des névralgies.

FIGURE 1

Histoire du mal de tête (suite)

Facteurs déclenchants et aggravants	Alcool, aliments, exercice, toux, activité sexuelle, stress, manque de sommeil.	Certains déclencheurs sont particulièrement associés aux migraines alors que d'autres font penser à d'autres causes.
Symptômes accompagnateurs	Nausée, difficulté à tolérer les sons et les lumières, acouphènes, douleur du cou, larmoiement, etc.	Bien que certains symptômes soient plus fréquents chez les migraineux, ils peuvent être présents dans d'autres maladies.
Symptômes neurologiques	Problème de vision, de langage, de force, de sensation de mémoire, d'équilibre.	La présence de symptômes neurologiques est inquiétante et justifie une investigation.
Symptômes généraux	Fièvre, perte de poids, malaise général.	Une atteinte de l'état général est inquiétante et justifie une investigation.
Impact sur le fonctionnement	Statut d'emploi, invalidité, difficultés à accomplir les tâches quotidiennes ou personnelles.	Quelle que soit leur cause, les maux de tête peuvent nuire au fonctionnement quotidien. Cet aspect est souvent négligé.

Histoire médicamenteuse

Médicaments en cours	Médicaments utilisés pour les maux de tête mais aussi pour les autres affections médicales.	Toujours apporter une liste à jour complète avec soi. Certains médicaments peuvent provoquer des maux de tête.
Essais de traitements dans le passé	Traitements pour les crises, traitements préventifs, contraceptifs.	Il faut éviter de reprendre des médicaments non-tolérés ou inefficaces. Les doses sont aussi importantes.
Fréquence de la prise actuelle de médicaments	Utilisation des analgésiques et autres pour les maux de tête ou autres douleurs.	La céphalée médicamenteuse est un problème fréquent qui se traite par le sevrage.

Conclusions et attentes

Autre chose à dire ?	Il est important de s'assurer que tout ce qui préoccupe le patient quant à ses maux de tête a été discuté.	Certaines observations, inquiétudes ou perceptions du patient peuvent avoir un impact sur la prise en charge.
Attentes du patient	Le médecin a sans doute des solutions à proposer, mais les espoirs du patient sont parfois différents.	Le patient souffrant de céphalée doit être actif dans son traitement et contribuer à la prise de décision selon ses priorités, ses connaissances et ses craintes.

LA CLASSIFICATION INTERNATIONALE DES CÉPHALÉES

	Catégorie	Exemples (liste non exhaustive)
1	Migraine	Comprend les différentes formes de migraines (avec ou sans aura, épisodique, chronique, crise prolongée).
2	Céphalée de tension	Céphalée de tension épisodique ou chronique, avec ou sans hypersensibilité du crâne.
3	Céphalée trigémino-autonomique	Céphalée de Horton, hémicrânie paroxystique ou continue, SUNCT.
4	Autres céphalées primaires	Céphalées induites par l'effort, l'activité sexuelle, la toux. Céphalée chronique quotidienne de novo (CCQ).
5	Céphalée post-traumatique	Maux de tête causés par les traumatismes crâniens et cervicaux, céphalée après une chirurgie du cerveau.
6	Céphalée liée à un problème vasculaire cérébral	Céphalée après un AVC, un anévrisme, une hémorragie cérébrale, une thrombose veineuse.
7	Céphalée associée à un problème cérébral autre que vasculaire	Tumeurs cérébrales, hypertension ou hypotension intracrânienne. Céphalées associées à l'épilepsie.
8	Céphalée causée par une substance ou son sevrage	Abus médicamenteux (triptans, narcotiques), sevrage de caféine, arrêt de pilule avec œstrogènes. Plusieurs médications.
9	Céphalée causée par une infection du cerveau	Méningite, abcès cérébral, bactéries, virus, parasites.
10	Céphalée causée par un problème métabolique	Apnée du sommeil, plongée sous-marine, hypothyroïdie, altitude, hypertension et autres.
11	Céphalée causée par un problème du cou, des yeux, des dents, des oreilles	Céphalée cervicogène, sinusite, problème temporo-mandibulaire, glaucome, problèmes dentaires.
12	Céphalée associée à un problème psychiatrique	Trouble somatoforme et psychose.
13	Névralgies et douleurs neuropathiques	Névralgie du trijumeau, névralgie occipitale (ou d'Arnold), stomatopyrose (bouche brûlante), douleur faciale liée à la sclérose en plaques.
14	Autre	Céphalée de cause inconnue ou non encore classifiée.
15	Appendice	Céphalées en cours de définition.

FIGURE 2 *International Classification of Headache Disorders 3.*

Céphalées primaires ou secondaires

On distingue en général les céphalées primaires, causées par un dysfonctionnement du système nerveux sans lésion visible ni maladie associée, des céphalées secondaires, causées par des lésions visibles de la tête ou du cou, ou encore par des perturbations métaboliques de l'organisme. Puisque le fonctionnement du cerveau s'apparente à celui d'un ordinateur, cette distinction entre céphalées primaires et secondaires peut être illustrée par un exemple tiré du monde de l'informatique. Si un ordinateur ne fonctionne pas, il peut s'agir d'un problème de logiciels (il y a un mauvais programme ou un virus informatique, mais l'appareil n'est pas endommagé) ou de matériel informatique (le disque dur est abîmé, le ventilateur est brisé et l'appareil a surchauffé). Les problèmes de logiciels sont représentatifs des céphalées primaires, comme la migraine et la céphalée de tension, et les ennuis de matériel représentent les céphalées secondaires, comme la méningite et la tumeur cérébrale (Figure 3).

La majorité des personnes qui consultent pour un problème de mal de tête souffrent de céphalée primaire, et surtout de migraine (Figure 4, p. 24). Mais même si la migraine reste le diagnostic le plus fréquent, il faut tout de même, en premier lieu, exclure toute autre cause !

LÉSION VISIBLE, DYSFONCTION INVISIBLE

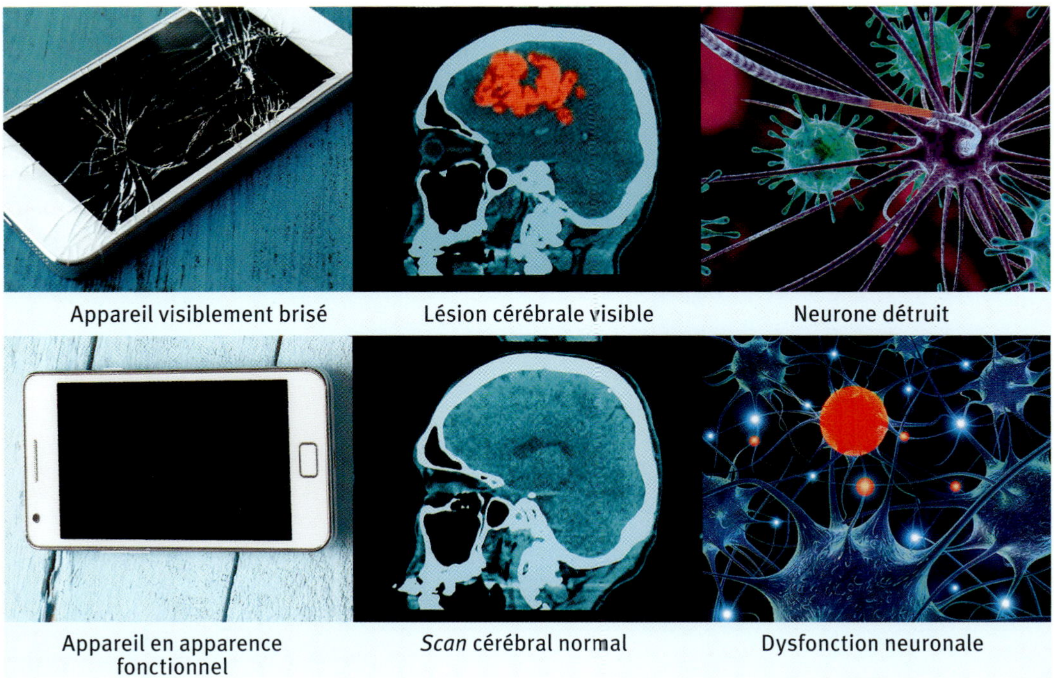

FIGURE 3

Les signaux d'alarme

La première chose à vérifier, quand on évalue une personne souffrant de maux de tête, est la présence de signaux d'alarme, ce qui peut être fait selon le mnémonique anglais SNOOP (Figure 5, p. 25). La présence d'autres symptômes, comme la fièvre, la perte de poids ou encore une maladie qui diminue l'immunité (cancer ou virus du sida), justifie une investigation plus approfondie. Si l'examen neurologique est anormal ou si la personne rapporte des symptômes neurologiques (troubles de la vision, de langage, de force, de sensation, d'équilibre, de mémoire), une imagerie cérébrale est indiquée. Le risque d'avoir une autre maladie que la migraine augmente avec l'âge, c'est pourquoi le degré de suspicion est élevé chez les personnes âgées de plus de cinquante ans. Certains maux de tête se présentent de façon brutale et sont parfois décrits comme des céphalées en coup de tonnerre. Ce genre de douleur est très suspect, et le médecin pensera tout de suite à une hémorragie causée par un anévrisme ou à plusieurs autres causes incluant une maladie des artères cérébrales. Si le mal de tête est progressif, pire de jour en jour, ou encore pire en position couchée et accompagné de nausées, le médecin pensera à un problème d'hypertension intracrânienne, peut-être causée par une masse cérébrale.

LES DIAGNOSTICS POSÉS DANS UNE CLINIQUE DE CÉPHALÉES

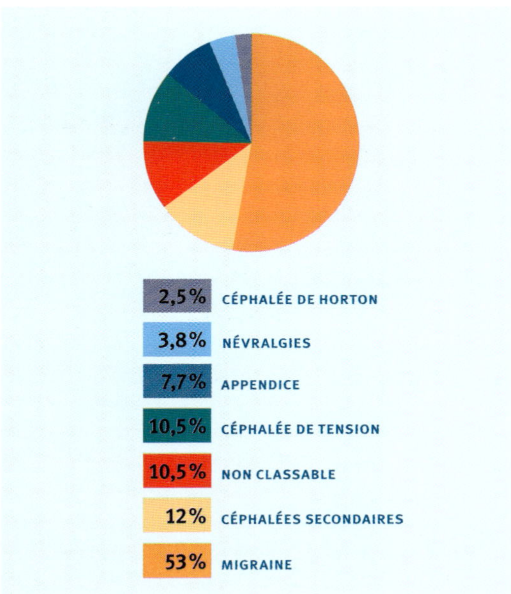

FIGURE 4 D'après Pedraza, *Neurologia*, 2014.

Est-ce que j'ai une tumeur au cerveau ?

La plupart des personnes qui souffrent d'un mal de tête nouveau craindront d'avoir une tumeur cérébrale. Tout le monde semble connaître une voisine ou un cousin qui a reçu ce genre de diagnostic catastrophique. Beaucoup de patients sont inquiets lorsque le médecin ne demande pas de scanner cérébral après une consultation pour mal de tête. Mais en réalité, les tumeurs cérébrales sont très rares et ne sont responsables que d'une très petite minorité des maux de tête. Le risque de trouver une tumeur cérébrale lors d'une consultation pour mal de tête auprès d'un omnipraticien est de 1 sur 1 000, et la plupart de ces tumeurs seront bénignes. De plus, 85 % des patients porteurs d'une tumeur cérébrale auront d'autres symptômes que le mal de tête, et leur examen physique sera anormal dans la grande majorité des cas. Le risque de tumeur cérébrale est plus élevé chez les personnes âgées de plus de cinquante ans et chez les jeunes enfants. En général, le mal de tête est apparu récemment, dans les dernières semaines, et progresse en intensité. Un mal de tête présent depuis des années n'est habituellement pas dû à une tumeur cérébrale.

LE DIAGNOSTIC DE LA MIGRAINE

Si vous souffrez de maux de tête récurrents, il est bien possible que vous ayez des migraines sans le savoir. En effet, les deux tiers des migraineux ne sont pas diagnostiqués (Figure 6, p. 26). Évidemment, certains d'entre eux sont peu incommodés par leurs migraines et ne consultent pas. D'autres consultent, mais leurs crises sont modérées et passent alors pour des céphalées de tension. Mais dans certains cas, même si les crises migraineuses sont franches et qu'elles nuisent au fonctionnement de la personne, le diagnostic n'est jamais fait (voir le témoignage, p. 29), ce qui empêche une prise en charge adaptée.

LES SIGNES D'ALERTE ASSOCIÉS AUX CÉPHALÉES

S	Signes ou symptômes **systémiques**	Perte de poids, prise d'immunosuppresseurs, histoire de cancer, HIV, etc.
N	Signes ou symptômes **neurologiques**	Œdème papillaire, hémiparésie (faiblesse d'un côté), diplopie (double vision), dysarthrie (difficulté de langage), etc.
O	***Onset***, le mode d'apparition	Céphalée brutale ou progressive.
O	***Older***, l'âge du patient	Nouvelle céphalée après 50 ans.
P	***Previous*** (« précédente »)	Céphalée différente des douleurs habituelles (précédentes).
	Progressive (« progressive »)	Progressive, qui empire.
	Postural (« posturale »)	Posturale, qui varie selon la position debout ou couchée.

FIGURE 5

D.W. Dodick, *Adv Stud Med*, 2003.

LE DIAGNOSTIC DE LA MIGRAINE : LA POINTE DE L'ICEBERG

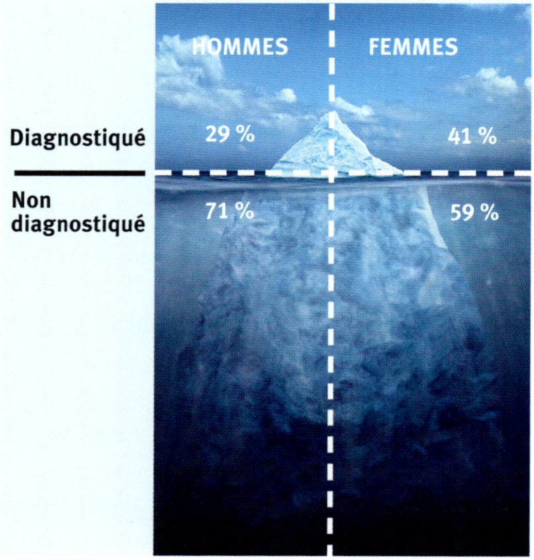

FIGURE 6 R.B. Lipton et coll., *Arch Intern Med*, 1992.

MIGRAINE ET MAL DE TÊTE : RÉSUMÉ

	Migraine	Céphalée de tension
Unilatérale	+	0
Pulsatile	+	0
Intensité	Modérée à sévère	Légère à modérée
Augmentée par l'effort	+	0
Nausées	+	0
Photo- ou sonophobie	Fréquente	Parfois
Durée	De 4 à 72 heures	De 30 minutes à 7 jours

FIGURE 7 Elizabeth Leroux.

La migraine est caractérisée par des crises répétées entrecoupées d'intervalles durant lesquels la personne fonctionne normalement, ou presque. Ces crises ont en général des caractéristiques typiques (Figures 7 et 8) qui permettent aussi de les distinguer de la céphalée de tension décrite un peu plus loin. La migraine est un problème neurologique complexe qui comprend de nombreux symptômes autres que le mal de tête. Ces symptômes et leurs mécanismes biologiques sont présentés plus en détail au chapitre 3. Évidemment, un migraineux peut aussi avoir des céphalées de tension, en plus de ses « vraies migraines ». Cela dit, les spécialistes des maux de tête observent souvent que les migraineux désignent eux-mêmes, à tort, leurs migraines plus modérées comme des céphalées de tension.

POURQUOI LE MÉDECIN NE M'A-T-IL PAS PRESCRIT UN *SCAN* ?

S'il n'y a aucun signal d'alerte, en présence d'une histoire typique de migraine et d'un examen neurologique normal, il n'y a en général pas de raison de faire une imagerie cérébrale. Cette approche est recommandée par plusieurs associations nationales de neurologie. Malgré cela, nombre de médecins demandent des tests radiologiques de façon injustifiée. En Suisse, 84 % des médecins demandent automatiquement une résonance magnétique cérébrale lors d'une consultation pour mal de tête. La principale raison justifiant ce choix est la volonté de rassurer leur patient. Bien des médecins cherchent aussi à se prémunir contre toute poursuite médico-légale. Un médecin ne sera jamais blâmé pour avoir demandé un test inutile. Mais voilà, plus on cherche, plus on trouve ! Plusieurs études ont démontré qu'en réalisant des imageries cérébrales chez des volontaires en bonne santé on trouve des anomalies chez 2 à 5 % d'entre eux, la plupart sans impact sur la santé. Aussi, en voulant rassurer un patient, on risque de l'inquiéter davantage en trouvant une anomalie bénigne et probablement sans lien avec le mal de tête. De plus, vu l'incidence très importante des maux de tête, les investigations injustifiées représentent un coût important pour le système de santé. En cette période où le système public est sous pression et où l'accès à l'imagerie se trouve limité, les médecins et les

LES CRITÈRES OFFICIELS DE DIAGNOSTIC DE LA MIGRAINE

A	Au moins cinq crises remplissant les critères B-D.	Un premier épisode de mal de tête ne peut être diagnostiqué comme une migraine.
B	Céphalée qui dure de 4 à 72 heures, sans traitement ou avec un traitement inefficace.	Une migraine peut durer moins de 4 heures si elle est traitée efficacement.
C	Au moins deux des quatre caractéristiques suivantes : 1. douleur localisée d'un côté ; 2. douleur pulsatile ; 3. intensité modérée à sévère ; 4. douleur augmentée par l'activité de routine, ou menant à l'évitement du mouvement.	Ces caractéristiques ne sont pas essentielles. Plusieurs migraines sont bilatérales et ne sont pas pulsatiles. C'est pourquoi il y a possibilité de deux caractéristiques sur quatre.
D	Au moins une des deux caractéristiques suivantes : 1. nausée et (ou) vomissement ; 2. photophobie, sonophobie.	Ces symptômes sont souvent associés aux migraines, mais peuvent aussi accompagner d'autres céphalées.
E	Il n'y a pas d'autre cause pour expliquer les crises.	Il est essentiel d'exclure une céphalée secondaire, surtout s'il y a des signes d'alerte.

FIGURE 8 D'après ICHD-3.

patients doivent se demander s'il est raisonnable de procéder à des tests inutiles dans le seul but de mieux rassurer le patient et de protéger le médecin sur le plan médicolégal. Il faut aussi souligner que le fait de dire à un migraineux qu'il n'a « rien » n'est pas très productif pour sa prise en charge future. Un diagnostic de migraine devrait mener à un processus d'éducation du patient et à la prescription de traitements adaptés.

De « sinusites à répétition »

Selon une étude réalisée par la clinique Mayo, aux États-Unis, 75 % des personnes souffrant

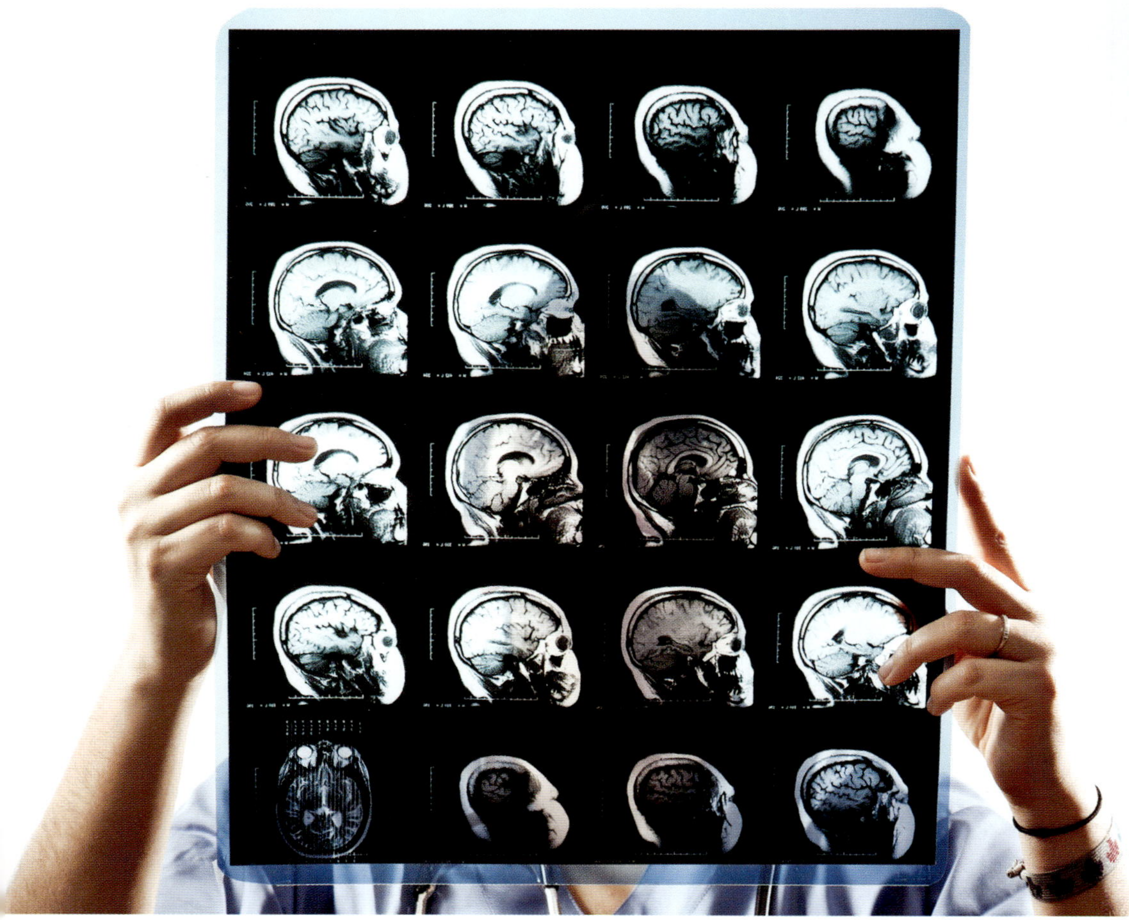

de « maux de tête de sinus » (*sinus headaches*, un terme qui n'a pas d'équivalent exact en français) souffrent en réalité de migraines, ce qui est révélé par un questionnaire précis. La confusion diagnostique provient du fait que ces personnes éprouvent leur douleur au niveau du front et des sinus maxillaires, et ressentent durant leurs crises une congestion nasale. Ces personnes peuvent aussi subir des migraines en réponse à des irritants sinusiens (allergies, rhume). Il est donc possible qu'une sinusite déclenche une migraine, mais il est aussi possible qu'une migraine ressemble à s'y méprendre à une sinusite !

Nancy, 39 ans

À huit ans, Nancy a commencé à avoir des migraines. Durant l'adolescence, il lui arrivait de manquer l'école en raison de crises plus fortes. Lors d'une discussion avec son pédiatre, on lui a expliqué que l'école était sans doute une cause de stress pour elle. Un jour, à la vingtaine, elle a dû se présenter aux urgences. Au fil des années, elle a passé huit *scans* du cerveau et a toujours eu la même réponse : « Madame, votre *scan* est normal, vous n'avez rien. » Nancy ne comprenait pas comment elle pouvait n'avoir rien et avoir des crises de douleur intense durant lesquelles elle vomissait. Un jour, un médecin de famille souffrant lui-même de migraine l'a adressée à un neurologue. Aujourd'hui, Nancy comprend mieux son état et dispose de moyens pour mieux gérer ses crises. Enfin, elle sait que le problème n'est pas « dans sa tête ».

LES AUTRES DIAGNOSTICS

Il n'est pas toujours simple d'établir un diagnostic pour les céphalées. Les patients peuvent rapporter des histoires imprécises ou variables. De plus, différents types de céphalées ont des points communs, il devient alors très important de recueillir les détails permettant de les différencier.

LA CÉPHALÉE DE TENSION : LE MAL DE TÊTE ORDINAIRE

La céphalée de tension est la deuxième maladie au monde, en termes de fréquence ! De 20 à 50 % des gens auront une céphalée de tension un jour ou l'autre. Si cette céphalée est très fréquente dans la population, elle entraîne beaucoup moins de consultations que la migraine, dont l'impact sur le quotidien est beaucoup plus marqué (Figure 9, p. 30). Le « petit mal de tête ordinaire, celui que tout le monde a » est peu dérangeant et justifie rarement une visite chez le médecin. La douleur est souvent diffuse, des deux côtés de la tête, et ne s'accompagne pas de nausées ou de difficulté à tolérer le bruit et la lumière. La douleur n'est pas pulsatile. Le plus souvent, les analgésiques sans ordonnance sont suffisants pour soulager la douleur. Les cas de céphalée de tension chronique ou continue sont très rares.

Il est surprenant de constater qu'une affection aussi fréquente reste mystérieuse. Alors que nous comprenons de mieux en mieux la migraine, la céphalée de tension résiste aux efforts des chercheurs. Il faut dire que, en raison de la faible répercussion de ce mal de tête sur le fonctionnement, moins d'équipes médicales s'y intéressent. Le terme « tension » ne fait pas ici référence à la tension artérielle, mais bien à la tension musculaire ou mentale qui est souvent associée à un épisode particulier. On reconnaît maintenant un lien entre ce qu'on appelle le syndrome myofascial, soit la présence de zones de tension excessive dans les muscles, et la céphalée de tension.

LA MIGRAINE : MOINS FRÉQUENTE MAIS PLUS INVALIDANTE QUE LA CÉPHALÉE DE TENSION

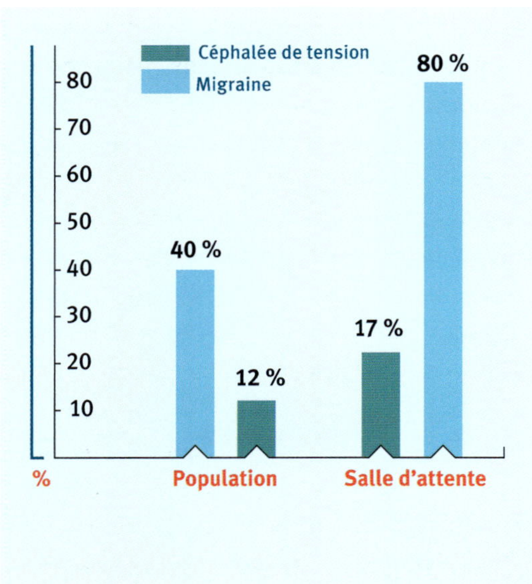

FIGURE 9 R.B. Lipton et coll., *Neurology*, 2003.

LA CÉPHALÉE DE HORTON OU ALGIE VASCULAIRE DE LA FACE (*CLUSTER HEADACHE*)

La céphalée de Horton est en général assez facile à reconnaître, car c'est la douleur la plus intense connue par l'être humain, pire encore que l'accouchement, la lithiase rénale ou l'amputation sans anesthésie. Lors de ces crises, beaucoup de patients pensent au suicide pour en finir avec la douleur atroce et intolérable qu'ils ressentent, d'où le terme « céphalée du suicide ».

Les crises de céphalée de Horton sont souvent centrées sur l'œil ou la tempe, bien que la douleur puisse irradier vers le cou ou les dents. Elles apparaissent rapidement et sont accompagnées de symptômes visibles : l'œil devient rouge et larmoie, la paupière se ferme, le nez coule. La personne aura tendance à bouger et à s'agiter, à trépigner, voire à frapper le mur pour se soulager. Il peut y avoir des nausées, mais moins souvent que lors d'une crise de migraine. La crise dure de trente minutes à trois heures, ou parfois plus si elle n'est pas traitée. Elle peut se répéter jusqu'à huit fois par jour, mais en moyenne on compte de une crise par deux jours à trois crises par jour. Les crises de Horton ont tendance à survenir à des heures précises et durant des périodes spécifiques de l'année. Pendant quelques semaines ou quelques mois, les crises surviendront de façon régulière, puis elles peuvent cesser pour des mois ou même des années. Elles sont souvent déclenchées par la prise d'alcool.

La cause de la céphalée de Horton fait l'objet d'importantes recherches. La zone cérébrale fondamentale, dans le déclenchement des crises, est probablement l'hypothalamus, une structure responsable entre autres des cycles veille-sommeil et de la régulation endocrinienne. Si vous croyez souffrir de céphalée de Horton, vous devriez consulter un médecin et vous serez probablement adressé en neurologie. Des traitements existent, tant pour calmer les crises que pour les prévenir. Plus récemment, des approches par neurostimulation se sont révélées efficaces pour les cas les plus sévères, comme la neurostimulation occipitale et la neurostimulation intracrânienne.

La névralgie du trijumeau

La névralgie du trijumeau, ou NTJ, n'est pas vraiment un mal de tête, mais plutôt une douleur faciale ressentie comme un choc électrique dans la joue, la mâchoire ou les dents. Ce problème touche le plus souvent les personnes âgées, mais peut se retrouver aussi chez les plus jeunes. La douleur est parfois déclenchée par le fait d'effleurer une zone sensible, une zone gâchette. Ces zones peuvent être situées dans la bouche ou sur le visage, souvent au pourtour des lèvres ou sur le bord du nez. Selon la sévérité de la maladie,

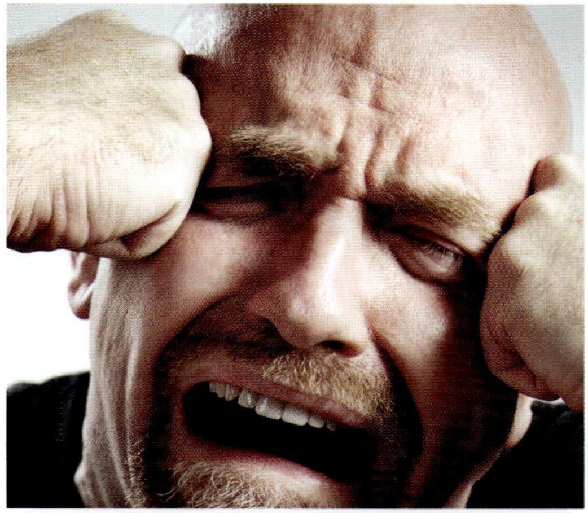

Jean-Paul, 42 ans

« Je me rappelle très bien ma première crise. Jamais je n'avais ressenti une douleur pareille. J'ai cru que j'étais en train de devenir fou ! J'avais l'impression de me faire enfoncer un couteau chauffé à blanc dans l'œil. Après quelques minutes, mon œil s'est mis à couler, puis la douleur s'est répandue dans ma tempe et ma joue. Je ne savais pas quoi faire. Ma conjointe tentait de m'approcher, mais je ne voulais pas qu'elle me touche. J'avais honte de perdre ainsi le contrôle. Lorsque la crise s'est terminée, j'étais épuisé. Deux heures de pur enfer. Et, la nuit suivante, j'ai eu la même crise. Pendant deux mois, les crises se sont répétées. J'ai donc vu un optométriste, qui s'est douté de quelque chose et m'a adressé en neurologie. J'ai maintenant des injecteurs de sumatriptan pour calmer les crises. »

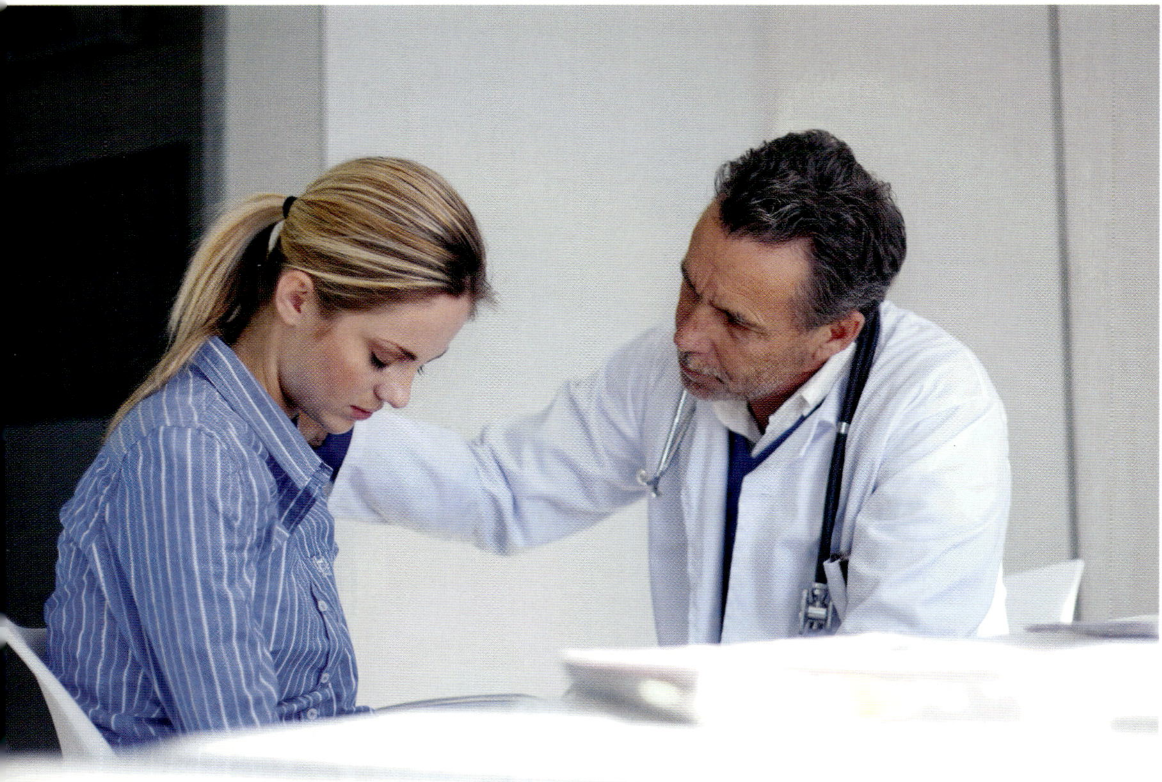

les chocs peuvent être très fréquents ou se produire seulement si on touche une zone gâchette. La NTJ est parfois causée par un contact entre une artère et le nerf trijumeau, dans le tronc cérébral. En pulsant, l'artère peut provoquer une irritabilité du nerf, ce qui cause les chocs.

Il n'est pas toujours facile de faire la différence entre une névralgie causée par un problème à l'intérieur du cerveau et une névralgie causée par un problème dentaire. Certains patients se sont fait arracher des dents dans l'espoir de guérir une névralgie qui était en fait causée par une artère faisant pression sur le nerf trijumeau ! Il arrive aussi qu'une procédure dentaire sans complication démasque une névralgie du trijumeau, c'est-à-dire que la stimulation du nerf lors de la procédure ouvre la porte à un problème situé plus profondément mais qui ne s'était pas encore manifesté. Ce type de problème demande une bonne collaboration entre le dentiste et le neurologue pour choisir les traitements appropriés et éviter les procédures inutiles, voire nuisibles.

La NTJ évolue souvent par périodes plus actives entrecoupées de rémissions. Durant les exacerbations, il arrive que la personne atteinte ne puisse ni manger ni parler, car le moindre mouvement du visage déclenche des chocs insupportables. Cela cause beaucoup d'anxiété et peut nuire au sommeil, ce qui augmente la douleur. L'exacerbation d'une NTJ peut être une urgence médicale. Afin de stabiliser la situation, plusieurs médicaments sont utilisés. Dans certains cas, des procédures chirurgicales sont recommandées.

La céphalée post-traumatique

La vie n'est pas toujours un long fleuve tranquille ! De l'enfant qui tombe à vélo au conducteur automobile victime d'un accident, en passant par le sportif blessé sur le terrain, les exemples de traumatisme crânien ne manquent pas.

Dans la grande famille des céphalées, on peut dire que la céphalée post-traumatique est l'éléphant dans la salle : un énorme problème mais qui semble passer inaperçu, que tout le monde voit mais dont personne ne parle. Après un trauma crânien ou un « coup du lapin » causé par un arrêt brusque du véhicule où elles étaient, nombre de personnes souffriront d'un syndrome post-traumatique : maux de tête, trouble du sommeil, irritabilité, difficultés de concentration, étourdissements, etc. Une avalanche de symptômes parfois incapacitants... et subjectifs, c'est-à-dire difficiles à mesurer par des tests. Le syndrome post-traumatique a tendance à se résorber avec le temps, mais un pourcentage significatif des gens continuera de présenter des céphalées et des douleurs au cou, parfois de façon permanente. Plusieurs scénarios sont possibles, car si la personne qui a subi le traumatisme souffrait déjà de migraines auparavant, il est possible que le trauma déclenche une accélération des migraines, et même une chronicisation, soit une fréquence très élevée de crises entrecoupées de maux de tête moins intenses. Un nouveau mal de tête peut aussi se développer et s'ajouter ou se combiner aux maux de tête préexistants.

La céphalée post-traumatique peut prendre de nombreux visages. La douleur peut être localisée n'importe où. Elle peut ressembler à une migraine, à une céphalée de tension, elle peut même comporter des chocs électriques évoquant une névralgie. Et elle peut s'accompagner d'étourdissements et de troubles de concentration persistants. La cause de tout cela ? Des études récentes ont mis en évidence des anomalies dans les réseaux cérébraux, les fines connexions qui relient nos neurones entre eux et permettent à notre cerveau de fonctionner normalement. Il s'agit d'une atteinte diffuse, très difficile à voir sans technologie spécialisée.

Malgré sa prévalence élevée et son coût social important, la céphalée post-traumatique était jusqu'à tout récemment la grande oubliée des recherches cliniques. Aucun traitement n'a encore été testé spécifiquement pour cette maladie dans des études de qualité. En général, les médecins tenteront donc une approche multidisciplinaire pour les problèmes de cou (physiothérapie, ostéopathie, injections des facettes articulaires du cou) et utiliseront les médicaments étudiés pour les migraines, parfois avec succès. Ces dernières années, des équipes de recherche se concentrent sur les céphalées post-traumatiques chez les militaires et les sportifs, ce qui devrait faire avancer les connaissances.

L'hypertension intracrânienne idiopathique (*pseudotumor cerebri*)

Cette maladie est causée par une augmentation de la pression à l'intérieur de la boîte crânienne. Elle survient souvent chez la femme en surpoids, sans qu'on comprenne exactement pourquoi, car la grande majorité des femmes obèses ne présentent pas ce problème. Les enfants peuvent en être atteints. Le mal de tête est souvent diffus, pire le matin, et augmente en position penchée. Il y a parfois de légères nausées. La pression intracrânienne comprime le nerf optique, ce qui peut

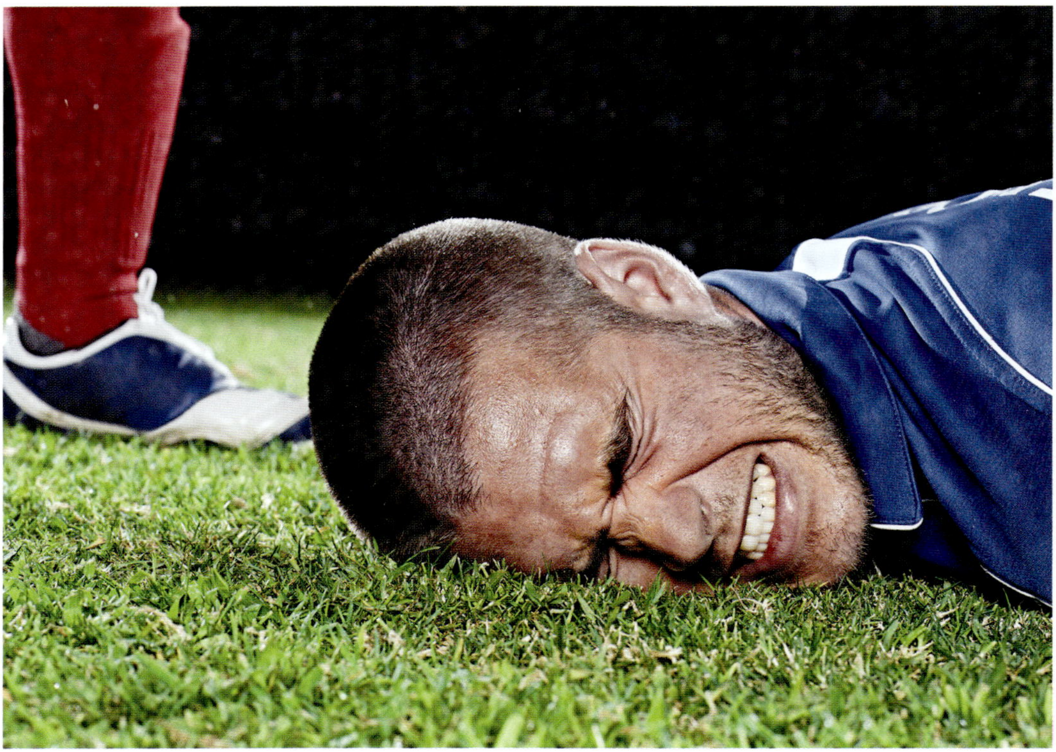

causer une diminution du champ de vision. La compression d'autres nerfs peut entraîner de la vision double, un symptôme qui devrait en tout temps justifier une consultation urgente. Le diagnostic de cet état pathologique est posé à l'aide d'une imagerie du cerveau (il faut exclure la présence d'une masse qui augmenterait la pression) et d'une ponction lombaire qui permet de mesurer la pression. La cause du *pseudotumor cerebri* est encore mal connue, mais il s'agit certainement d'un dérèglement des mécanismes de contrôle de la pression intracrânienne. Le traitement se base sur la perte de poids, mais aussi sur certains médicaments et parfois sur des ponctions lombaires répétées pour drainer le liquide céphalo-rachidien et diminuer la pression. La vision doit être évaluée régulièrement en ophtalmologie.

L'hypotension intracrânienne spontanée

Ce syndrome est sous la loupe des chercheurs depuis une vingtaine d'années. Les symptômes peuvent apparaître rapidement, et même brutalement. Le mal de tête est diffus et présent surtout lorsque la personne est assise ou

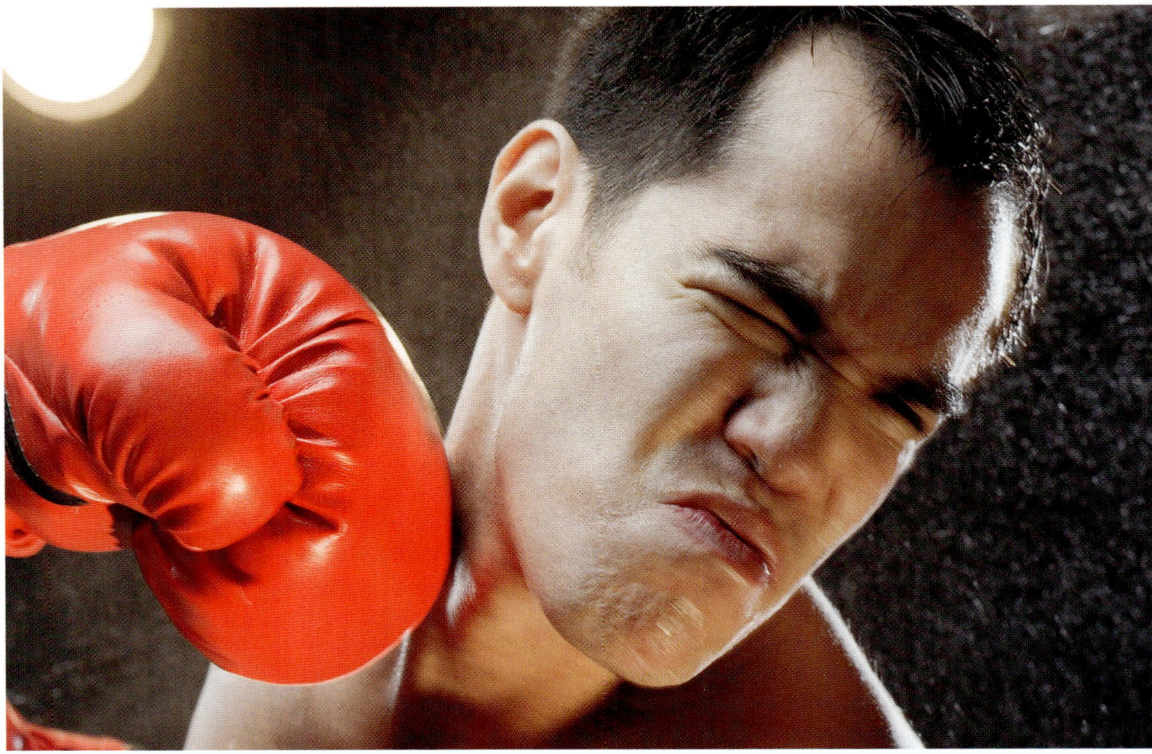

PONCTION LOMBAIRE

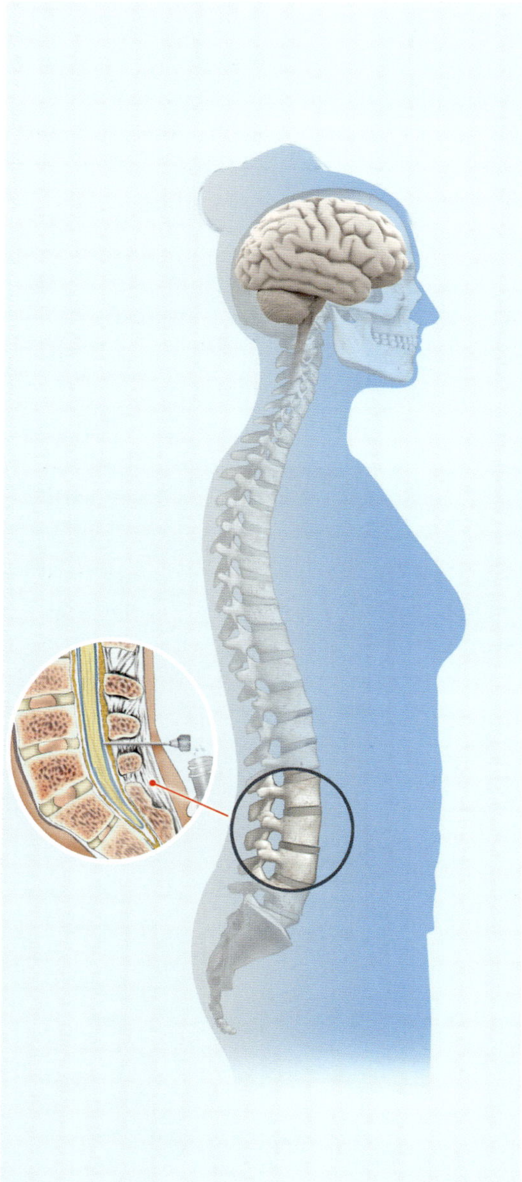

FIGURE 10

debout. La douleur disparaît presque en position couchée. Si le problème est sévère, la personne ne peut tenir debout plus de quelques minutes. Dans certains cas, il peut y avoir de la nausée, des acouphènes et même de la vision double. Il arrive que la douleur irradie dans le cou et les épaules, comme s'il y avait une tension ou une traction vers le bas en partant de la nuque. Ce mal de tête est causé par une diminution de la pression dans la tête. Le cerveau baigne dans ce qu'on nomme le liquide céphalorachidien ou LCR. Ce liquide est contenu dans un sac formé par les méninges, qui enveloppe le cerveau et descend dans la colonne pour entourer la moelle épinière. Il arrive que ce sac soit troué, que ce soit par un petit bec osseux mal placé ou encore après un accident. Le LCR fuit alors par la brèche, un peu comme l'eau d'un évier si on retire le bouchon. La pression du LCR dans la boîte crânienne diminue donc, et lorsque la personne est debout, le cerveau tend à descendre, ce qui tire sur les méninges et produit la douleur. Les autres symptômes sont aussi expliqués par ce déplacement du cerveau vers le bas : la traction sur les nerfs auditifs cause les acouphènes, celle sur les nerfs oculaires peut entraîner la vision double. En fait, l'hypotension intracrânienne spontanée ressemble beaucoup à la céphalée qui peut survenir après une ponction lombaire ou d'autres procédures à l'aiguille dans la région du dos (Figure 10). Dans ces cas, la brèche est causée par la procédure. Le traitement vise à boucher la brèche, en général à l'aide d'une technique nommée « rustine sanguine » (*blood patch*) et effectuée par un anesthésiste, au bloc opératoire. Ce type de mal de tête exige habituellement une consultation en neurologie.

La céphalée chronique quotidienne de novo ou CCQN (*new daily persistent headache*)

Ce type de mal de tête reste un sujet très controversé. Les personnes souffrant de céphalée chronique recevront peut-être ce diagnostic lorsque aucune cause précise n'est décelée. La principale caractéristique de la CCQN est son mode d'apparition. La personne atteinte décrit en général un mal de tête apparu un jour précis et même à un moment bien défini, alors qu'elle n'avait auparavant jamais de maux de tête. Dans certains cas, on trouve une infection virale récente, mais aucune preuve formelle d'une cause infectieuse n'a été établie. Le mal peut ressembler à une migraine continue ou à une céphalée de tension. Il est intéressant de noter que la première série de patients souffrant de ce mal de tête, d'ailleurs rapporté par un médecin canadien, décrivait une amélioration spontanée quelques mois plus tard. Les personnes recevant un diagnostic de CCQN ont toutefois souvent des maux de tête réfractaires depuis des années. Bien souvent, le mode d'apparition est difficile à préciser, la personne ne se rappelant pas très bien des événements. On peut fréquemment observer un biais de rappel, c'est-à-dire que le patient moule son histoire selon les questions des médecins et finit par adopter une version très différente des faits dans sa propre mémoire. En situation de CCQN, il est important d'exclure d'autres causes de céphalée chronique. Aucun test ne permet de poser le diagnostic de CCQN, et aucun traitement n'a été étudié spécifiquement pour ce type de mal de tête. La plupart du temps, les médecins tenteront les traitements usuels contre les migraines. Une personne souffrant de céphalée chronique invalidante devrait consulter un neurologue.

Le mal de tête est un des symptômes les plus complexes à préciser et à étudier. Le diagnostic correct dépend d'une collecte structurée et attentive de l'histoire du patient, et les tests d'imagerie ne doivent être demandés que si l'on suspecte une cause secondaire. La migraine reste le diagnostic le plus fréquent posé en présence d'un problème de céphalée.

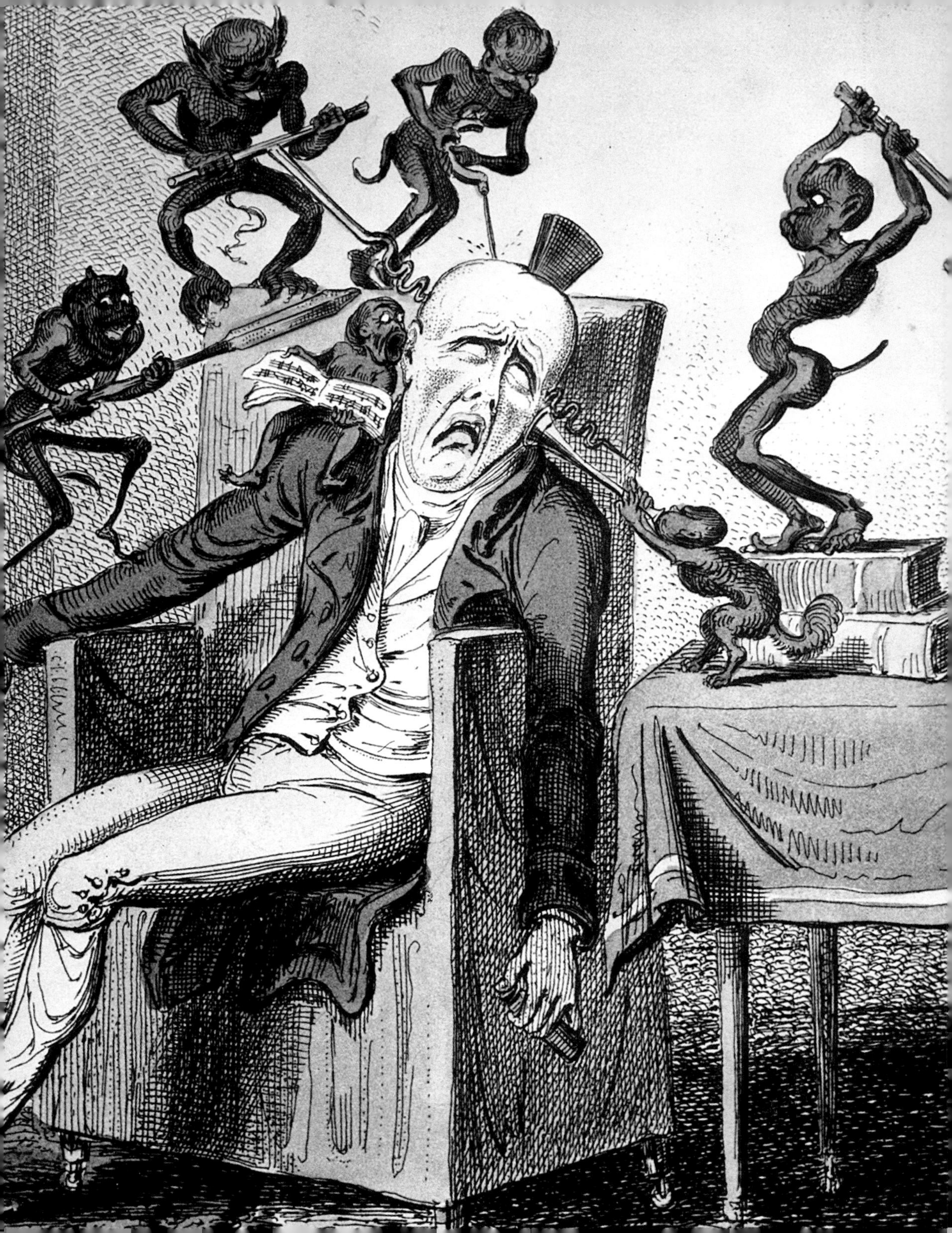

CHAPITRE 2

Histoire de la migraine et épidémiologie

Si vous ne connaissez pas l'histoire, vous ne connaissez rien du tout.
Vous êtes la feuille qui ne sait pas qu'elle fait partie de l'arbre.

MICHAEL CRICHTON

La migraine accable les humains depuis la nuit des temps. La lecture des textes anciens permet de suivre l'évolution de la compréhension de cette maladie et de ses traitements (Figure 11, p.40-41). La migraine est encore bien présente dans la société moderne et entraîne des répercussions sociales et économiques importantes.

LES ANCIENNES DESCRIPTIONS

En lisant les textes médicaux de l'Antiquité à nos jours, on constate que les symptômes migraineux n'ont pas beaucoup changé au cours des siècles. Il peut être rassurant pour certains migraineux de savoir que d'autres avant eux ont ressenti les mêmes symptômes.

↖ George Cruikshank, *Headache* (1819)

LES THÉORIES EXPLICATIVES

Les explications les plus anciennes des migraines, comme pour la plupart des phénomènes naturels, faisaient référence aux dieux et aux esprits. Mais, comme on le voit en étudiant les textes des principaux pionniers, le balancier de la médecine alterne depuis toujours entre divers pôles : les viscères, les artères et le cerveau comme organe électrique. De l'Antiquité jusqu'au XIXe siècle, deux théories principales découlaient des observations sur les migraines : la théorie des humeurs et la théorie sympathique. Les humeurs étaient au nombre de quatre : la bile jaune, la bile noire, le sang et la lymphe. On se référait à ces humeurs pour expliquer de nombreuses maladies et pour classifier les tempéraments.

(suite page 42)

LES ANCIENNES DESCRIPTIONS

Période	Description
ANTIQUITÉ **HIPPOCRATE** **(460-377 AV. J.-C.)** **AURA, DOULEUR CERVICALE, SOULAGEMENT PAR LE VOMISSEMENT.**	Pour Phœnix, il éprouvait à l'œil droit à peu près ceci : la plupart du temps il croyait voir briller comme un éclair ; au bout de peu de moments, il se fixait une douleur violente dans la tempe droite, puis dans toute la tête et dans le cou à l'endroit où la tête s'attache en arrière à la vertèbre ; tensions et dureté des tendons ; et s'il s'efforçait d'ouvrir la bouche, il éprouvait de la contraction. Des vomissements, quand il s'en opérait, détournaient les douleurs susdites et les rendaient plus modérées [...].
ANTIQUITÉ **ARÉTÉE DE CAPPADOCE** **(30-90 AP. J.-C.)** **NAUSÉE, VOMISSEMENTS, PHOTO- ET SONOPHOBIE, ÉTOURDISSEMENTS, SYNCOPE, IMPACT SUR LA QUALITÉ DE VIE.**	Cela est appelé hétérocrânie, une affection qui n'est point légère même si elle est intermittente et qu'elle semble modeste. Car si jamais elle s'installe vivement [...] ; vertige, douleur profonde des yeux jusqu'aux méninges ; sueurs incontrôlables ; douleur soudaine des tendons, comme si on les frappait d'une massue ; nausées ; vomissements de matières bilieuses ; effondrement du patient [...]. Car ils fuient la lumière ; la noirceur soulage leur maladie : ils ne peuvent non plus regarder ni entendre rien d'agréable ; leur odorat est perturbé [...]. En outre, les patients sont las de vivre, et souhaitent mourir.

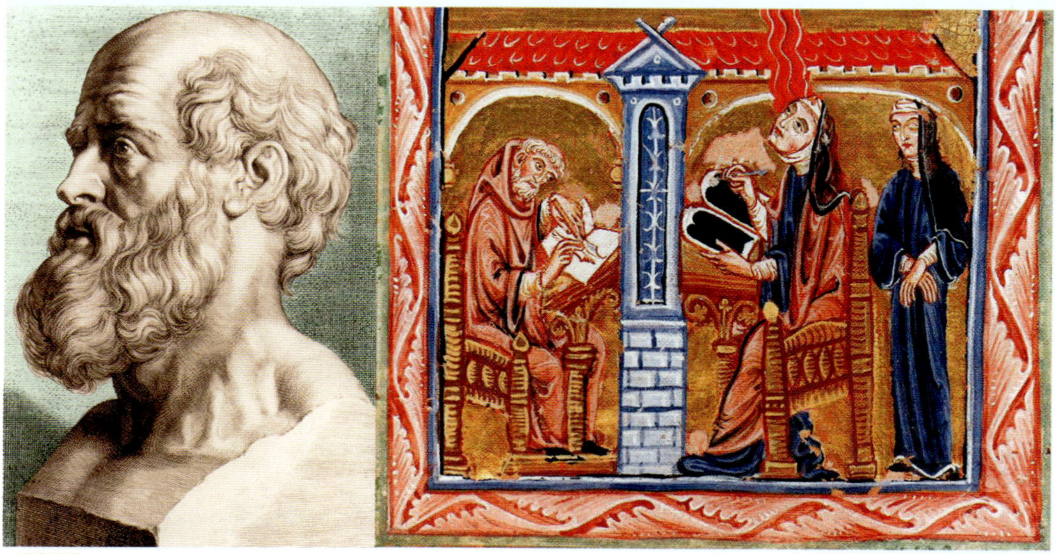

FIGURE 11

↖ Hippocrate ; Hildegarde von Bingen

Période	Description
MOYEN ÂGE **HILDEGARDE VON BINGEN (1098-1180)** **AURA VISUELLE.**	Je vis une très grande étoile superbe et magnifique aller vers le sud, accompagnée d'une multitude d'étoiles qui tombaient [...]. Soudain, elles furent toutes annihilées, devinrent des morceaux de charbon, tout noirs [...] et plongèrent dans les abysses où elles échappèrent à ma vue.
RENAISSANCE **THOMAS WILLIS** **(1621-1675)** **MIGRAINE CHRONIQUE, CRISES FRÉQUENTES ET DE LONGUE DURÉE, TROUBLES DU SOMMEIL, ÉVOLUTION À LONG TERME.**	Il y a quelques années, on m'a fait venir chez une très noble dame, malade depuis vingt ans d'un mal de tête presque continu, quoique d'abord intermittent. [...] elle en a été gravement affligée. [...] Cette maladie ne se bornant pas à un seul endroit de la tête, la dérangea tantôt d'un côté, tantôt de l'autre, et souvent tout autour de la tête. Pendant la crise (qui ne s'arrêtait guère avant un jour et une nuit de temps, et durait souvent deux, trois ou quatre jours) elle ne put supporter la lumière, la parole, le bruit, ni aucun mouvement ; la pièce rendue sombre, elle ne parla à personne, ni dormit, ni se sustenta aucunement. Après, vers la fin de sa crise, elle avait l'habitude de se coucher et dormir d'un sommeil lourd et troublé, dont elle se réveilla en meilleur état [...]. Auparavant, les crises n'arrivèrent qu'à l'occasion, et rarement moins de vingt jours par mois, mais par après, elles se firent plus fréquentes, et dernièrement, elle n'en était guère épargnée.
EDWARD LIVEING **(1832-1919)** **RÔLE DE LA GÉNÉTIQUE, IMPORTANCE DU SYSTÈME NEUROLOGIQUE, CRISES CAUSÉES PAR UN DÉBALANCEMENT DE L'ÉQUILIBRE NERVEUX, CONCEPT DE SEUIL.**	Expliquant sa théorie de l'« orage nerveux », il définit ainsi la migraine et d'autres « névroses » : une disposition primaire et souvent héréditaire du système nerveux lui-même ; cela consiste en une tendance à l'accumulation irrégulière suivie de la libération de la force nerveuse [...], un débalancement progressif de l'équilibre des « parties nerveuses ». Au-delà d'un certain seuil, l'équilibre des forces est susceptible d'être renversé et la suite de phénomènes paroxystiques, déterminée par des causes en elles-mêmes totalement insuffisantes pour provoquer de tels effets – telle une rayure qui réduirait en poussière une masse de verre non recuit [...].

Depuis la première proposition de Galien (v. 131-v. 201), les migraines étaient attribuées à un problème de bile jaune, vu les nausées et vomissements associés aux crises. On comprenait alors la migraine comme un phénomène purgatoire. D'autres symptômes « sécrétoires », comme la diarrhée, des urines abondantes, la transpiration et même les larmes, venaient appuyer cette théorie. Encore aujourd'hui, le terme « crise de foie » est parfois utilisé pour décrire les migraines.

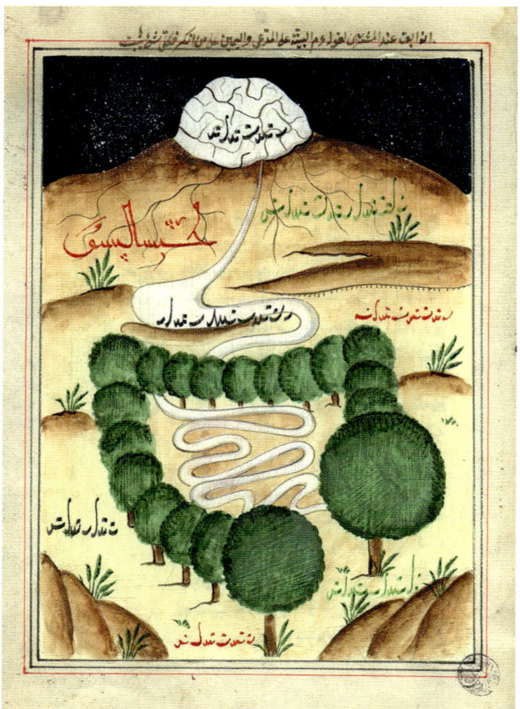

↗ Le lien entre le cerveau et le système digestif

Le mot « sympathique » employé par les Grecs n'avait pas du tout la même signification que celle qu'il a aujourd'hui. Il désignait alors une communication inconsciente entre le cerveau et les viscères (voir le parchemin arabe ci-contre). Selon cette théorie, des blocages intestinaux ou utérins (constipation, menstruation) pouvaient déclencher une crise migraineuse.

Comme le souligne Oliver Sacks dans son livre *Migraine*, ces deux théories étaient basées sur une communication intime entre le corps et l'esprit, entre les viscères et le cerveau. À partir du XIXe siècle, les sciences neurologiques se sont développées, et on s'est concentré plus spécifiquement sur le cerveau. À cette époque où la compréhension du système neurologique, à peine naissante, était encore limitée par les outils d'observation disponibles, la psychiatrie et la neurologie étaient étroitement liées. C'était l'époque de la psychosomatique et de la psychanalyse. Rappelons que Freud était lui-même migraineux. On a alors cherché l'origine des migraines dans les méandres de la psyché, dans les conflits intérieurs, les névroses dissimulées, les traumatismes de l'enfance. Les anciennes théories purgatoires furent adaptées, et au lieu de purger les viscères, on « expulsait » les conflits internes. Toutes les migraines devaient avoir une cause psychologique. Dans les années 1950, la science ne disposait pas des techniques de recherche qui seront décrites au chapitre 3. Le fonctionnement cérébral était difficile à étudier, ce qui a donné libre cours, dans le monde de la migraine, à un ensemble de théories psychanalytiques. Ces hypothèses peuvent faire sourire aujourd'hui, mais elles ont certainement nui à un grand nombre de migraineux, à qui on attribuait en quelque sorte la responsabilité de leurs symptômes.

Durant les années 1970, on est passé de la théorie psychanalytique à la théorie vasculaire. Déjà dans l'Antiquité, on reconnaissait le rôle de la pulsation artérielle dans la céphalée migraineuse. Certains migraineux étaient décrits comme des tempéraments sanguins, ayant des migraines rouges et le visage cramoisi, par opposition aux migraines blanches, durant lesquelles le visage était livide. Le médecin anglais Thomas Willis (1621-1675) avait aussi proposé une théorie basée sur des spasmes provenant des artères et remontant le long des nerfs vers le cerveau. Selon cette théorie, renforcée par les observations de Harold Wolff (1898-1962), la dilatation des artères de la tête causait les céphalées, et les traitements utilisés, comme l'ergotamine, visaient à corriger cette dilatation. Les hypothèses psychosomatiques ont ainsi été mises de côté, et on a commencé à considérer la migraine comme un phénomène artériel, ce qui a permis aux migraineux d'être libérés, du moins en partie, de l'étiquette psychiatrique.

Avec l'apparition des techniques d'investigation modernes et le développement des outils d'observation moléculaire, l'attention s'est déplacée, à partir des années 1980, vers la biochimie et l'électrophysiologie cérébrale. La migraine est ainsi devenue un problème du système nerveux central, du neurone lui-même, et les phénomènes vasculaires sont aujourd'hui considérés comme des conséquences plutôt que comme des causes. Nous présenterons ces mécanismes, qui résument notre compréhension actuelle des migraines, au chapitre suivant. Même si on ne peut que se réjouir des avancées de la science, la séparation du corps et de l'esprit,

Les interprétations psychanalytiques

« Nous avons vu que la nausée et les vomissements sont des symptômes cardinaux de la migraine : ils signifient le dégoût et, dans plusieurs cas de vomissement psychogène, peuvent être interprétés comme l'expulsion symbolique d'une situation ou d'une personne détestée ou crainte. » (Furmanski, 1952)

« La migraine est une maladie psychosomatique où les facteurs émotionnels jouent un rôle important. On a prêté rapidement attention à l'importance de périodes de frustration érotique comme déclencheurs des migraines. Plusieurs ont décrit les migraineux comme ayant des caractéristiques des personnalités obsessionnelles-compulsives et des problèmes de gestion d'une colère généralisée. La culpabilité leur fait réprimer cette colère, qui est libérée lors de la crise migraineuse. » (Mansour, 1957)

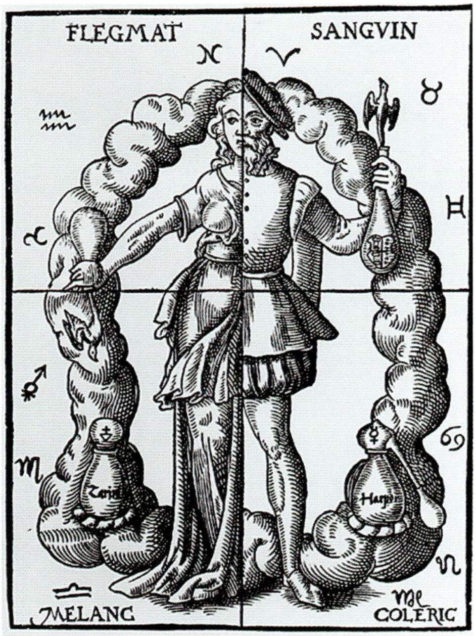

↗ La théorie des humeurs (Hippocrate)

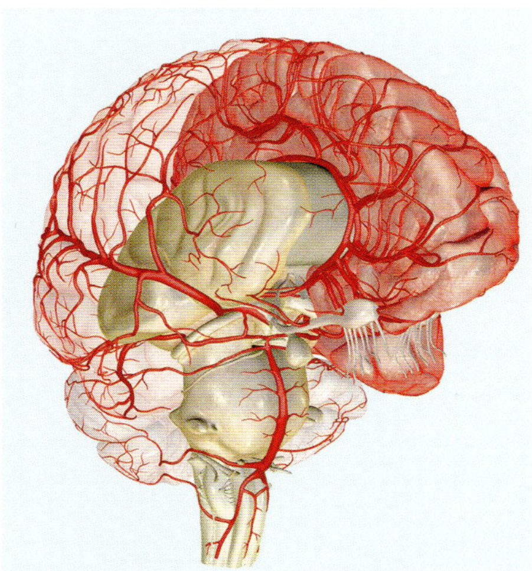

↗ Les artères cérébrales

et même du corps en différents organes étudiés séparément, se fait au détriment d'une vue d'ensemble et d'une conception globale de l'individu.

Les migraineux célèbres

Puisque une personne sur dix souffre de migraine, il n'est pas surprenant de trouver de nombreuses célébrités qui en ont souffert. Que ce soit dans le domaine de la littérature, de la musique, du sport ou de la politique, il y a des migraineux. Cela peut constituer un encouragement et un exemple de persévérance pour les migraineux moins célèbres : le fait d'être migraineux n'empêche pas nécessairement de se réaliser. De la même façon, les très nombreuses descriptions de la crise migraineuse par des écrivains, diplomates et artistes célèbres prouvent bien que la migraine n'épargne personne et que les symptômes ressentis, même s'ils sont diversifiés, restent dans l'ensemble assez similaires.

Les traitements de jadis

L'observation des traitements anciens permet de se convaincre que les migraineux de l'Antiquité devaient être tout aussi incommodés que ceux du XXIe siècle par leurs crises. Plusieurs de ces traitements sont encore employés aujourd'hui, dans une version modernisée. Mais il faut se rappeler que l'ancienneté d'un traitement n'est pas une garantie d'efficacité. Les difficultés liées à l'abondance de traitements contre la migraine dont l'efficacité a été peu démontrée seront discutées au chapitre 5.

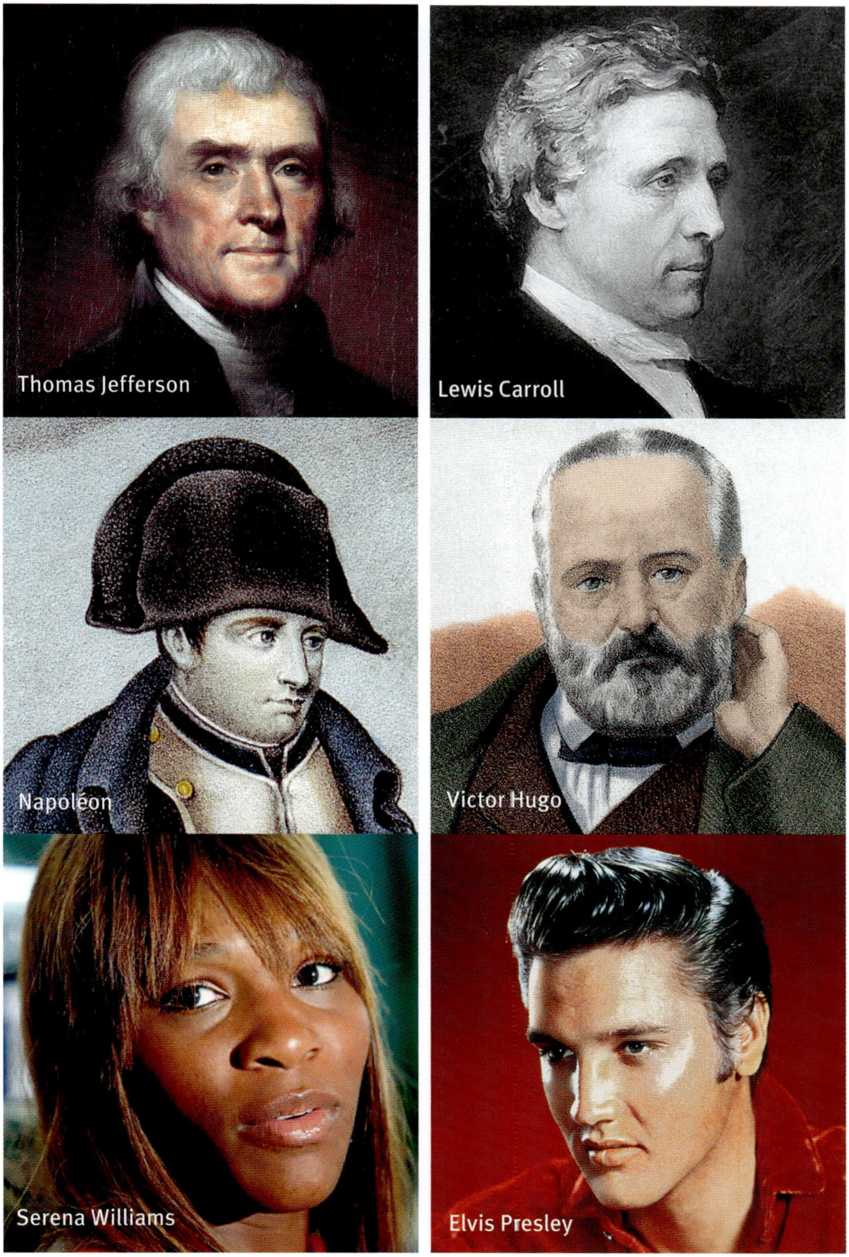

↗ Quelques migraineux célèbres

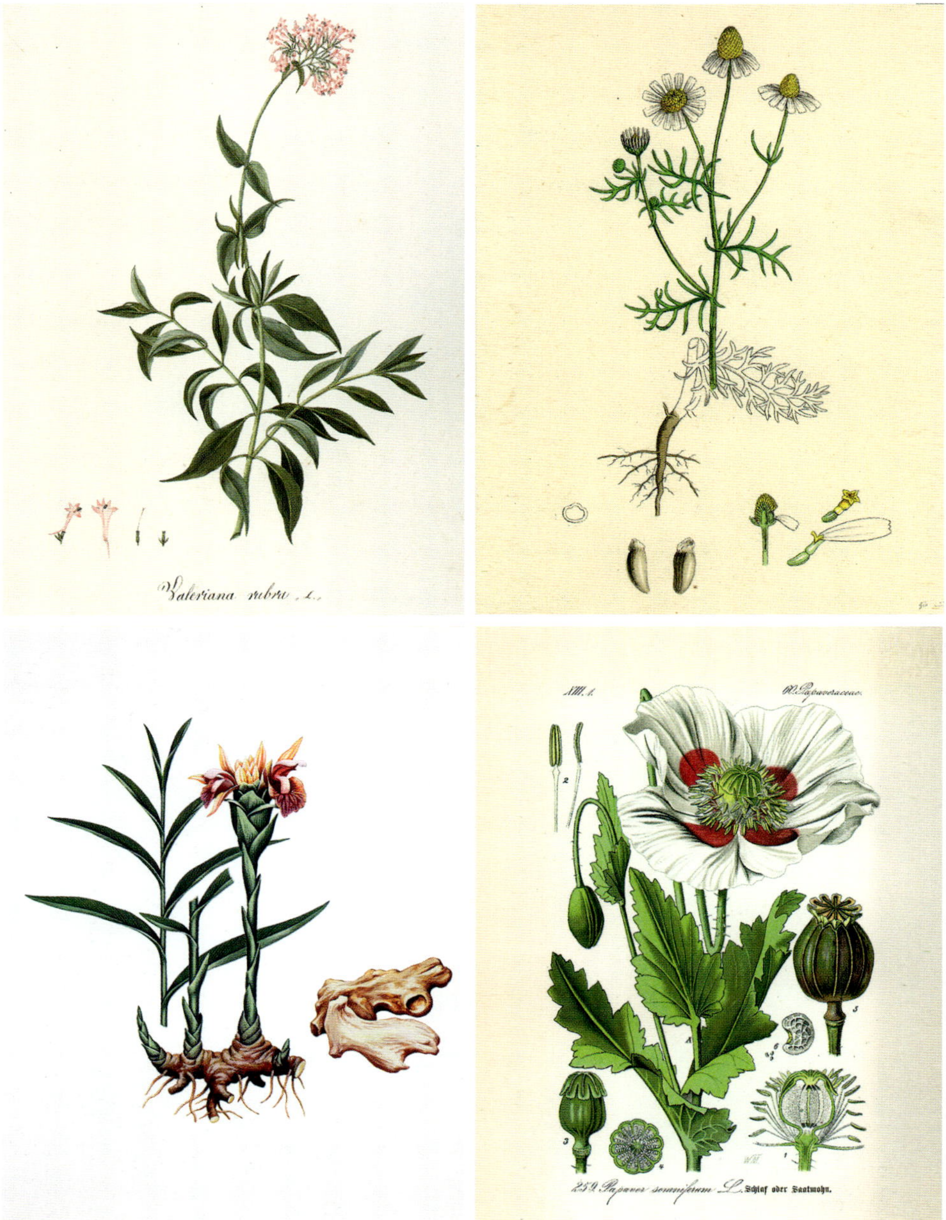

↖ Les traitements botaniques : valériane, camomille, gingembre, opium (pavot *Papaver somniferum)*

Les traces les plus anciennes de traitements contre la migraine ont été retrouvées en Mésopotamie et datent d'il y a près de quatre mille ans avant Jésus-Christ. Puis, à la manière de bien d'autres médecins de l'Antiquité, Arétée de Cappadoce (Ier siècle de notre ère) utilisait la saignée. Comme la migraine s'accompagne souvent d'une sensation pulsatile et de plénitude crânienne, se vider d'un peu de sang pouvait sembler très logique pour contrer une crise. Évidemment, des saignées répétées pouvaient causer une anémie sévère. Malgré tout, on peut dire que ces traitements ont eu une popularité durable, car au XVIIIe siècle, le médecin écossais Robert Whytt (1714-1766) les employait toujours. Le médecin hollandais Pieter van Foreest (1521-1597), connu sous le nom de Forestus, avait l'habitude de prescrire l'utilisation de sangsues, toujours selon la même théorie. L'usage de ventouses était une autre technique recommandée par Hippocrate, Arétée et Nicolaes Tulp, un Hollandais du XVIIe siècle. Les ventouses sont encore recommandées par certains thérapeutes, malgré l'absence de preuves de leur efficacité.

Un traitement modéré, recommandé par Moïse Maïmonide (1138-1204), consistait en un bain chaud, pour « laisser sortir les humeurs », accompagné d'un massage à l'huile de rose sur les tempes... Une cure très certainement plus agréable que la saignée. Encore aujourd'hui, l'utilisation d'huiles essentielles est recommandée pour certains patients, et des études existent sur l'application de menthol ou d'huile de menthe poivrée. De nombreux produits médicinaux ont été utilisés, dont la camomille, la valériane, l'opium et le gingembre.

Des traitements chirurgicaux ont aussi été tentés. Pour les situations réfractaires, Arétée proposait un traitement plus radical : la cautérisation du crâne à l'aide d'un fer rouge. Il fallait être grandement désespéré pour s'y soumettre. Cette technique extrême a pourtant traversé les époques, puisque Aboulcassis, médecin à la cour du roi d'Espagne au Xe siècle, l'employait encore, mais dans une version plus élaborée. Il recommandait d'inciser la peau des tempes de façon à insérer une gousse d'ail complète sous la peau. Même au XVIIIe siècle,

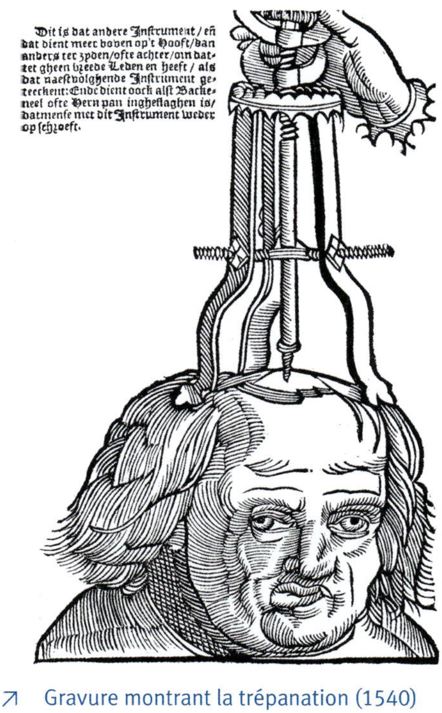

↗ Gravure montrant la trépanation (1540)

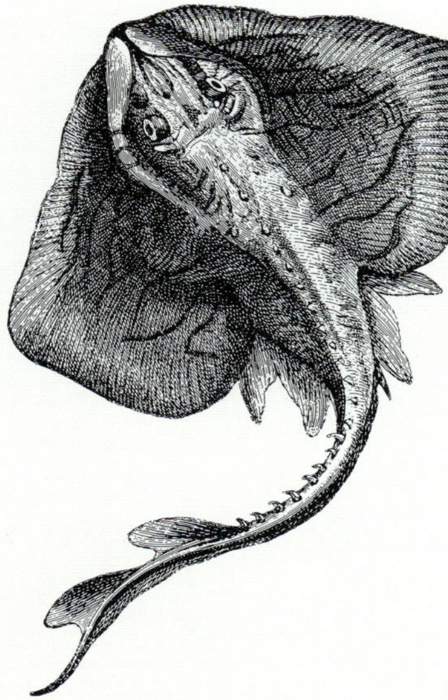

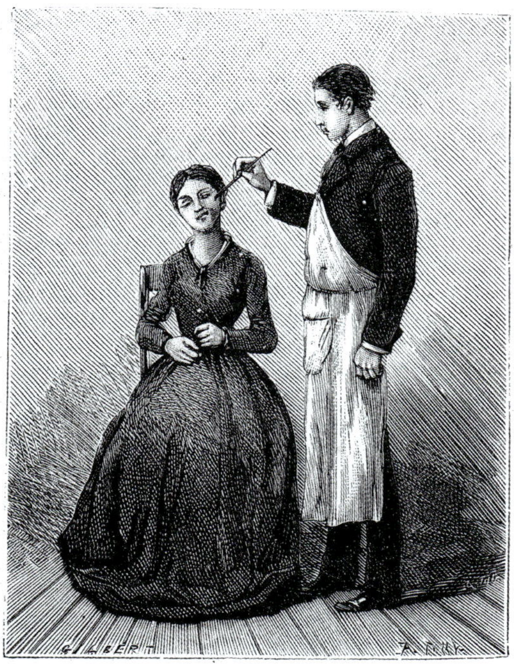

↗ De la torpille à l'électrostimulation

en France, la cautérisation était encore utilisée, puisque le médecin lyonnais Claude Pouteau (1724-1775) commente son utilisation. Le traitement le plus extrême était certainement la trépanation, c'est-à-dire le perçage d'un trou dans l'os crânien dans le but de « laisser sortir la pression ». Bien que la trépanation ait probablement été employée depuis la préhistoire pour d'autres types de maux de tête, par exemple causés par des saignements intracrâniens, il est probable que certains migraineux l'aient subie.

On peut supposer, à la lecture des textes anciens, que certains patients étaient réellement désespérés pour se soumettre à de telles interventions. De nos jours, de nouvelles approches chirurgicales sont employées. De nombreuses cliniques américaines, par exemple, proposent des chirurgies de décompression nerveuse censées guérir les migraines de façon définitive. Mais, de l'avis de la communauté médicale, ces chirurgies sont coûteuses et potentiellement dangereuses, et aucune étude scientifique rigoureuse n'a prouvé leur efficacité.

Après la découverte de l'électricité, on a vu apparaître des approches basées sur ces nouvelles connaissances. Pourtant, les médecins impériaux romains Scribonius Largus (v. 1-v. 50) et Galien avaient déjà utilisé des torpilles électriques pour traiter la goutte et les maux de tête. Au XIXe siècle, les neurosciences ont progressé rapidement. On a découvert que les artères du cerveau changeaient de calibre (vasodilatation ou vasoconstriction) selon les influx nerveux des systèmes sympathique et parasympathique. Évidemment, cette nouvelle façon d'interpréter les crises migraineuses a apporté de l'eau au moulin de la thérapie électrique. On pouvait désormais stimuler électriquement les artères du cerveau pour les empêcher de se dilater. De très nombreux scientifiques de l'époque ont tenté d'utiliser la stimulation électrique, par exemple au moyen d'un bain hydroélectrique.

La piste de la neurostimulation est encore populaire de nos jours, puisque plusieurs techniques sont à l'étude, dont la neurostimulation occipitale ou supraorbitaire, la stimulation magnétique transcrânienne et la stimulation non invasive du nerf vague. Dans certains cas, le matériel électrique doit être implanté, mais d'autres techniques permettent l'usage d'appareils portatifs. Certains patients font aussi appel à des techniques inspirées de l'acupuncture ; comme le perçage de l'oreille (*ear stapling*). Les médecins sont plutôt sceptiques devant cette approche. Tout traitement devrait être étudié de manière scientifique avant qu'on puisse se prononcer en toute connaissance de cause.

LA MIGRAINE DANS LA SOCIÉTÉ

Les migraineux rapportent souvent à quel point ils se sentent seuls et incompris par leur entourage. Pourtant, la migraine touche plus de 10 à 12 % de la population, et près de 15 à 20 % des femmes durant leur période reproductive ! Selon les études scientifiques, les migraineux n'ont aucune raison de se sentir seuls. Au contraire, vu leur nombre, ils pourraient constituer de puissantes associations et contribuer aux progrès de la recherche et de l'accès aux soins.

La troisième maladie au monde en termes de fréquence

Selon une étude majeure dont les résultats ont été publiés dans la prestigieuse revue *Lancet* en

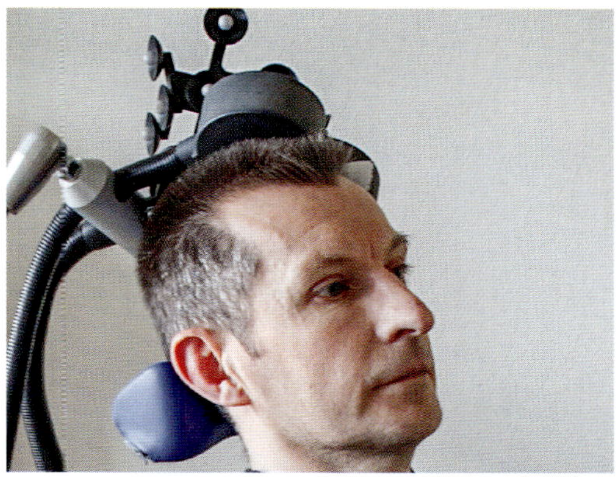

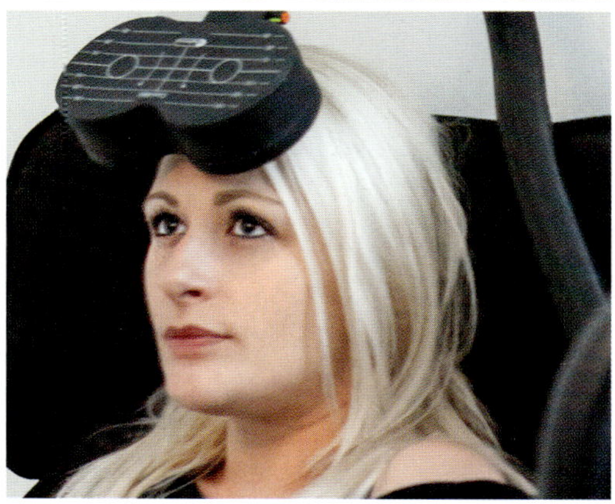

↗ Les appareils de neurostimulation

2012, la migraine est la troisième maladie au monde en fréquence, toutes catégories confondues. Elle est donc plus courante que toutes les autres maladies plus connues ou considérées, comme l'épilepsie, l'asthme, le diabète, les maladies cardiaques.

La prévalence dans le monde

La prévalence d'une maladie désigne le pourcentage de personnes souffrant d'une maladie donnée sur une certaine période de temps dans un échantillon de population. La prévalence de la migraine chez les adultes selon les critères diagnostiques médicaux les plus récents a été revue récemment (Figure 12). On note une variation assez importante, les Italiens étant les plus migraineux, avec une prévalence de 21,7 %, comparés aux Tanzaniens, qui n'ont que 2,6 % de migraineux. Évidemment, les études épidémiologiques ne sont pas parfaites. Elles peuvent être faussées par une méthodologie défaillante, et les résultats sont à prendre avec réserve. Une prévalence moyenne de 10 à 12 % a toutefois été rapportée par de

LA PRÉVALENCE DE LA MIGRAINE DANS LE MONDE

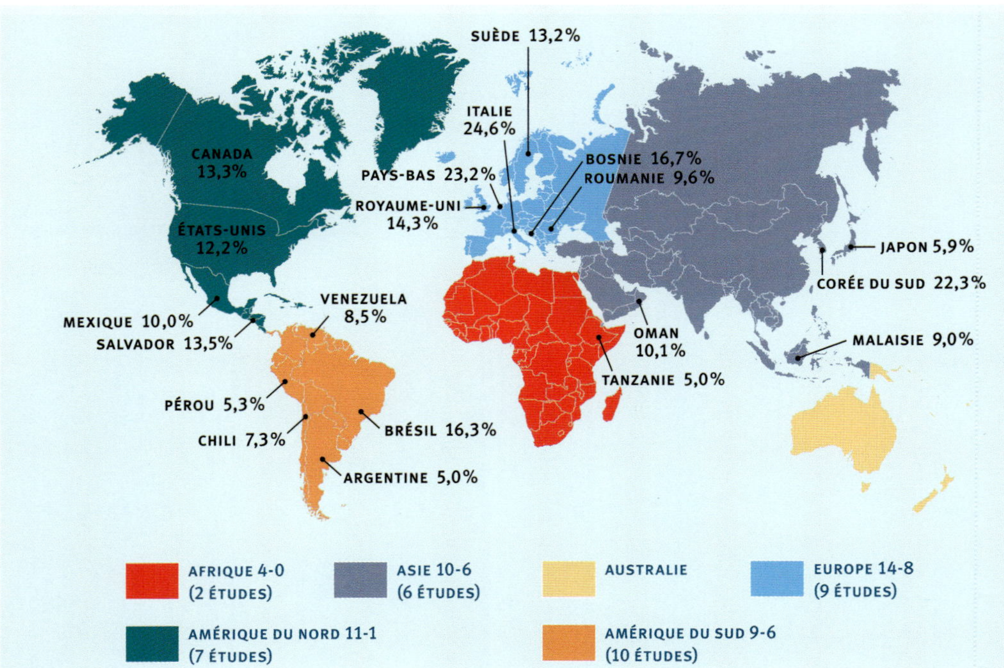

FIGURE 12 — D'après L.J. Stovner et coll, *Cephalalgia*, 2007

multiples revues qui se sont basées sur de très nombreuses études. Une personne sur 10 souffre donc de migraine, et près de 1 femme sur 8 (Figure 13). Qu'en est-il chez les enfants ? Les études suggèrent une prévalence moyenne de 7,7 %. Avant la puberté, les petits garçons sont atteints autant que les fillettes ; c'est avec la puberté que les femmes deviennent plus affectées que les hommes. En France, l'étude FRAMIG rapporte que 21,3 % de la population souffre de migraine, ce qui représente plus de 12 millions de personnes. Seulement 40 % de ces personnes sont au courant de leur diagnostic et 20 % sont traitées. La migraine chronique, une forme plus sévère, toucherait en France 2,5 % de la population, soit 1,6 millions

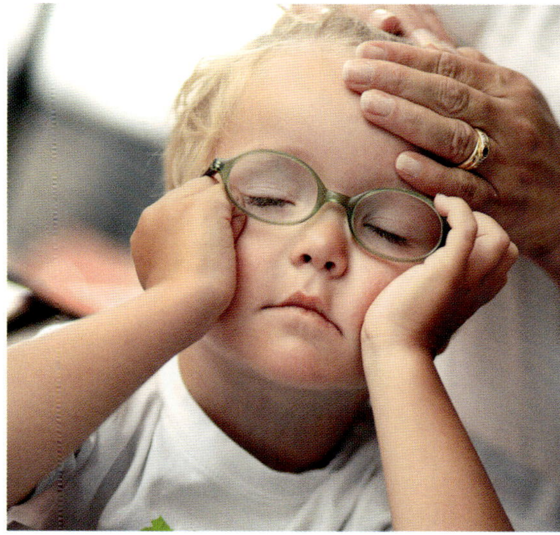

↗ Les enfants aussi ont des migraines

LA PRÉVALENCE DE LA MIGRAINE SELON L'ÂGE ET LE SEXE AUX ÉTATS-UNIS

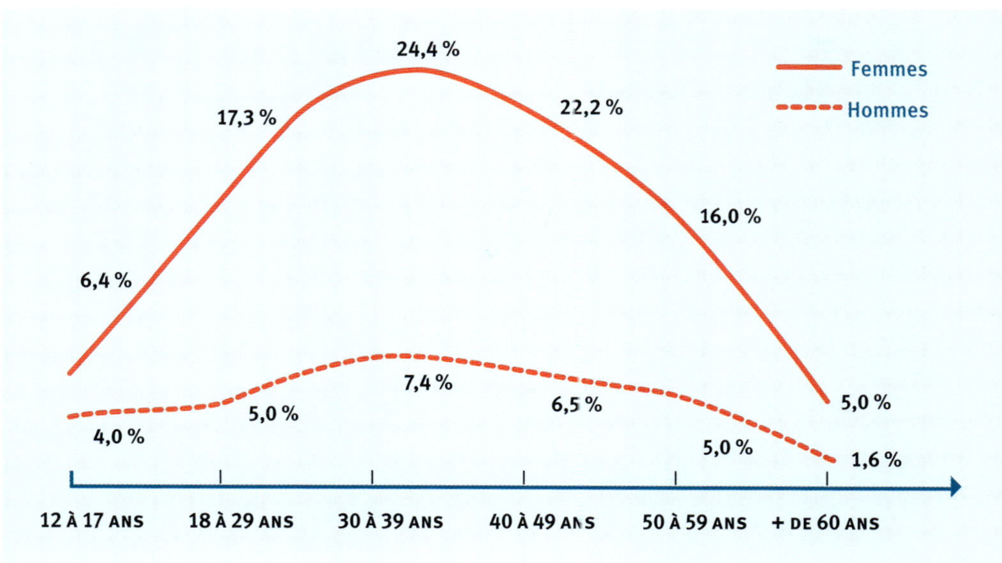

FIGURE 13

D'après R. B. Lipton, 2007.

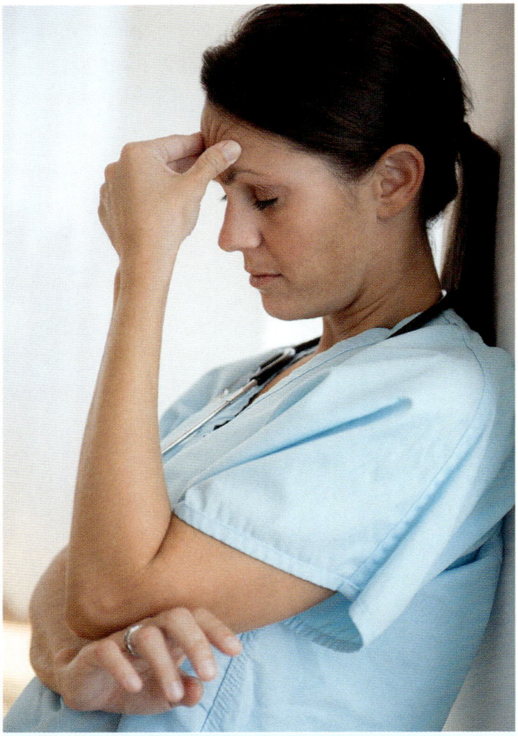

La migraine est plus fréquente chez les neurologues !

La migraine touche 46 à 62 % des neurologues, par rapport à 12 % de la population générale. Est-ce parce que ceux-ci se diagnostiquent plus facilement ? Est-ce parce qu'ils choisissent la neurologie en raison de leurs migraines ? Quoi qu'il en soit, des études démontrent que si un médecin est migraineux, ses connaissances sur les migraines seront meilleures, son empathie, plus élevée, et sa prise en charge, plus attentive.

de personnes, dont le tiers aurait également un problème de céphalée médicamenteuse.

L'impact fonctionnel de la migraine

Une maladie peut être très fréquente, comme les caries dentaires, et ne pas empêcher les gens de fonctionner. Si vous souffrez de caries, vous en serez quitte pour quelques visites chez le dentiste. Mais si vous souffrez de migraine, la situation sera différente. Parce qu'elle touche les adultes durant les périodes les plus productives de leur vie, la migraine a d'importantes répercussions sur le fonctionnement personnel, familial et professionnel de ceux qui en souffrent.

À l'échelle mondiale, la migraine fait de véritables ravages, insidieusement. Toujours selon l'étude publiée dans *The Lancet* et mentionnée plus haut, la migraine est responsable de la moitié de l'invalidité attribuable à la maladie neurologique (les maladies cérébrales vasculaires exclues). Le critère observé, les années vécues avec une invalidité (*years lived with disability* ou YLD), est calculé à partir de la fréquence de la maladie en question, du nombre d'années passées avec la maladie et du degré d'invalidité durant les phases symptomatiques de la maladie (Figure 14). Puisque la migraine commence souvent à un jeune âge, qu'elle touche un nombre important de personnes, et que les crises empêchent l'individu de fonctionner, le résultat est impressionnant : la migraine est la septième cause d'années perdues en raison d'invalidité, toutes catégories confondues. Êtes-vous surpris ? Êtes-vous sceptique ? C'est sans doute parce que nous avons tendance à utiliser des cas individuels pour nous représenter une maladie. Aussi avons-nous l'impression qu'une tumeur au cerveau est bien pire que la migraine, puisqu'elle peut causer paralysie, épilepsie et décès. Mais les tumeurs au cerveau sont très rares. Lorsqu'elles ne sont pas guéries, la personne atteinte en meurt. L'invalidité est donc concentrée sur une période plutôt courte et chez un petit nombre de personnes. De façon générale, les céphalées entraînent un coût social plus important que la plupart des autres maladies neurologiques (Figure 15).

En France, le coût estimé annuel de dépenses en santé associé à la migraine est de 1 600 euros par personne souffrant de migraine

PROPORTION DES ANNÉES VÉCUES AVEC UNE INVALIDITÉ (YLD) CAUSÉE PAR UNE MALADIE NEUROLOGIQUE

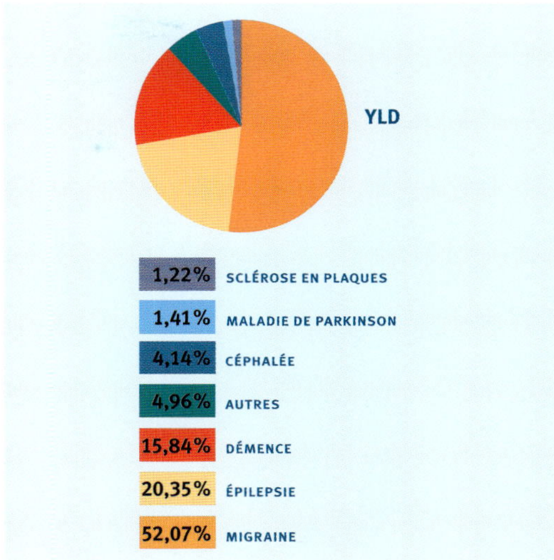

FIGURE 14 D'après Vos, *The Lancet*, 2012.

LE COÛT DES MALADIES NEUROLOGIQUES EN EUROPE

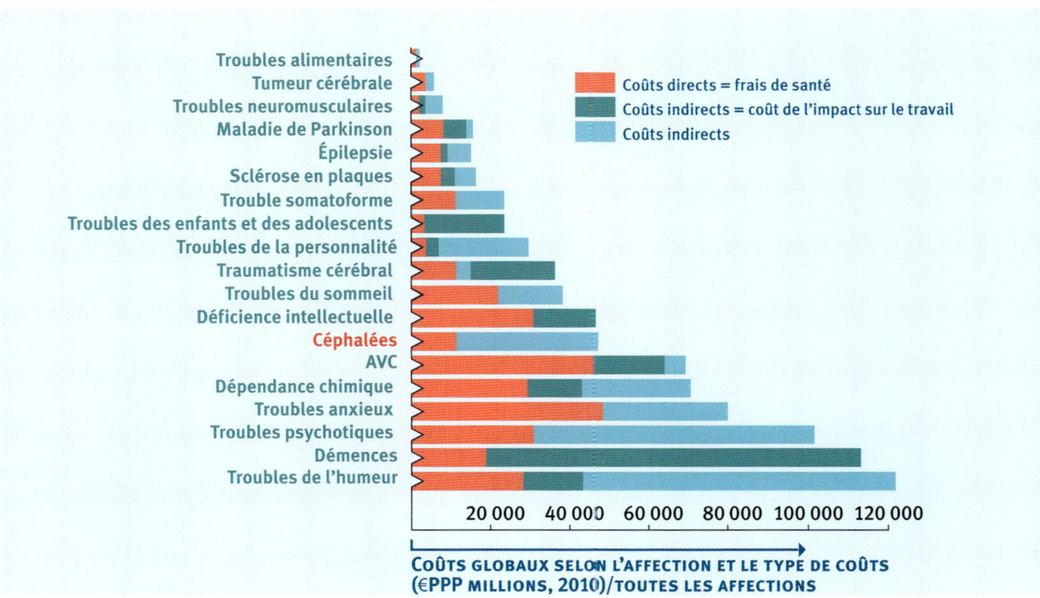

FIGURE 15 D'après Gustavsson, « Cost of brain disorders in Europe », *Eur Neuropsych Pharm*, 2011.

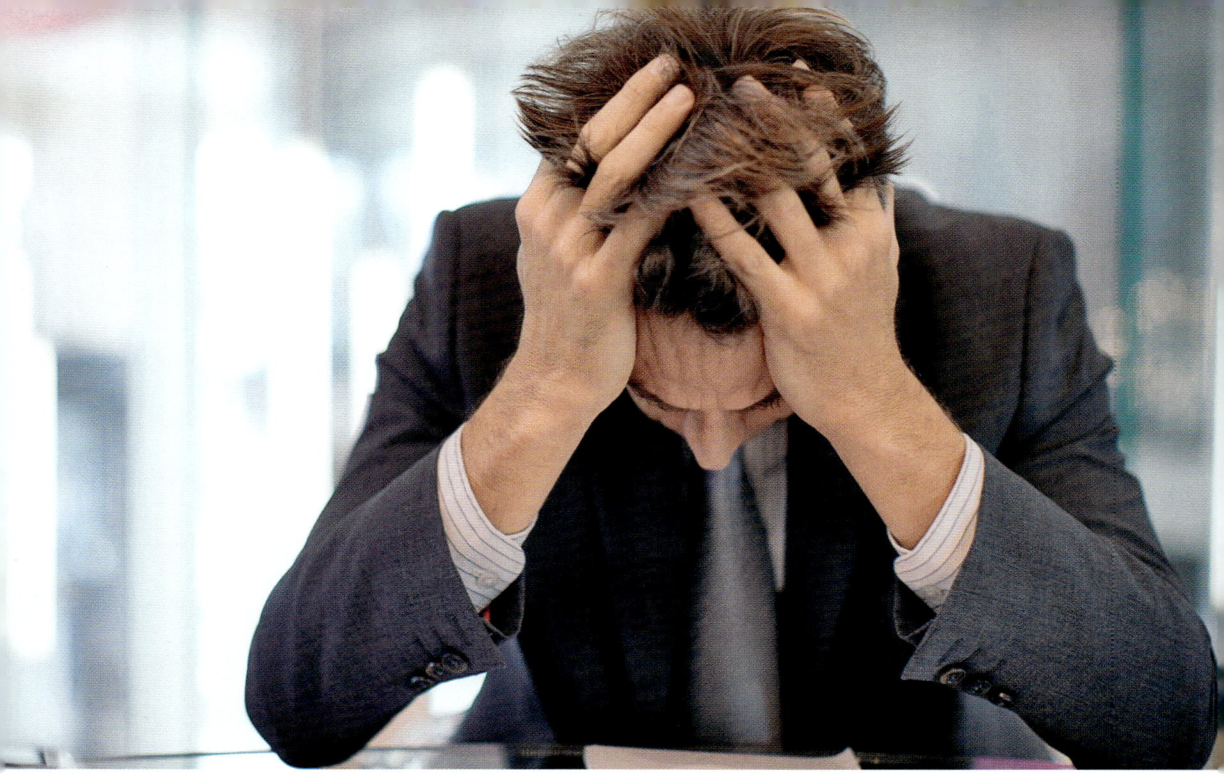
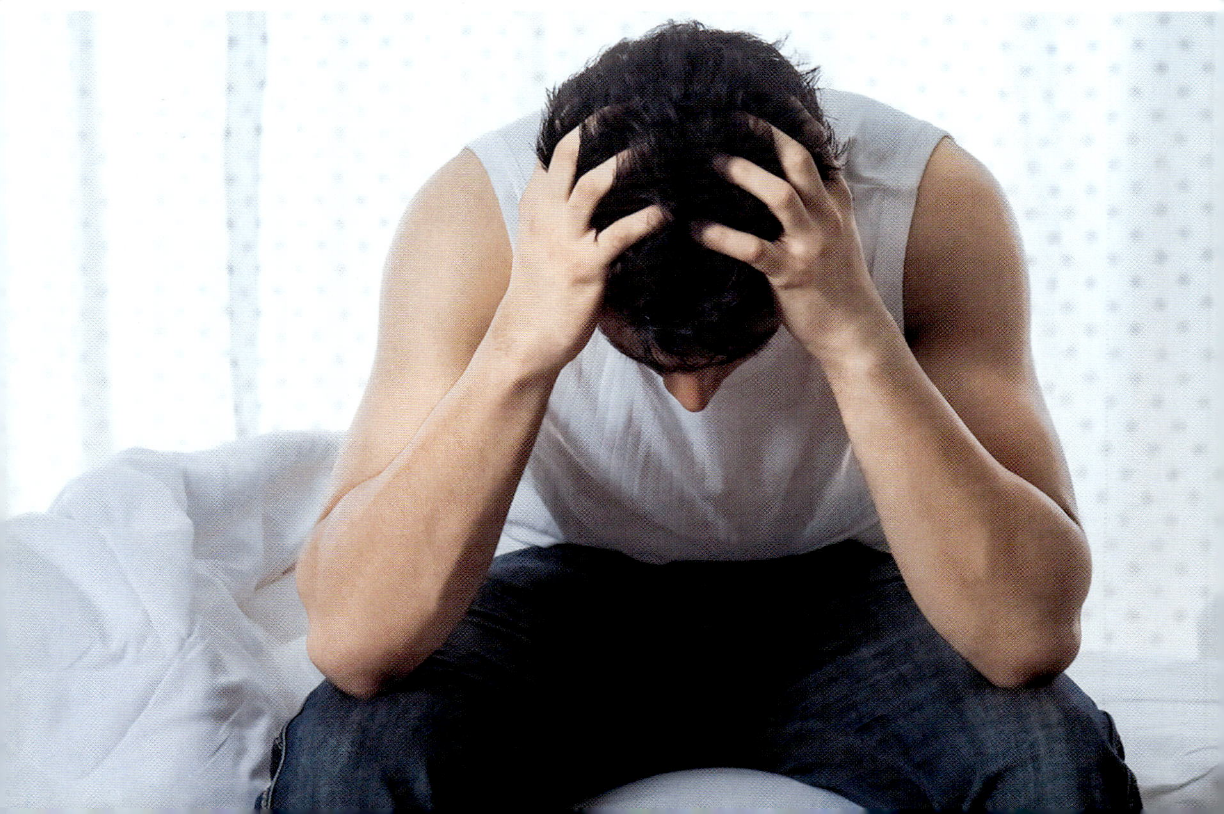

chronique et 485 euros par personne souffrant de migraine épisodique. Dans une étude européenne, la perte de productivité a été estimée à 13 jours par mois pour la migraine épisodique et 67 jours pour la migraine chronique. Évidemment, plus les crises sont sévères et fréquentes, plus la difficulté à fonctionner est significative. Certaines personnes sont donc complètement invalides au travail alors que d'autres manquent un ou deux jours par année.

Pourquoi la migraine empêche-t-elle de fonctionner ?

Au-delà des jours d'absence au travail et passés au lit, on doit aussi tenir compte des jours passés avec une fonction réduite : la personne parvient à se présenter au travail, mais ne peut pas fonctionner normalement. C'est ce qu'on appelle le présentéisme (par opposition à l'absentéisme). Le migraineux peut passer sa journée entière à fixer son ordinateur, à tenter de se concentrer sur une réunion ou une tâche, mais, malgré tous ses efforts, sa capacité de travail est restreinte. Plusieurs raisons peuvent expliquer ces limitations : la crise migraineuse elle-même ralentit la fonction cognitive et s'accompagne d'une difficulté à tolérer les bruits et la lumière. La douleur augmente souvent avec l'effort physique ou mental. Si la crise a été traitée par la prise d'un médicament, il est aussi possible de ressentir des effets secondaires du traitement, dont de la fatigue, de la nausée, un trouble de la concentration. Les heures et même

Annabelle, 36 ans

« Mon conjoint ne comprend pas pourquoi j'ai de la difficulté à fonctionner durant les jours où j'ai une migraine, puisque je fonctionne normalement les autres jours. Au travail, mon employeur me regarde d'un œil suspicieux : avais-je vraiment une bonne raison de manquer ma réunion ? Quant à mes enfants, ils ont compris que, quand maman est malade, ils doivent rester tranquilles. Pourtant, mon médecin me répète que la migraine n'est pas vraiment un problème sérieux et que le *scan* de mon cerveau est normal. Je me sens désemparée… Comment gérer ma vie avec toutes ces migraines ? »

la journée suivant la résolution de la crise laissent souvent le migraineux dans un état un peu second, « fragile, sensible, épuisé ». La crainte que la crise redémarre pousse aussi la personne à modérer ses efforts. Conséquence : une performance moindre au travail ou dans les activités personnelles… et beaucoup de culpabilité et de dévalorisation. Au-delà de la sphère professionnelle, la migraine compromet aussi les activités personnelles et sociales (Figure 16, p. 56). Même lorsqu'il s'agit d'activités agréables, la migraine empêche de fonctionner !

L'IMPACT DE LA MIGRAINE SUR LA VIE PERSONNELLE

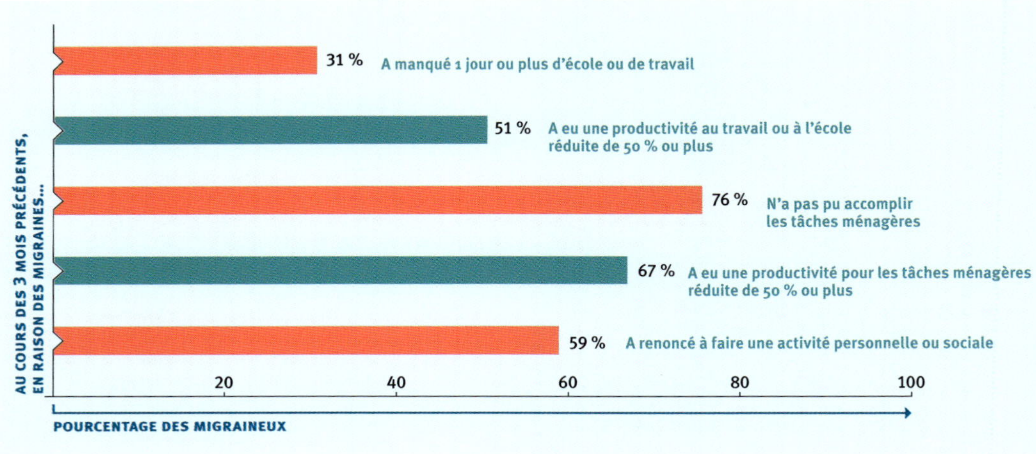

FIGURE 16

D'après Lipton, *Headache*, 2001.

POURQUOI NE PREND-ON PAS LA MIGRAINE AU SÉRIEUX ?

Les migraineux font souvent l'objet de perceptions condescendantes de la part de leur entourage. Certaines phrases sont si fréquemment rapportées qu'elles sont devenues des classiques dans les cliniques de migraine.

Avec ces avalanches de données probantes sur la fréquence des migraines et leur impact socio-économique, on pourrait s'attendre à ce que la migraine soit une priorité en santé publique. Or, il n'en est rien. Comment une maladie aussi fréquente et invalidante peut-elle être à ce point négligée ? En 2010, la Société canadienne des céphalées a réuni un panel d'experts pour discuter de la façon d'améliorer la prise en charge des migraines au Canada. Ils ont commencé par déterminer les raisons qui limitaient la qualité de la prise en charge (Figure 17). Parmi elles, certaines caractéristiques des migraines expliquent sans doute une partie du problème (Figures 18 A et B, p. 58).

LA MIGRAINE EST UNE MALADIE NEUROLOGIQUE COMPLEXE

Il est assez simple d'expliquer que le diabète est causé par un manque d'insuline, car le pancréas est détruit. De la même façon, la maladie de Parkinson est causée par un manque de dopamine en raison d'une dégénérescence de la substance noire dans le tronc cérébral. Expliquer la migraine de façon simple et synthétique est un réel défi. La crise migraineuse implique plusieurs des structures cérébrales et plusieurs neurotransmetteurs, ce qui

LES FREINS À L'AMÉLIORATION DE LA PRISE EN CHARGE ADÉQUATE DES MIGRAINES

1	Il y a une stigmatisation importante associée au diagnostic de migraine. Souvent considérée comme un problème psychiatrique, la migraine fait l'objet de blagues de mauvais goût.
2	Les répercussions de la migraine sur le travail sont sous-estimées par les travailleurs et les employeurs.
3	La prescription de traitements adaptés pour les crises de migraine est insuffisante. Se traitant avec des analgésiques sans prescription, les patients sont victimes de céphalée médicamenteuse, un problème dont l'importance est sous-estimée.
4	L'utilisation de traitements préventifs est insuffisante. Beaucoup de patients qui devraient être traités ne le sont pas.
5	Les approches non pharmacologiques pour le traitement des migraines sont difficilement accessibles et ne sont pas suffisamment utilisées.

FIGURE 17 D'après Becker, *CMAJ*, 2010, critères déterminés lors du Forum canadien sur la migraine, 2006.

oblige le curieux à comprendre d'abord un peu de neuroanatomie afin de saisir comment la crise survient. La complexité du phénomène explique sans doute une partie des préjugés associés à la migraine. Puisqu'on ne peut pas l'expliquer facilement, on remet en question l'existence même de la maladie.

La migraine est invisible

Les phénomènes neurologiques causant la migraine sont invisibles sur les examens d'imagerie disponibles en clinique. La crise de migraine est causée par des mécanismes inflammatoires et électriques qui se produisent à une échelle microscopique et qui ne laissent pas de traces dans le cerveau (ou alors des traces très subtiles) lorsque la crise est terminée. Cette particularité de la migraine contribue aux doutes quant à son existence : si on ne voit pas, on ne croit pas, surtout à notre époque, où les tomographies et l'imagerie par résonance magnétique sont facilement accessibles.

La migraine n'est pas une maladie dégénérative

Même si le cerveau des migraineux présente des particularités visibles en imagerie médicale, il reste fonctionnel... la plupart du temps. La migraine n'a pas d'impact sur la mortalité et ne produit pas de handicaps visibles, comme la paralysie ou la perte du langage. Cette réalité influence elle aussi la perception des gens : on ne meurt pas de la migraine. La mort reste, pour l'être humain, la pire des issues. Mais que vaut une vie rendue pénible par la douleur chronique ?

LES FREINS À LA PROACTIVITÉ

A

- Complexité des mécanismes → Découragement médical
- Invisibilité de la cause → Déni : ça n'existe pas
- Pas de décès ou de séquelles permanentes → Sous-estimation de l'impact social
- Crises avec intervalles sans douleur → La personne n'est pas considérée comme malade
- Sévérité variable → Banalisation
- Prévalence élevée → Généralisation

B LES RISQUES POUR LES PATIENTS

- Situation progressive, Début en jeune âge → On s'y habitue
- Pas de « guérison » → Frustration
- Intervalles normaux → On veut oublier et vivre normalement
- Condition féminine stigmatisée → Culpabilité, doute : « C'est dans ma tête. »
- Système débordé, Portes fermées → On laisse tomber

FIGURE 18 Elizabeth Leroux.

LA MIGRAINE EST UNE MALADIE PAROXYSTIQUE

Cela signifie qu'elle est caractérisée par des crises entrecoupées de périodes normales durant lesquelles la personne peut fonctionner. On peut donc décrire la migraine par la fréquence de ses crises. Ce type d'évolution contribue aussi aux préjugés sur la migraine : les proches, les médecins et les employeurs, pour ne nommer qu'eux, ont beaucoup de difficulté à accepter qu'une personne soit incapable de fonctionner pendant un jour,

Dix choses à ne pas dire à un migraineux

1. Ça m'arrive aussi, d'avoir mal à la tête.
2. Change-toi les idées, ça ira mieux.
3. Tu devrais arrêter de… manger du chocolat, boire de l'alcool, etc.
4. Tout est dans la tête.
5. La tante de ma meilleure amie a essayé ce traitement. Tu devrais l'essayer !
6. Au moins, ça ne peut pas te tuer.
7. Ça finira par aller mieux, il suffit d'être patient.
8. J'aimerais bien pouvoir rester à la maison tout le temps comme toi.
9. C'est juste que tu ne sais pas gérer le stress.
10. Peut-être que ce sont tes sinus.

puis revienne à la normale. Dans le cas de la migraine chronique, il arrive que le cerveau ne retourne jamais à la normale et reste constamment dans un état dysfonctionnel. Cela rend aussi les proches sceptiques : il peut leur sembler impossible d'avoir un mal de tête constant.

La migraine est une maladie à sévérité variable

Si on la compare à la fibrose kystique, aux maladies cardiaques ou encore à la dystrophie musculaire, qui ont presque invariablement une évolution progressive et une invalidité associée importante, la migraine touche une grande partie de la population, mais pas avec la même sévérité. Un grand pourcentage des migraineux n'aura jamais de crises fréquentes ou sévères. Ce fait influence lui aussi notre perception de la migraine : tant de personnes ont des migraines et ne s'en plaignent pas ! Il est alors facile de mettre en doute les personnes migraineuses appartenant au groupe qui en subit les effets les plus sévères. Pourquoi Mme Tremblay doit-elle prendre trois médicaments et parfois se rendre aux urgences alors que Mme Rozon, elle, gère très bien ses crises avec de l'Advil ? Cette tendance naturelle de l'humain à uniformiser rend la vie difficile aux chercheurs et aux patients en banalisant la maladie.

La migraine ne date pas d'hier. Elle existe, elle nuit à l'humanité depuis des millénaires et elle atteint des milliards de personnes.

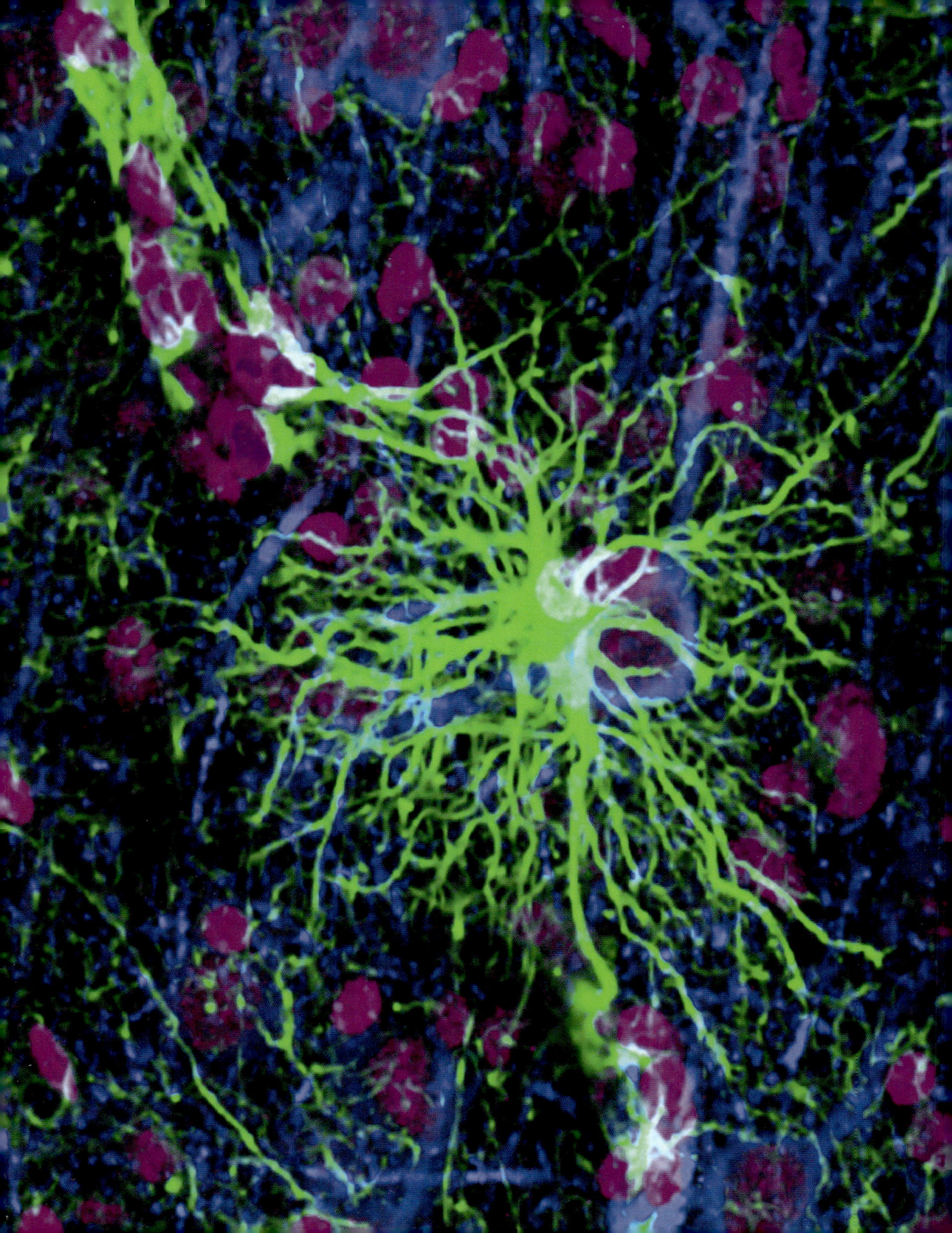

CHAPITRE 3

Les symptômes et la biologie de la crise migraineuse

Si vous ne pouvez pas l'expliquer simplement,
c'est que vous ne le comprenez pas assez bien.

ALBERT EINSTEIN

Le cerveau est à l'origine de qui nous sommes, de comment nous pensons, de ce que nous percevons et ressentons. C'est lui qui gère la quasi-totalité de nos fonctions biologiques. Mais voilà, le cerveau ne se laisse pas analyser facilement ! Son fonctionnement est beaucoup plus complexe que celui des autres organes. Il contient près de 85 milliards de neurones qui interagissent à chaque seconde avec d'autres neurones organisés en réseaux. Ces neurones communiquent entre eux par des mécanismes électriques et chimiques qui ne s'étudient pas à l'œil nu. Il est donc impossible d'expliquer ce qui se passe durant une crise de migraine sans présenter au préalable un résumé du fonctionnement cérébral.

La parabole de l'éléphant et des aveugles (voir page suivante) représente bien la difficulté d'acquérir une compréhension cohérente d'une chose lorsqu'on ne peut pas l'observer dans son ensemble. La recherche sur la migraine utilise plusieurs approches, chacune fournissant de nouveaux éléments de connaissance, mais aucune ne permet pour le moment de synthétiser le tout en une compréhension globale. Aucun scientifique ne sait, à ce jour, quel est le premier événement qui déclenche la crise de migraine. Mais, grâce aux travaux de milliers de chercheurs, nous en connaissons maintenant certaines étapes. Avant de décrire ces étapes, il est important de définir quelques structures cérébrales.

↖ Le trio migraineux : le neurone, l'artère, l'astrocyte

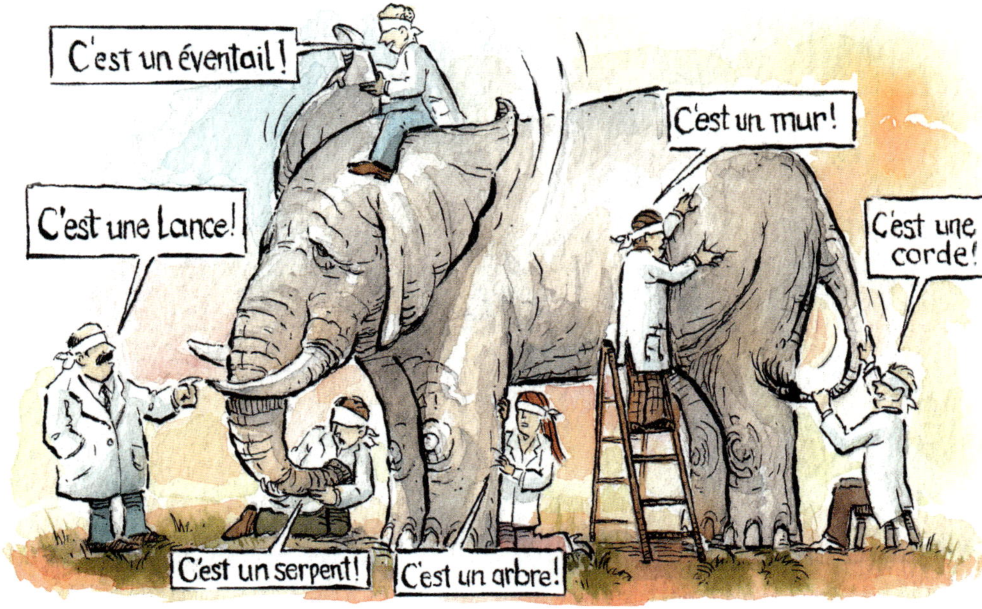
C'est un éventail!
C'est un mur!
C'est une Lance!
C'est une corde!
C'est un serpent!
C'est un arbre!

↗ L'éléphant et les aveugles

LES TECHNIQUES DE RECHERCHE

Plusieurs techniques de recherche peuvent être utilisées pour explorer les phénomènes migraineux (Figure 19). Ces techniques peuvent s'appliquer autant à l'animal qu'à l'humain. La tomodensitométrie et l'imagerie par résonance magnétique ordinaires sont toutefois peu utiles.

L'ÉLECTROPHYSIOLOGIE

L'activité électrique du cerveau peut maintenant être étudiée chez l'animal par des électrodes implantées dans des groupes de neurones précis. C'est ce qui permet par exemple d'étudier les changements de la réponse électrique du noyau du trijumeau à différentes stimulations et à certains médicaments. Cette technique n'est pas utilisable chez l'humain, puisqu'il ne serait pas acceptable d'implanter des électrodes chez un patient vivant uniquement pour des fins de recherche. Les courants électriques, appelés potentiels évoqués, observent la réponse du cerveau à une image, à un son, à un toucher. On peut les enregistrer par des électrodes en surface. Cette technique, utilisée chez l'humain, permet de voir comment le cerveau gère ces stimulations, mais le degré de précision est limité.

TECHNIQUES DE RECHERCHE

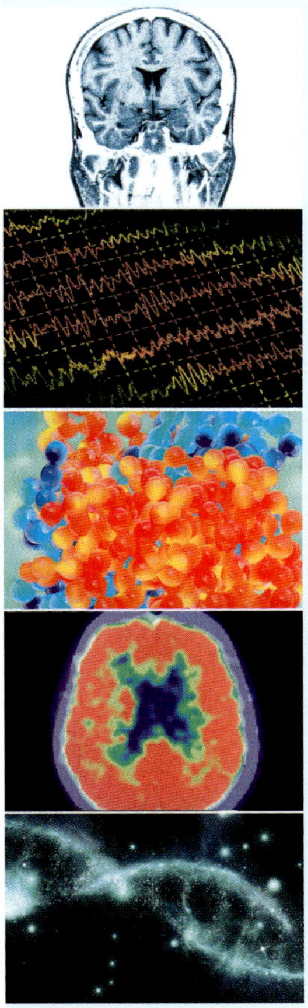

Niveau d'observation	Structure ou mécanisme observé	Outils de recherche
Macroscopique (visible à l'œil nu)	Cerveau, méninges, artères	Imagerie fonctionnelle : CT scan (tomodensitométrie), IRM
Électrique	Cellule, flux électrique	Études électrophysiologiques
Chimique	Protéines Neurotransmetteurs Canaux ioniques	Dosages sanguins Marqueurs cellulaires Analyse des protéines
Métabolique	Flux sanguin selon les zones cérébrales en temps réel	IRM fonctionnelle TEP (tomographie par émission de positons)
Génétique	ADN, chromosomes	Analyses génétiques

FIGURE 19

Elizabeth Leroux.

Les analyses biologiques

Les prises de sang permettent de mesurer la quantité de différentes substances dans la circulation sanguine pendant une crise et entre les crises. Cela peut donner une idée de ce qui se passe dans le cerveau, mais cette technique est limitée, car plusieurs facteurs autres que cérébraux peuvent influencer les taux des différentes substances étudiées dans la circulation sanguine. Les prises de sang font partie intégrante de la recherche pharmaceutique, afin de bien connaître le métabolisme d'un médicament administré.

L'imagerie fonctionnelle

La tomographie par émission de positons (TEP scan) et l'imagerie fonctionnelle par résonance magnétique (IRMf) permettent d'observer l'activité de différentes zones cérébrales dans divers contextes. En général, on observe la consommation de glucose en estimant que, plus un neurone est actif, plus il consomme de glucose. L'observation de l'activité d'un neurone en imagerie fonctionnelle ne permet pas de dire avec précision l'effet de cette activité. Par exemple, un groupe de neurones très actif peut stimuler ou inhiber d'autres neurones ; l'interprétation des résultats doit donc être faite avec prudence. Certaines de ces imageries permettent aussi d'évaluer le métabolisme de neurotransmetteurs précis, comme la sérotonine ou la dopamine. Les images générées par ces techniques sont peu précises, mais donnent une idée des zones actives dans une situation donnée.

Les études génétiques

L'activité des neurones, comme celle de toutes les autres cellules du corps humain, est régulée par les gènes. Ce sont les gènes qui déterminent comment une cellule se développe, se spécialise et interagit avec son environnement. La génétique est donc à la base de tout le fonctionnement du corps humain. Il est important de souligner que tous les réseaux du corps sont influencés par des centaines, voire des milliers de gènes et que, si certaines maladies sont causées par un seul gène (monogéniques), plusieurs autres sont déterminées par des centaines ou des milliers de gènes interdépendants (polygéniques). Il devient alors très difficile de trouver LE gène responsable d'un problème donné. On peut procéder aux études génétiques par l'analyse des chromosomes ou par l'observation de la transmission d'une m aladie dans les familles, chez les jumeaux ou selon les ethnies.

À l'échelle macroscopique : les structures cérébrales

Le cerveau est formé de plusieurs structures distinctes qui interagissent entre elles. Pour mieux comprendre la crise migraineuse, il faut commencer par décrire l'anatomie du cerveau (Figure 21, p. 68), et présenter quelques notions sur le fonctionnement des neurones.

Le cortex

Le cortex est formé des neurones, les cellules électriques du cerveau. Le cortex est la couche superficielle de neurones qui communiquent entre eux. Il est organisé en lobes, chacun avec sa fonction propre, comme la motricité, la vision, le langage. Ces cellules électriques du cerveau fonctionnent par un phénomène binaire : elles déchargent ou ne déchargent pas, un peu comme un interrupteur qui est allumé ou éteint. Les neurones communiquent entre eux à l'aide de signaux électriques et de neurotransmetteurs.

Les méninges

Les méninges enveloppent et protègent le cerveau. Elles sont très sensibles à la douleur et à l'inflammation. C'est pourquoi les méningites produisent des céphalées très intenses.

Les artères

Les artères sont essentielles pour le cerveau, car ce sont elles qui apportent l'oxygène et les nutriments nécessaires au fonctionnement des neurones. Elles sont très sensibles à la douleur, car elles sont pourvues de fibres nerveuses qui peuvent percevoir différentes stimulations, par exemple la présence d'inflammation.

Les nerfs

Un nerf, c'est un peu comme un câble électrique. Un neurone envoie un message, un nerf permet de le transmettre à distance par un courant électrique. À une extrémité, les nerfs ont des récepteurs sensibles à différentes stimulations : chimique, thermique, mécanique. Chaque stimulation peut être traduite en un signal électrique qui voyage vers le corps du neurone, qui utilisera ensuite cette information pour communiquer avec d'autres neurones. Il y a douze nerfs crâniens qui assurent les fonctions des organes de la tête, dont l'odorat, la vision, l'audition, le goût, les mouvements du visage et de la bouche, ainsi que la sécrétion des larmes et de la salive. Le cinquième nerf crânien est très important dans notre compréhension de la migraine, puisqu'il transmet les sensations de la tête. Parce qu'il a trois branches principales, on l'appelle le nerf trijumeau. C'est lui qui transmet les sensations du visage, des dents, des sinus, mais aussi des artères à l'intérieur du crâne et des méninges. Le cerveau lui-même est complètement insensible à la douleur, car il n'est pas innervé par des terminaisons sensitives.

Le tronc cérébral et les noyaux

Le tronc cérébral, appelé ainsi parce qu'il est à la base de toutes les ramifications neuronales, est un centre majeur du cerveau. Il renferme des noyaux, qui sont en fait des groupes de neurones spécialisés regroupés ensemble pour assurer une fonction précise, comme la sensation, la motricité et la sécrétion. Plusieurs noyaux sont importants dans la crise migraineuse. Le noyau raphé médian est responsable de la synthèse de la sérotonine qui se diffuse dans tout le cerveau. La substance grise périaqueducale module les sensations douloureuses, un peu comme un gradateur sur un appareil lumineux. Cette zone est très puissante. Elle est même capable de supprimer les sensations de douleur, par exemple dans des situations de stress extrême. Il est important de se rappeler que le cerveau est toujours en mesure de moduler l'intensité douloureuse au moyen de ce qu'on appelle les voies de contrôle descendantes, dont la substance grise périaqueducale fait partie.

Le noyau trigéminé reçoit les informations transmises par le nerf trijumeau et les envoie vers le thalamus.

Le thalamus et l'hypothalamus

Le thalamus est comme un petit cerveau miniature. C'est un relais, une zone d'échange pour toutes les activités du cerveau, sauf l'odorat. Cela signifie que tout ce qui entre ou sort du cerveau fait un contact dans le thalamus. On pourrait le décrire comme un grand intégrateur. Le thalamus comporte aussi plusieurs noyaux responsables de la communication entre le tronc cérébral et le cortex. L'hypothalamus gère l'hypophyse et donc le système endocrinien. C'est une toute petite structure, mais extrêmement importante. Le fonctionnement du corps dépend de lui pour réguler la faim, la soif, le sommeil, la réponse au stress. L'hypothalamus reçoit entre autres l'information sur la luminosité perçue par les yeux pour synchroniser le cycle veille-sommeil.

À L'ÉCHELLE MICROSCOPIQUE : L'ÉLECTRICITÉ ET LA COMMUNICATION CHIMIQUE

Les structures que nous venons de décrire sont visibles sur les imageries comme la tomographie et la résonance magnétique, mais elles sont normales chez les migraineux. Pour bien comprendre la crise de migraine, il faut aussi décrire comment ces structures fonctionnent à l'échelle microscopique, c'est-à-dire à l'échelle de la cellule, qui n'est pas visible à l'œil nu (Figure 22, p. 68). Les principales cellules du cerveau, les neurones, ont deux modes de communication principaux : l'électricité et les neurotransmetteurs. Parfois, les deux systèmes

PHASES DE LA CRISE MIGRAINEUSE

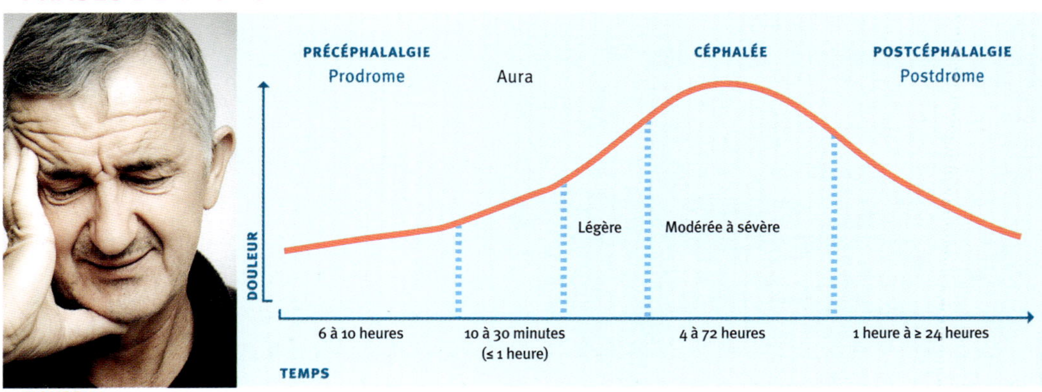

FIGURE 20

fonctionnent en séquence ; par exemple, un signal électrique déclenchera la libération de neurotransmetteurs. À chaque instant, un même neurone reçoit de l'information de milliers d'autres. Le résultat : une activité électrique plus ou moins intense, plus ou moins rapide, et une activité de synthèse et de libération de neurotransmetteurs plus ou moins importante. La relâche de certains neurotransmetteurs peut pousser les artères à se dilater ou à se resserrer, selon les besoins du neurone. Dans le cas de la crise migraineuse, la relâche de neurotransmetteurs entraîne une inflammation neurogène.

Par conséquent, pour étudier la migraine, il faut être en mesure d'observer l'activité électrique des neurones et leurs communications chimiques. Cela est toutefois beaucoup plus difficile à faire que de saisir une image statique du cerveau à un moment précis ! De nouvelles techniques ont été développées par les scientifiques et mèneront sans doute à une meilleure compréhension de la crise migraineuse.

LES PHASES DE LA CRISE MIGRAINEUSE

La migraine est bien plus qu'un mal de tête. En fait, les crises migraineuses sont composées de véritables constellations de symptômes en séquences qui varient d'un individu à l'autre. La succession classique de ces phases comprend le prodrome, l'aura, la crise et le postdrome (Figure 20). Chaque phase fait l'objet de recherches, et pour expliquer la crise migraineuse il est plus simple de les présenter séparément, en décrivant pour chacune les mécanismes sous-jacents connus à ce jour (Figure 23, p. 69).

Le déclenchement de la crise : le principe du seuil

À ce jour, on ne sait pas avec précision ce qui pousse le tronc cérébral à déclencher l'inflammation, mais de nombreuses hypothèses sont avancées. Premièrement, la crise de migraine peut survenir en réponse à un débalancement cérébral qui déclenche une aura dans le cortex (une vague électrique) ou un prodrome dans l'hypothalamus. Le déclenchement de ce type de crise serait donc lié à un déséquilibre du métabolisme cérébral : émotion forte, variation du taux d'œstrogènes, prise d'alcool, sevrage de café, etc.

Deuxièmement, l'inflammation pourrait être déclenchée par une irritation nerveuse en provenance de l'extérieur : le visage, les sinus, les yeux, le cou, toutes ces structures sensibles peuvent influencer le noyau trigéminé et déclencher la cascade de la crise.

Dans les deux cas, il faut qu'un seuil soit atteint pour que la crise se déclenche.

Ces deux types de déclencheurs ont une répercussion directe sur les traitements. Il est possible de réduire les déséquilibres du fonctionnement cérébral et de diminuer les sensations potentiellement irritantes de la périphérie. Il est aussi possible de limiter la

(suite page 70)

MACROSCOPIQUE : ANATOMIE CÉRÉBRALE

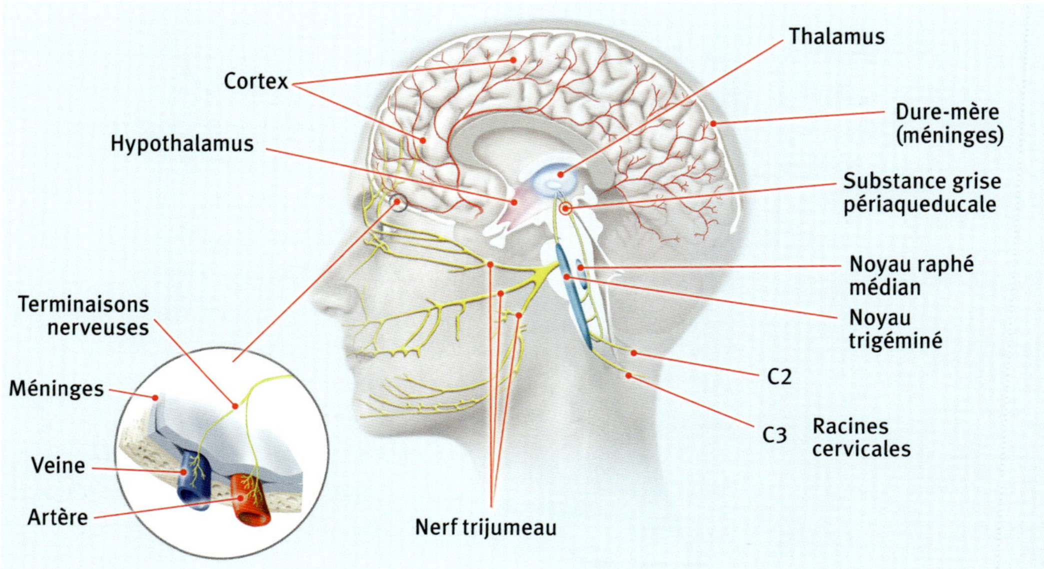

FIGURE 21

MICROSCOPIQUE : AU NIVEAU CELLULAIRE

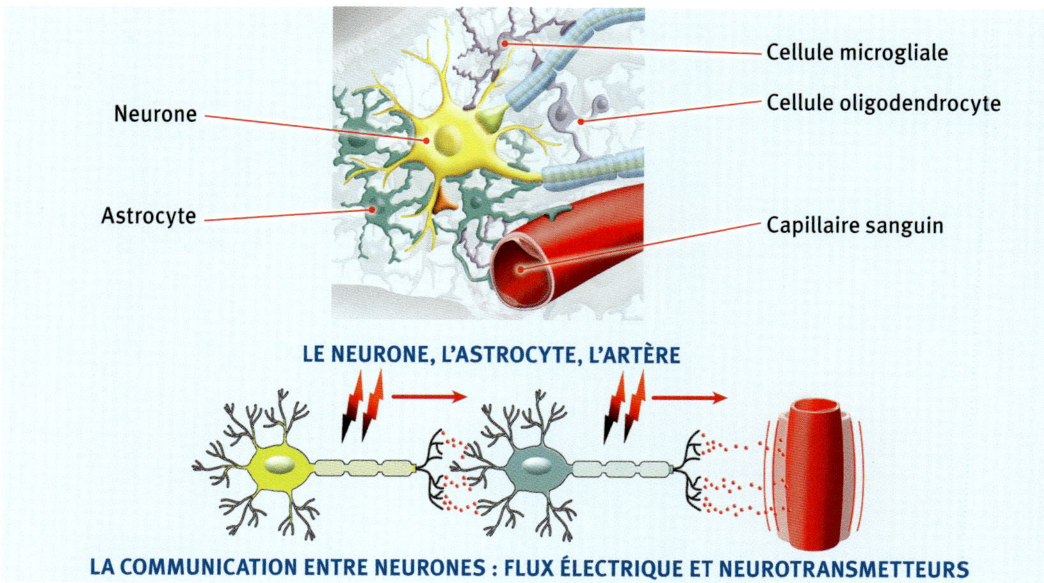

FIGURE 22

LES ÉTAPES DE LA CRISE MIGRAINEUSE

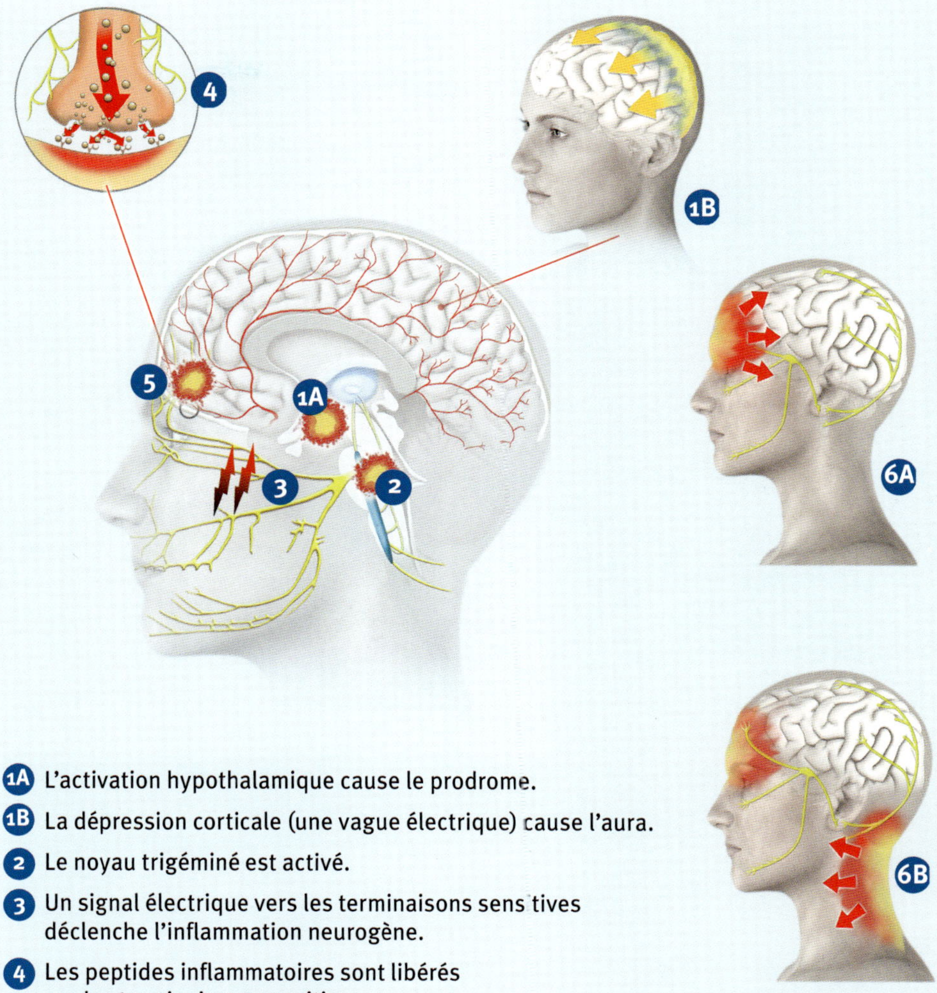

- **1A** L'activation hypothalamique cause le prodrome.
- **1B** La dépression corticale (une vague électrique) cause l'aura.
- **2** Le noyau trigéminé est activé.
- **3** Un signal électrique vers les terminaisons sensitives déclenche l'inflammation neurogène.
- **4** Les peptides inflammatoires sont libérés par les terminaisons sensitives.
- **5** L'inflammation autour des artères et méninges stimule d'autres terminaisons sensitives qui renvoient un signal vers le noyau trigéminé.
- **6A** L'inflammation des méninges et des artères est ressentie comme une douleur dans le front, dans les yeux et dans les sinus.
- **6B** La douleur peut être ressentie dans le cou.

FIGURE 23

sensibilité du cerveau à ces déséquilibres et stimulations, c'est-à-dire d'élever le seuil de déclenchement des crises.

Le prodrome, une phase préparatoire ?

Dans les douze heures qui précèdent une crise, 30 % des migraineux rapportent des symptômes annonciateurs. Les plus fréquents sont de la fatigue, des changements d'humeur, des perturbations gastro-intestinales et des douleurs cervicales. Ils parlent aussi de bâillements, de fréquence urinaire augmentée, de nausée légère et de photophobie. Tous ces symptômes pourraient être causés par une activation anormale de l'hypothalamus. Le prodrome dure de huit à dix heures.

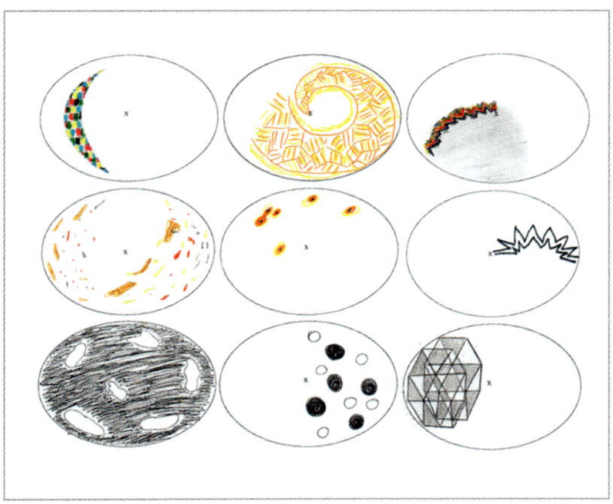

↖ Des auras dessinées par des patients (L. P. Queiroz et coll., *Cephalalgia*, 2011)

L'aura, ou le résultat d'une vague électrique

Près de 30 % des migraineux présenteront des auras, à des fréquences très variables. Les auras se manifestent souvent par des symptômes visuels survenant de façon progressive. Les patients rapportent de nombreuses « visions » qui comprennent des points lumineux, parfois colorés, des éclairs, des kaléidoscopes, des formes complexes. D'autres descriptions sont plus subtiles, comme une vision floue et grisâtre ressemblant à une vague de chaleur. Les figures ci-contre représentent des dessins fournis par des patients et montrant la grande variété des auras visuelles. Cette variété est rendue possible par la grande complexité du cortex visuel. Dans certains cas, les auras sont sensitives ou phasiques, c'est-à-dire que les patients rapportent des engourdissements progressifs d'un côté du corps ou des difficultés à parler, à lire ou à comprendre ce qu'on leur dit. Dans des cas plus sévères et dans des formes génétiques de migraine, l'aura peut même entraîner une paralysie d'un côté du corps, un coma et de la fièvre. Ces formes sont toutefois excessivement rares, et les médecins doivent alors faire un bilan extensif pour exclure tout autre état pathologique qui pourrait causer ces symptômes.

Les symptômes de l'aura sont maintenant expliqués grâce à la découverte de la dépression corticale envahissante (DCE). Cette vague électrique se déplace de neurone en neurone, sur le cortex, et produit des symptômes qui reflètent la zone en cause. Une atteinte du lobe occipital produira des symptômes visuels ; du lobe pariétal, des symptômes sensitifs comme des engourdissements, etc. Cette vague peut être étudiée en laboratoire, mais sur les animaux. On peut comparer la DCE à un orage électrique et chimique qui perturbe grandement le fonctionnement des neurones. Dans les cas où les patients rapportent des points lumineux suivis d'une perte de la vision, on pense que les symptômes lumineux sont causés par la décharge des neurones, alors que la perte visuelle dépend de l'arrêt temporaire de l'activité neuronale.

Nous savons maintenant que l'aura pourrait déclencher le mal de tête par une action à distance sur le noyau trigéminé, car les deux structures sont connectées. Des études sur des animaux ont démontré que le passage de la DCE peut activer le noyau trigéminé et donc une crise migraineuse. C'est pourquoi la plupart des patients rapportent que leurs symptômes arrivent avant leur mal de tête. Mais l'aura ne semble pas être la cause de la migraine, en général, puisque la majorité des patients n'en ont pas. Par ailleurs, nombre de patients, lorsqu'on les interroge avec précision, disent que quand l'aura débute le mal de tête a déjà commencé, même s'il est léger. Il est donc possible qu'une activation dans le noyau trigéminé puisse aussi déclencher une aura. Dans bien des cas, les connexions entre les structures cérébrales fonctionnent dans les deux sens.

Le mal de tête, la douleur

La douleur migraineuse peut se comparer un peu à une brûlure qui se déclencherait toute seule dans le cerveau et serait ressentie dans le visage et le cou. Pour bien expliquer ce phénomène, il faut prendre le temps de présenter deux concepts : celui de l'inflammation neurogène (produite par le cerveau) et celui de la douleur référée (à distance).

La cause de la douleur : l'inflammation neurogène

La douleur migraineuse vient d'une inflammation à l'intérieur de la boîte crânienne. Si vous vous demandez ce qu'est une inflammation, rappelez-vous votre dernier coup de soleil. Les quatre signes définissant l'inflammation sont la rougeur, la chaleur, le gonflement et la douleur. On peut remarquer que les trois premiers signes sont directement associés à la vasodilatation, qui permet d'augmenter l'apport sanguin à la zone enflammée. Une inflammation est en général déclenchée par une perturbation de l'organisme (infection, lésion) qui demande un contrôle immunitaire et une réparation des tissus.

Le responsable de l'inflammation migraineuse est le tronc cérébral. En réponse à un déclencheur, le noyau trigéminé s'active et envoie un message électrique aux fibres qui entourent les artères du cerveau et les méninges (des structures très sensibles) et libère des peptides, des substances inflammatoires. Imaginez la situation suivante : votre cerveau décide de saupoudrer du poivre de

Cayenne sur vos méninges ! Cela irrite les fibres nerveuses et transmet un signal douloureux qui revient dans le tronc cérébral. Le noyau du trijumeau relaie alors l'information au thalamus, qui l'envoie au cortex, qui l'interprète comme une douleur. Ce phénomène très important et complexe se nomme l'inflammation neurogène. Ce terme signifie que l'inflammation est causée par un processus cérébral, et non par une lésion. Les substances inflammatoires impliquées dans la crise migraineuse sont nombreuses, mais une en particulier retient l'attention : le CGRP (*calcitonin related gene peptide*). Cette substance très irritante est une cible thérapeutique de choix.

La localisation de la douleur : la douleur référée

L'inflammation neurogène se produit dans le cerveau. Pourtant, la plupart des migraineux ressentent la douleur dans le front, les yeux, les tempes, voire les sinus. Ce phénomène s'explique par le principe de la douleur référée.

L'exemple le plus connu de ce phénomène est la douleur dans le bras gauche lors d'un infarctus du myocarde, une crise cardiaque. Le cerveau interprète mal la douleur provenant du cœur qui manque d'oxygène, alors que le bras gauche ne présente aucune lésion.

Notre cerveau dispose d'une carte géographique de notre peau. Il est tout à fait capable de différencier une pression sur un orteil d'une pression sur un doigt. De la même façon, le visage est innervé avec précision. Un simple cil tombé sur la joue est rapidement perçu grâce aux branches du nerf trijumeau. Les organes internes de notre corps ne sont toutefois pas aussi clairement représentés. Par exemple, on ne perçoit pas (heureusement !) chaque centimètre de notre côlon ! À l'intérieur du crâne, les structures qui peuvent être douloureuses sont les artères, les veines et les méninges, mais le cerveau ne dispose pas de carte « géographique » sensorielle précise de nos méninges et de nos artères. La douleur provenant de ces structures est donc mal localisée ou perçue comme venant d'autres zones mieux représentées, comme le visage et le cou.

Un nombre très important de migraineux attribuent leurs migraines à des problèmes de cou. Plusieurs études ont démontré que la crise migraineuse s'accompagne de douleurs cervicales pour près de 70 % des patients, et cela, même en l'absence de lésions au cou ou de douleur cervicale persistante entre les crises. La douleur cervicale peut aussi faire partie du prodrome. Il faut, pour bien comprendre ce phénomène, revenir au concept de douleur référée. Le cou est innervé par les racines cervicales C2 et C3, qui ont aussi un territoire cutané correspondant à l'arrière du crâne et au cou (Figure 21, p. 68). Ces racines sont elles aussi reliées au noyau trigéminé central, celui-là même qui reçoit toutes les informations en provenance de la tête et du visage. C'est cette convergence anatomique qui permet un phénomène de douleur référée tête-cou.

La pulsatilité de la douleur

La pulsatilité de la douleur est l'un des critères diagnostiques de la migraine. Depuis l'Antiquité, cette pulsatilité était attribuée au pouls artériel. Bien souvent, on demande aux patients s'ils ressentent une douleur battante, comme « le pouls dans la tête ». Quelle ne fut pas la surprise de chercheurs américains lorsque, en demandant à des migraineux durant une crise de battre le rythme de la pulsation douloureuse, ils ont constaté que ce rythme était complètement différent de la pulsation cardiaque ! Grâce à une expérience très simple, ils venaient de démolir une hypothèse datant de plus de deux mille ans, soit que la douleur migraineuse reflétait une hypersensibilité des artères.

L'allodynie et la sensibilisation

Allodynie est un mot qui signifie « tout fait mal ». Une zone allodynique sur la peau ressentira par exemple le froid et même le toucher léger comme douloureux. L'allodynie est causée par une modification du fonctionnement des neurones sensitifs que l'on nomme sensibilisation. Les seuils de perception sont abaissés, et les neurones réagissent à des stimulations plus faibles qu'ils ne devraient même pas relayer en temps normal. Ils peuvent aussi commencer à percevoir des sensations au-delà de leur zone de perception usuelle. Rappelez-vous votre dernière brûlure : l'eau chaude devient brûlante, le toucher devient douloureux, le pouls est perceptible au bout de

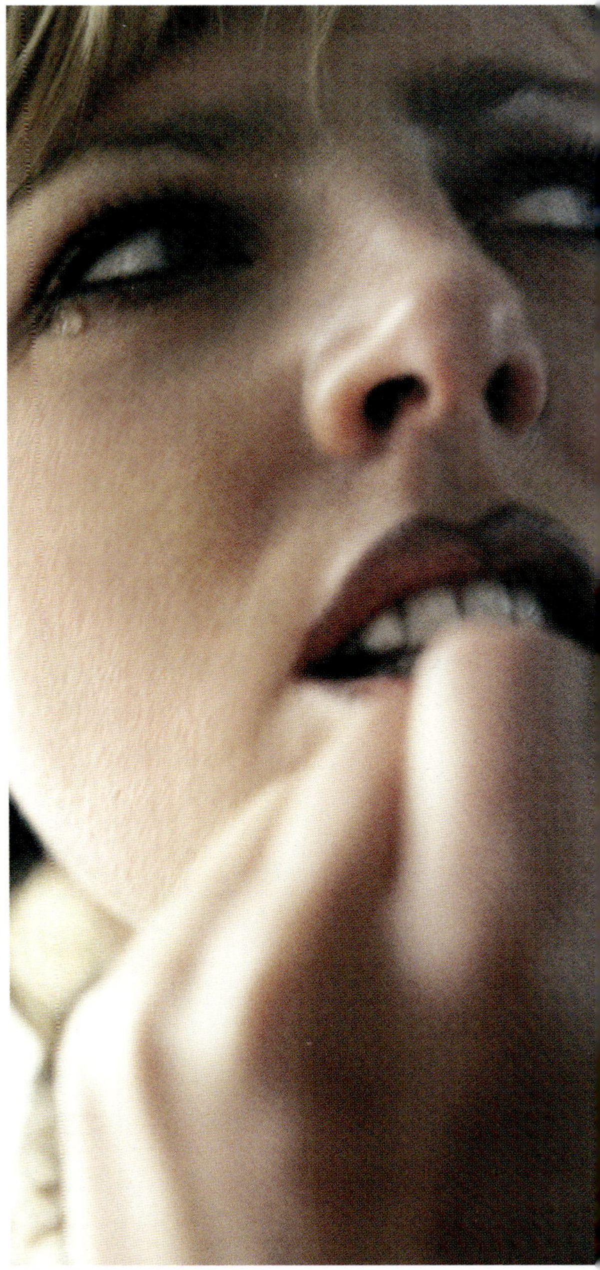

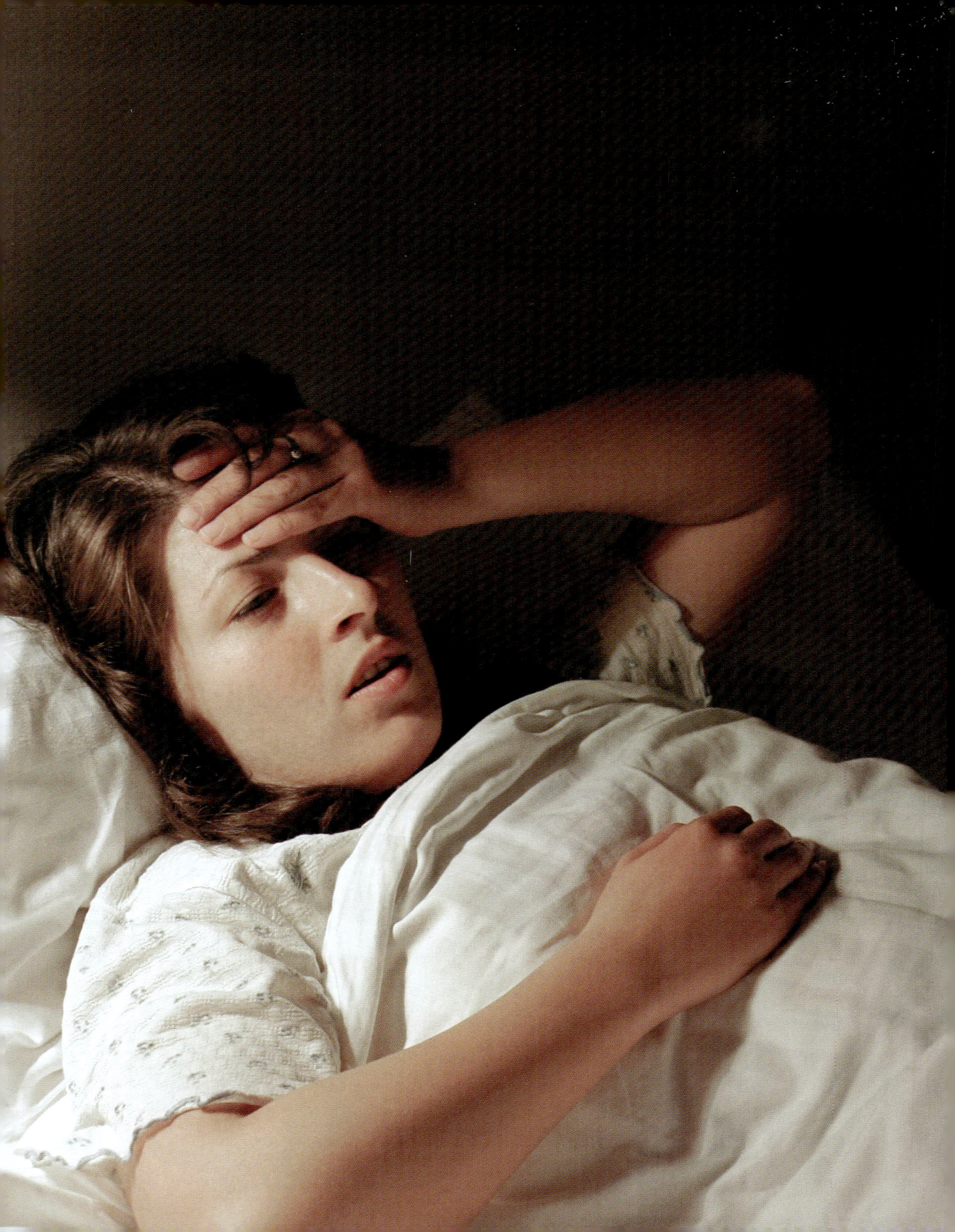

votre doigt. La chaîne de transmission entre la peau et le cortex comprend trois groupes de neurones (peau-moelle, moelle-thalamus, thalamus-cortex), et la sensibilisation peut se produire à chaque niveau. Ce phénomène peut être déclenché par des lésions nerveuses, ou par des stimulations douloureuses répétées. On pense que la combinaison de l'inflammation neurogène et de la sensibilisation est responsable de l'accélération ou chronicisation des migraines.

La photophobie, ou la difficulté à tolérer la lumière

« Durant une migraine, la seule chose à faire est de me coucher dans une pièce sombre... » La lumière est souvent difficile à supporter pour les migraineux. Durant une crise, 80 % des patients décrivent cette photophobie, à des degrés divers. Chez les migraineux chroniques, cette difficulté peut persister même entre les crises. Mais d'où vient cette « douleur » entraînée par la lumière ? Car, la plupart du temps, la lumière est plutôt associée à des sentiments joyeux, à un beau matin de printemps, aux vacances d'été, etc.

La photophobie peut se manifester de deux façons. D'une part, la lumière peut augmenter l'intensité du mal de tête. D'autre part, la lumière peut être perçue de façon plus intense, voire désagréable. Ces deux types de photophobie s'expliquent par des voies anatomiques reliant la rétine au thalamus et au noyau du trijumeau. Il est intéressant de savoir que des migraineux devenus aveugles en raison d'une dégénérescence de la rétine peuvent tout de même ressentir la photophobie si leurs récepteurs spécifiques destinés au thalamus sont préservés. Les migraineux sont aussi très sensibles aux sons (sonophobie ou phonophobie) et aux odeurs (osmiophobie), mais ces symptômes sont moins bien expliqués que la photophobie.

Claudie, 32 ans

Souffrant de migraines fréquentes, Claudie a souvent des crises qui durent trois jours entiers, et ces crises sont très difficiles à contrôler, même avec les prescriptions de son médecin. Le deuxième jour de crise, elle commence à être très sensible au toucher. Elle ne tolère plus ses lunettes. Elle ne peut plus attacher ses cheveux. Même le contact de l'oreiller sur son visage est désagréable, surtout du côté droit, qui est le côté le plus douloureux. Le cou devient raide, et son conjoint, qui la masse pour la détendre, réalise que la pression sur les épaules est plus douloureuse qu'apaisante. À ce stade de sa crise, Claudie le sait : aucun traitement ne fonctionnera... Le pire, c'est l'impression d'être folle. Comment des sensations normales peuvent-elles faire aussi mal ?

La nausée et les vomissements

La nausée et le vomissement sont générés par une structure du tronc cérébral nommée l'area postrema. Cette structure reçoit évidemment des informations de nombreux systèmes, dont ceux de l'équilibre, de la digestion et de la douleur. Elle est aussi très sensible à de nombreuses substances (dont les médicaments) et peut également être sensible aux émotions fortes analysées dans le lobe limbique. De la même façon, la fonction des intestins est influencée par le tronc cérébral et le système sympathique. Il est donc probable (mais pour le moment non démontré) que l'orage électrique de la crise migraineuse implique ces zones de gestion du système digestif, provoquant ainsi les symptômes de nausée, de vomissements et parfois de diarrhée. Certains patients notent que les vomissements soulagent la crise et peuvent même la terminer, mais ce phénomène est encore mal compris.

Les étourdissements

La migraine est associée à un grand nombre de problèmes du système de l'équilibre (appelé le système vestibulaire), comme la maladie de Ménière et le mal des transports. Bien que les étourdissements et vertiges ne fassent pas partie des critères diagnostiques de la migraine, ils sont rapportés par certains patients. Lorsque les vertiges sont fortement associés aux migraines, en l'absence d'une autre maladie, on peut parler de migraine vestibulaire. La cause exacte de cette association n'est pas encore connue.

La fin de la crise et le postdrome

Même en l'absence de tout traitement, la crise migraineuse prend fin naturellement chez la majorité des patients. Les mécanismes interrompant la crise migraineuse sont encore inconnus. Durant les heures et parfois les jours qui suivent une crise, il n'est pas rare de ressentir une grande fatigue ou encore un très léger mal de tête. Chez d'autres personnes, lorsque la crise est traitée, la douleur disparaît complètement et fait place à un sentiment d'euphorie. Cette phase qui suit la crise se nomme postdrome.

Les migraines, un avantage évolutionnel ?

La migraine est très invalidante, mais elle fait partie du code génétique de plus de 10 % des humains. Y aurait-il un avantage évolutionnel à être migraineux ? Au moins deux hypothèses peuvent être proposées à ce sujet. D'abord, le migraineux ayant un cerveau hypersensible, il peut avoir l'avantage de percevoir des informations imperceptibles pour d'autres individus. Cela pouvait jadis être un atout pour éviter certaines menaces. Par ailleurs, la crise migraineuse pouvant signaler un déséquilibre métabolique, elle force l'individu à se placer dans une situation de repos protégé. Ce comportement a pu avoir des conséquences positives sur la préservation de certains individus.

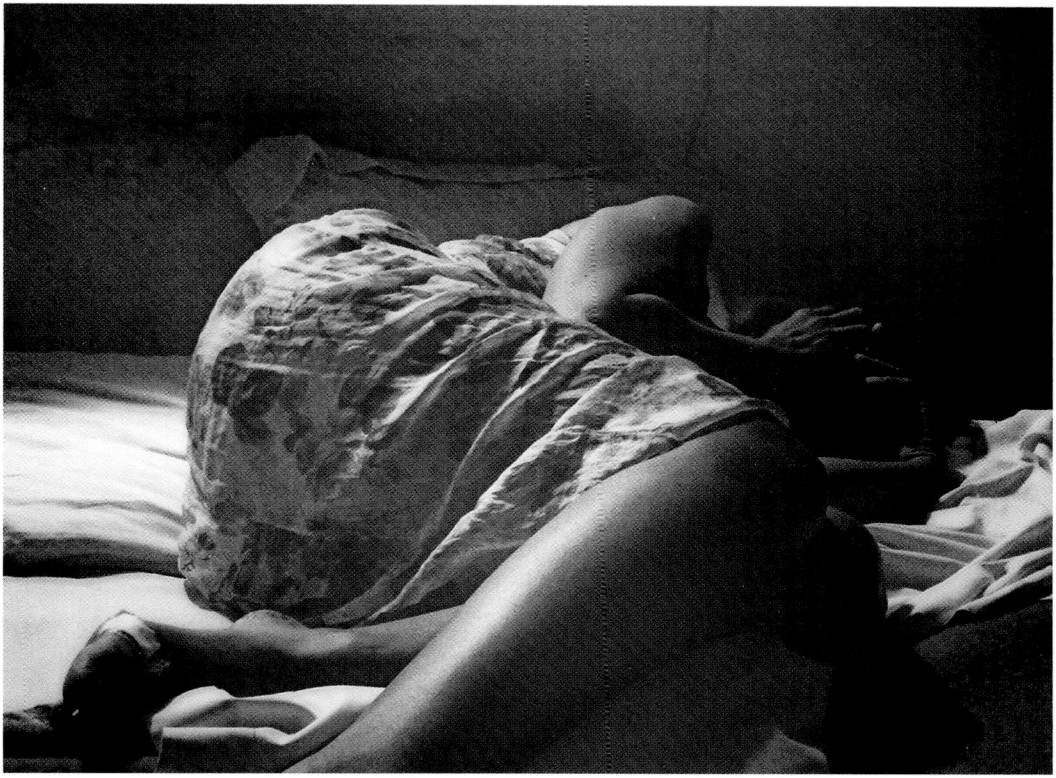

Évidemment, de nos jours, le niveau de stimulation très élevé de notre environnement peut être insupportable pour les migraineux, et les crises ont surtout des effets négatifs sur le fonctionnement de ces personnes.

En résumé, on peut dire que la migraine est la manifestation d'un état cérébral d'excitabilité altérée capable d'activer le système trigéminovasculaire en réponse à des débalancements métaboliques ou à des stimulations externes. Cette sensibilité biologique est déterminée par plusieurs gènes. L'inflammation neurogène intracrânienne déclenchée produit alors la douleur migraineuse qui peut être ressentie dans la tête ou le cou. Les perturbations cérébrales liées à la crise expliquent les nombreux symptômes accompagnateurs. La meilleure façon d'étudier la migraine reste encore de recueillir les descriptions des symptômes des migraineux et de tenter de les comprendre de manière scientifique.

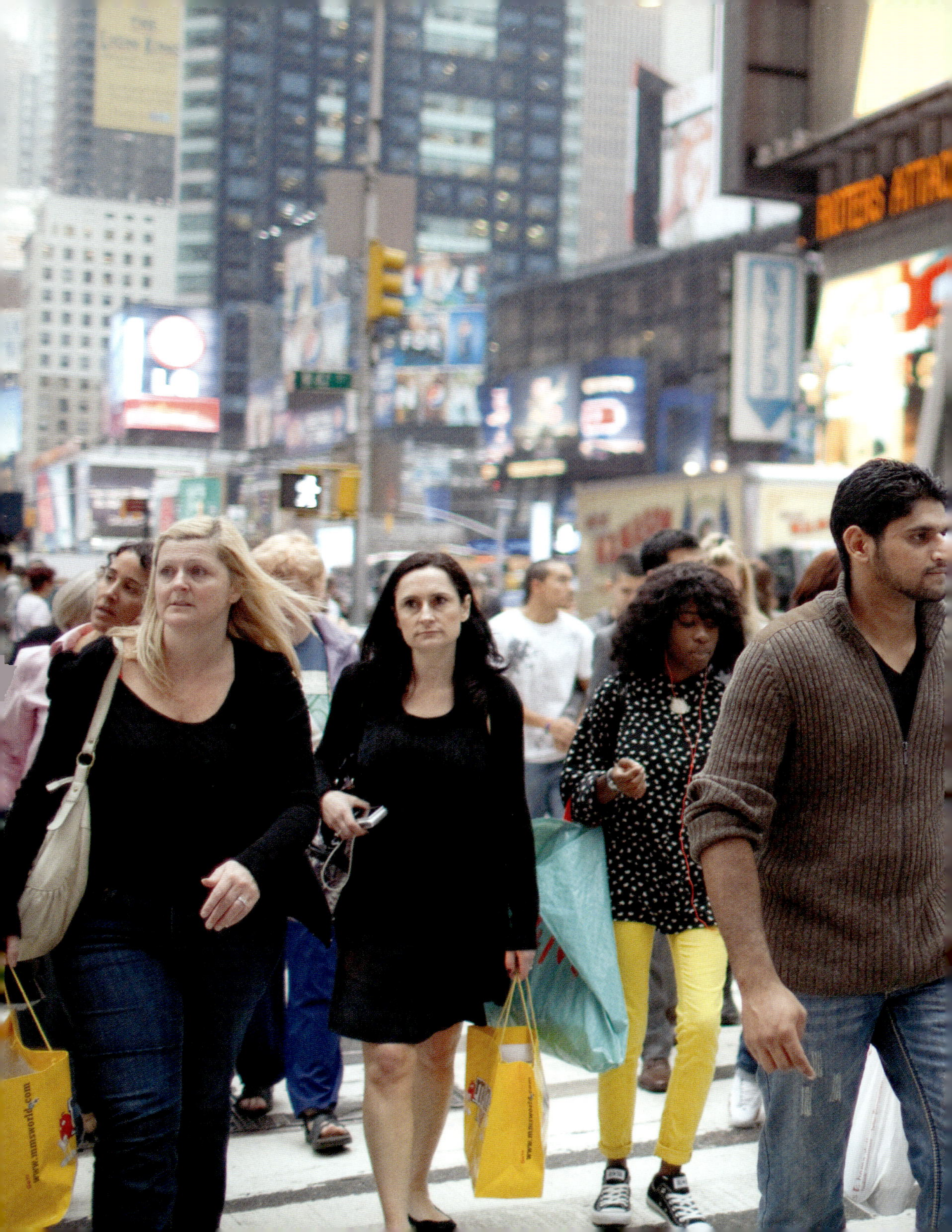
www.mmsworld.com

CHAPITRE 4

Les catégories migraineuses et les liens avec d'autres maladies

En vérité, il n'existe pas de spécialisations en médecine, car pour connaître parfaitement plusieurs des maladies les plus importantes on doit se familiariser avec les manifestations de celles-ci dans différents organes.

SIR WILLIAM OSLER

La migraine est une maladie aux mille visages (voir page 80). On peut presque dire qu'il y a autant de migraines différentes que de migraineux, puisque chaque cerveau est unique. Les symptômes varient, la fréquence des crises varie, les déclencheurs varient et les maladies coexistantes également. Toutes ces variations rendent parfois complexes le diagnostic et le traitement des migraines. Ce chapitre présente les catégories de migraines et les différents états pathologiques qui peuvent les accompagner et les influencer.

LA MIGRAINE SELON LA FRÉQUENCE DES CRISES

La fréquence migraineuse est un continuum. Durant sa vie, un migraineux pourra connaître des périodes épisodiques et chroniques, selon son état de santé et son fonctionnement. Dans certains cas, les migraines peuvent disparaître pendant des années, ce qu'on peut appeler une rémission. Une personne qui souffre de crises de migraine épisodiques a 2,5 % de risque par année de développer une forme chronique de la maladie. À l'inverse, une personne souffrant de migraine chronique pourra retourner vers un état épisodique un ou deux ans plus tard dans 26 % des cas. Chez un petit nombre de patients, la migraine chronique peut persister

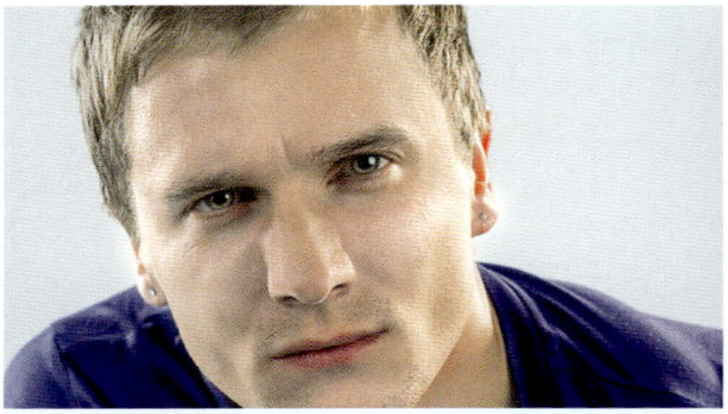

Paul, 24 ans
Asthme
Mère épileptique
Migraine avec aura
4 crises par année

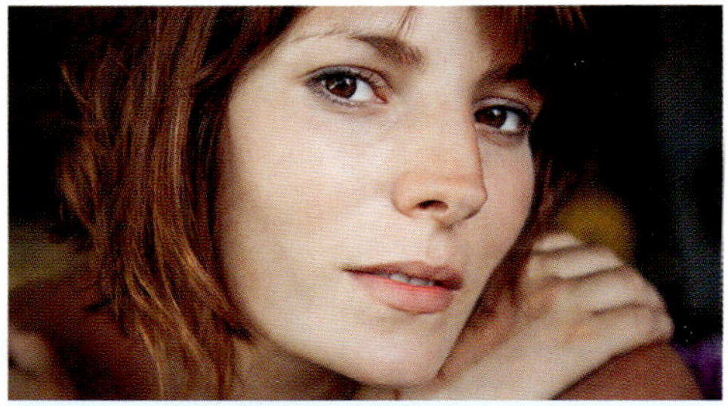

Cynthia, 32 ans
Enfance difficile
Fibromyalgie
Dépression
Migraine épisodique

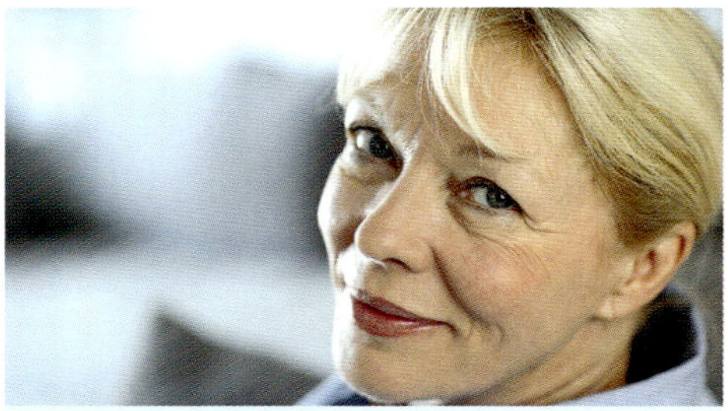

Claire, 62 ans
Hypertension
Migraine menstruelle entre 15 et 50 ans
Arrêt avec la ménopause

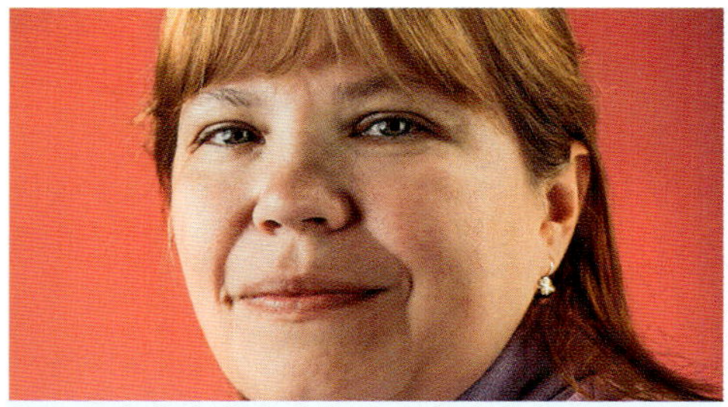

Josée, 40 ans
Obèse
Apnée du sommeil
Accident de voiture
Migraine chronique

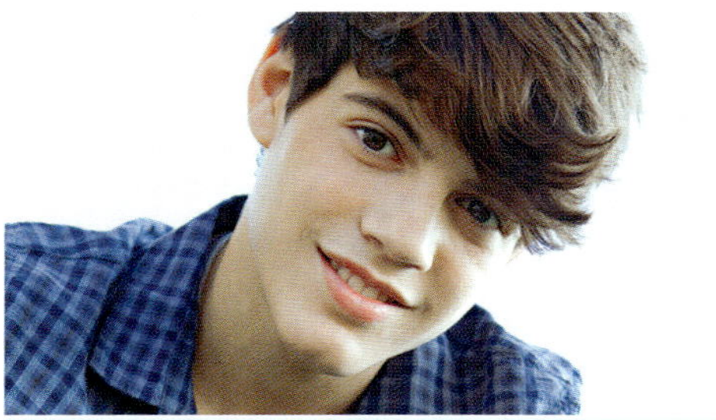

Gabriel, 14 ans
Mal des transports à 6 ans
Mère migraineuse
Commotion au soccer
Migraine du lundi

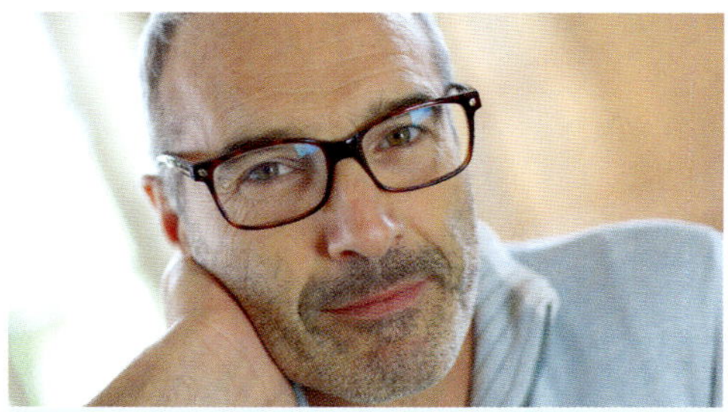

Damien, 50 ans
Trouble anxieux
Traits obsessionnels
Trouble du sommeil
Migraine épisodique fréquente

↗ Mille visages : des fiches patients

pendant des années et affecter gravement la qualité de vie. Lorsque cette situation se poursuit malgré les tentatives de traitement, on parle de migraine réfractaire. Mais définissons d'abord les termes « épisodique » et « chronique ».

La migraine épisodique

La grande majorité des migraineux présente des crises bien définies entrecoupées d'intervalles libres (Figures 24 et 25). La plupart des jours se déroulent normalement, sans céphalée. Le début de la crise est facilement reconnu. Il est alors simple de compter le nombre de crises par mois sur un calendrier. Une personne qui a moins de 15 jours de maux de tête par mois souffre de migraine épisodique. Cela dit, le nombre de 15 jours par mois est complètement arbitraire – rappelons

LES MIGRAINEUX : IL EXISTE PLUSIEURS SOUS-GROUPES

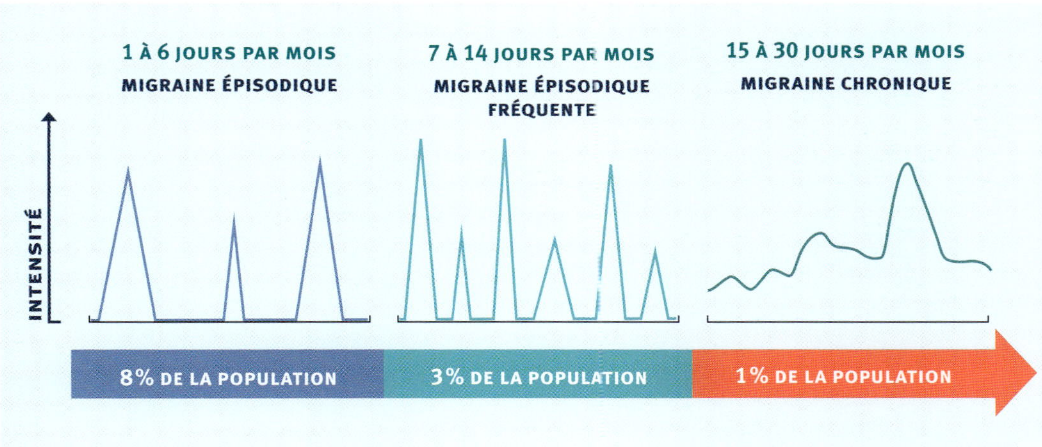

FIGURE 24

MIGRAINE ÉPISODIQUE ET CHRONIQUE

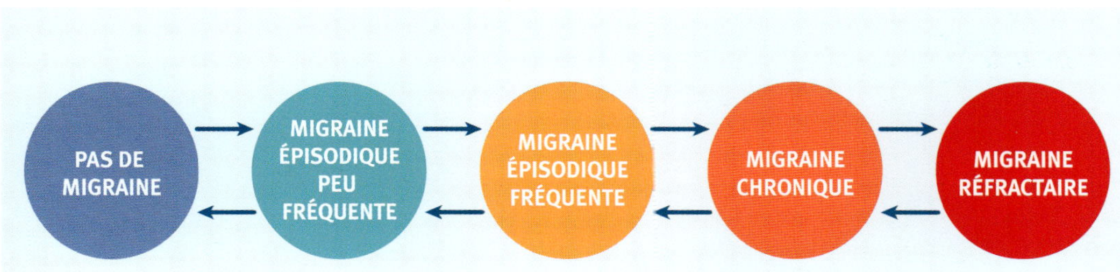

FIGURE 25

qu'il s'agit d'un continuum, pas de catégories coupées au couteau. Même dans la catégorie épisodique, il y a une grande diversité des cas: certaines personnes ont quelques crises par an dans des circonstances exceptionnelles. D'autres ont des crises plus fréquentes, par exemple une ou deux par semaine. On désigne parfois ce groupe (de 7 à 14 jours de crise par mois) sous le nom de « épisodique fréquent ». Certains experts pensent que les migraineux épisodiques fréquents devraient être traités de la même façon que les migraineux chroniques, puisque l'impact de leurs migraines sur leur qualité de vie est similaire. La sévérité des crises peut aussi varier. Une crise qui se traite en moins d'une heure est bien différente d'une crise sévère de trois jours !

La migraine chronique

La migraine chronique est une forme sévère de la maladie et elle touche de 1 à 2 % de la population, et ce, dans la plupart des pays. La personne atteinte a des maux de tête plus de la moitié du temps, et même parfois tous les jours. La migraine chronique a été décrite assez récemment, dans la communauté scientifique,

LES CÉPHALÉES MIGRAINEUSES : NIVEAUX DE SÉVÉRITÉ

Légère ou fond	Modérée	Sévère
La douleur est fréquente, voire quotidienne, et légère.	L'intensité augmente.	La douleur est sévère.
Les symptômes migraineux sont absents ou peu intenses.	Les symptômes migraineux sont présents.	Les symptômes migraineux sont sévères.
Les activités sont possibles.	Les activités sont ralenties.	Il faut se coucher ou s'isoler.
Il n'est pas toujours nécessaire de traiter.	Le traitement est nécessaire.	Le traitement est nécessaire mais peut échouer.

FIGURE 26

et le diagnostic est souvent mal connu par les médecins, tout simplement parce que la plupart d'entre eux n'ont pas appris comment la reconnaître ou la définir, durant leur formation médicale. La définition précise de la migraine chronique est très importante, car elle permet aux scientifiques d'étudier cette catégorie particulière de patients et de développer des traitements adaptés.

En général, les migraineux chroniques ont différents degrés de maux de tête, qu'il est souvent possible de classer en trois catégories, selon leur impact sur les activités et la sévérité des symptômes (Figure 26). La céphalée légère, ou encore le « fond », est très fréquente, voire quasi constante, mais elle ne mène pas toujours à une crise. Elle peut s'accompagner d'une douleur ou raideur cervicale. Les autres symptômes migraineux comme la nausée et la photophobie sont absents ou encore d'intensité très légère. En général, à ce niveau, la personne peut fonctionner, la douleur étant « agaçante, mais pas forte ». Lors de la crise modérée, l'intensité du mal de tête augmente, les symptômes migraineux apparaissent ou sont plus évidents. Il est toutefois encore possible de poursuivre ses activités, quoique moins efficacement. Enfin, lorsque la crise devient sévère, la douleur et les symptômes associés sont si intenses que les activités doivent être suspendues, et la personne doit se coucher ou du moins s'isoler. Les crises sévères peuvent durer plusieurs jours et ne répondre à aucun traitement.

LES FACTEURS DE CHRONICISATION

Certains facteurs ont été associés à la transformation de la migraine épisodique en migraine chronique : le sexe féminin, l'obésité, l'apnée du sommeil, un traumatisme de la tête ou du cou dans le passé, la consommation régulière de caféine et une fréquence élevée de migraines dans l'année précédente (Figure 27, p. 84). L'apparition de crises sévères au jeune âge a été rapportée comme un facteur de mauvais pronostic. Les agressions physiques ou sexuelles subies durant l'enfance sont associées à la chronicisation, mais sont aussi liées à d'autres facteurs comme l'anxiété et la dépression. L'existence d'autres troubles

Johanne, 45 ans

Le neurologue de Johanne lui a demandé combien de migraines elle avait par mois. Elle a réfléchi un instant, puis a répondu : « Six ou sept, enfin je crois… » Le médecin lui a alors demandé pendant combien de jours par mois elle n'avait aucun mal de tête. Johanne a réalisé que, pour elle, il était difficile de s'imaginer une journée sans mal de tête. Bien sûr, elle avait des crises plus sévères, mais elle avait aussi des maux de tête moins intenses intercalés entre les crises. Pour elle, ces maux de tête étaient presque « normaux ». En comptant tous les maux de tête, elle arrivait à un total de 25 jours par mois.

douloureux favorise aussi l'accélération des crises de migraine. Selon certains chercheurs, la combinaison la plus fréquente menant à la chronicisation des migraines commence par un stresseur qui induit des troubles du sommeil, puis de l'anxiété, puis un abus de médicaments (Figure 28). L'augmentation des crises, la détérioration du sommeil et la présence de stress chronique peuvent déclencher dans le cou et les mâchoires des tensions musculaires qui peuvent aussi contribuer à perpétuer le cycle.

Même si on connaît l'association entre ces facteurs et la migraine chronique, il n'est pas encore solidement démontré que le traitement des facteurs réversibles (comme l'apnée du sommeil ou l'abus de caféine) permette une amélioration sur le plan des migraines. La plupart des cliniques de céphalée travaillent sur ces aspects pour tenter de briser le cercle vicieux.

La céphalée médicamenteuse

On ne peut pas parler de migraine chronique sans aborder le sujet de la surutilisation médicamenteuse (Figure 29, p. 86). Les fameuses « céphalées rebond » sont associées aux migraines fréquentes. Près de la moitié des migraineux chroniques seraient sujets à un « abus » médicamenteux, selon les normes médicales. La définition de l'abus varie selon la substance en cause. Pour l'acétaminophène et les anti-inflammatoires, la limite est établie à 15 jours par mois. Pour les triptans, les narcotiques (comme la morphine ou la codéine), elle est placée à 10 jours par mois. Pour une combinaison de traitements, la limite est aussi à 10 jours par mois. On peut donc dire que, si vous avez moins de 8 jours de crise par mois, vous êtes peu à risque de développer une céphalée médicamenteuse, même si vous traitez toutes vos crises.

FACTEURS DE RISQUE DE LA CHRONICISATION MIGRAINEUSE

Âge	Crises fréquentes à la base
Niveau socio-économique peu élevé	Obésité
Traumatisme crânien	Surconsommation médicamenteuse
Autres troubles douloureux	Événements stressants
Affections médicales mal contrôlées	Utilisation régulière de caféine
Gènes prédisposants	Apnée du sommeil

FIGURE 27

D'après M. E. Bigal et R. B. Lipton, *Headache*, 2006.

D'où vient le rebond ?

Le cerveau est un organe en constant remodelage, en constante adaptation. Cela dit, il ne s'adapte pas toujours de la façon qu'on pourrait souhaiter. On pourrait rêver d'une situation idéale où le cerveau, exposé à des crises de migraine fréquentes, générerait des mécanismes naturels pour les bloquer et rendre le système sensoriel moins sensible, plus résistant. Or, c'est tout le contraire qui se produit. Plus les crises de migraine se rapprochent, plus le système devient sensible, c'est-à-dire que le déclenchement d'une crise se fait de plus en plus facilement.

Marie-Josée, 52 ans

À la vingtaine, Marie-Josée avait quelques migraines par année. Après sa deuxième grossesse, elle a connu un épisode dépressif. Durant cette période, les migraines étaient beaucoup plus fréquentes : elle dormait très mal et subissait beaucoup d'anxiété à cause de la conciliation famille-travail. À la quarantaine, les choses s'étaient replacées, mais après un accident de voiture, les crises ont augmenté. Elle a commencé à avoir des tensions cervicales quasi constantes et a maintenant des migraines plus de 10 jours par mois.

LE CERCLE VICIEUX

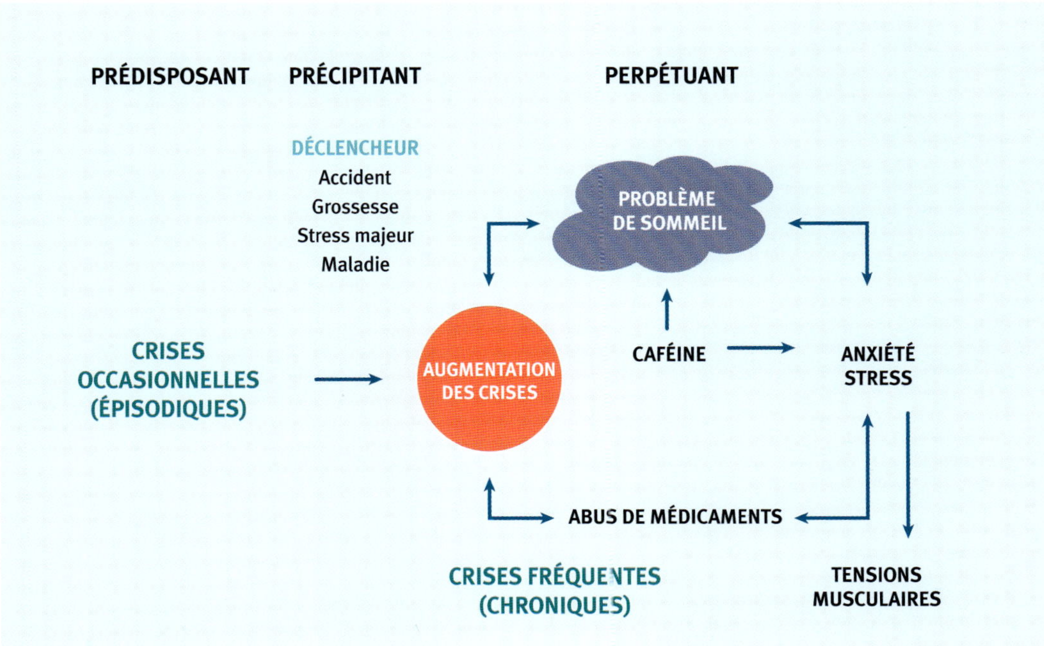

FIGURE 28

D'après le Dr Anne Calhoun.

On parle parfois d'abaissement du seuil migraineux, comme si la barre était de moins en moins haute pour l'apparition d'une crise. À l'échelle microscopique, cette sensibilisation se retrouve à tous les niveaux du réseau électrique cérébral : le cortex est plus sensible, le thalamus est plus sensible, le tronc cérébral est plus sensible, et les nerfs sensitifs également.

La prise régulière de médicaments contribue à ce phénomène. Le cerveau s'habitue aux analgésiques et répond de moins en moins, ce qui nécessite des doses plus fortes et plus fréquentes. À l'extrême, certaines personnes doivent prendre des doses très élevées de plusieurs médicaments tous les jours pour empêcher le mal de tête. Bien souvent, ces personnes

LA SURCONSOMMATION MÉDICAMENTEUSE : UN FACTEUR DE RISQUE DE CHRONICISATION

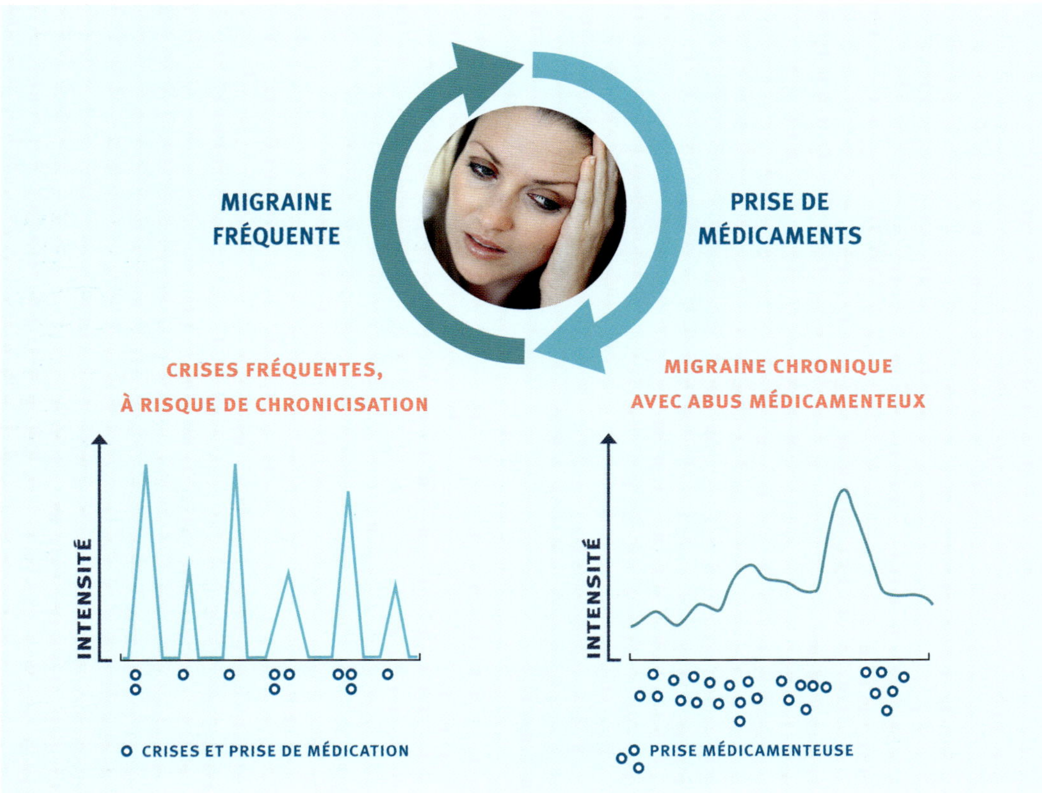

FIGURE 29

ont un léger mal de tête constant, parfois pire le matin, et les médicaments ne font qu'empêcher l'apparition d'une crise plus sévère, sans soulager vraiment.

Qu'est-ce qu'un sevrage ?

Le sevrage de médicaments est en quelque sorte une remise à zéro de l'organisme. En arrêtant la consommation de médicaments, on tente de ramener les neurones à leur mode initial de fonctionnement. Le sevrage peut évidemment provoquer des maux de tête, parfois sévères et durant plusieurs jours. C'est en général une étape pénible du parcours du migraineux. La durée minimale du sevrage varie encore une fois selon les substances utilisées, mais en général, on estime qu'il faut de trois à quatre semaines avant de parler d'un sevrage efficace. Beaucoup de personnes se découragent après une semaine, ce qui ne leur permet pas de parvenir à une amélioration. Le sevrage peut être facilité par la prise de certains médicaments pour contrôler le rebond, mais le patient doit discuter de cette possibilité avec le médecin traitant. Cela dit, on n'a encore découvert aucun traitement parfaitement efficace pour contrôler le sevrage. Il faut aussi savoir, sans toutefois s'en décourager, que le sevrage n'est pas universellement efficace non plus. Près de la moitié du temps, les migraines resteront fréquentes après le sevrage, et il faudra tenter d'autres traitements pour les contrôler. Dans cette situation, on estime que la surutilisation médicamenteuse n'était pas la cause principale de la chronicité. Il y a donc une distinction entre la surutilisation médicamenteuse en tant que telle et la céphalée médicamenteuse qui est causée par la surutilisation. Si vous vous sentez perplexe devant cette distinction de concepts, sachez que la plupart des médecins trouvent également ce sujet difficile. La prise régulière de médicaments, y compris les triptans, reste la seule façon d'avoir une qualité de vie acceptable, mais on ne devrait jamais adopter cette conclusion avant d'avoir fait un sevrage en bonne et due forme. Enfin, il est toujours possible de rechuter, surtout si les

Marie-Josée, 52 ans (suite)

Marie-Josée a tenté de consulter, mais les listes d'attente sont longues. Depuis six mois, elle prend souvent de l'acétaminophène, car elle garde ses triptans pour les « vraies crises ». Puisque l'acétaminophène agit peu, elle finit souvent par prendre un triptan, qui est devenu moins efficace parce qu'elle le prend trop tard. Elle peine à récupérer de ses longues crises, et durant les rares jours sans crise, elle rattrape le travail en retard. Bien entendu, elle boit maintenant quatre tasses de café par jour pour « survivre à la journée », et le sommeil est redevenu difficile. Après avoir rencontré un neurologue, elle planifie un sevrage, mais elle est inquiète : comment pourra-t-elle se passer de ses médicaments ?

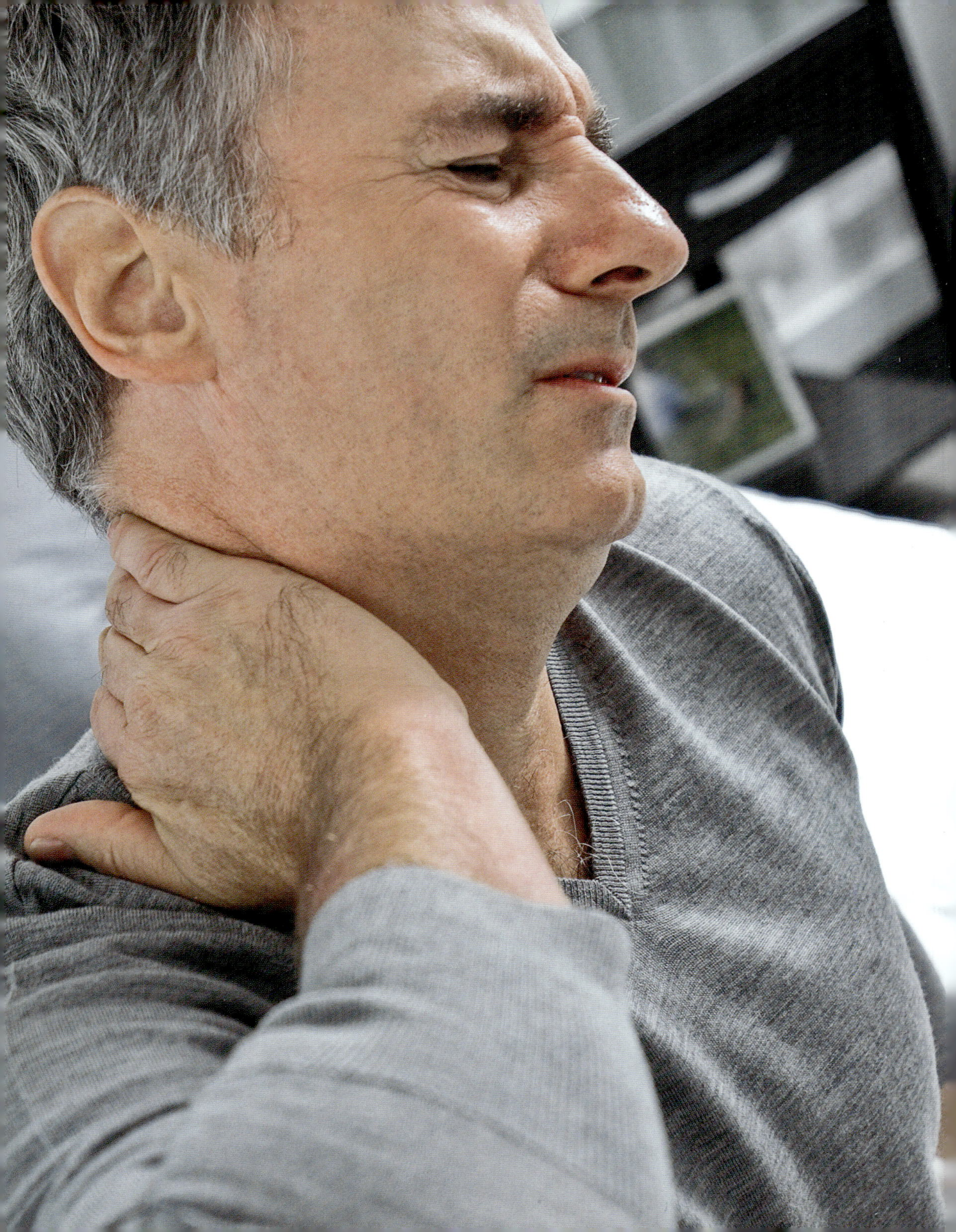

L'histoire du Fiorinal

La première clinique spécialisée en céphalées fut créée dans les années 1940, au centre médical Montefiore, par le Dr Arnold Friedman. Si cette clinique célèbre a su aider et aide encore un grand nombre de personnes, son histoire est toutefois liée au phénomène de la céphalée médicamenteuse. En effet, le Fiorinal, un produit contenant de l'aspirine, de la caféine et du butalbital, parfois combinés à de la codéine, a été conçu par le Dr Friedman et nommé en hommage à sa clinique. Les triptans n'existaient pas à l'époque, et les migraineux devaient bien souvent endurer leurs crises. Ce produit a connu très rapidement un vif succès auprès des migraineux pour le traitement des crises. Le butalbital, un barbiturique, est un traitement contre l'anxiété et il contribuait sans doute au bien-être ressenti par les migraineux anxieux. Mais on a vite observé que la prise régulière de caféine et de barbituriques entraîne un phénomène de chronicisation... C'est ainsi que le Fiorinal est devenu l'ennemi à abattre pour les spécialistes des maux de tête, parfois au grand désespoir des patients qui étaient tombés dans le piège de la céphalée médicamenteuse. Depuis 2013, l'American Headache Society recommande de ne pas utiliser de barbituriques ou de narcotiques pour le traitement des migraines.

migraines sont difficiles à contrôler et restent fréquentes.

Les répercussions de la migraine chronique sur l'humeur et la qualité de vie

Les personnes qui souffrent de migraine chronique ont un risque plus élevé de connaître un trouble anxieux ou dépressif (Figure 30, p. 90). Une association existe aussi avec la bipolarité et certains troubles de la personnalité. Les migraineux chroniques sont plus souvent invalides au travail que les personnes souffrant de migraines épisodiques. Ils sont grandement invalidés par leurs migraines, et ils font souvent face à un manque de reconnaissance de leurs difficultés. Leurs proches ont peine à croire que les crises soient aussi fréquentes et se lassent parfois d'entendre des plaintes répétées. « Change de disque ! Nous ne sortons plus ! Quand seras-tu plus en forme ? »

La migraine réfractaire

Selon *Le Petit Larousse illustré*, le terme réfractaire signifie « qui résiste, qui refuse d'obéir ou de se soumettre ». La plupart des maladies chroniques, comme l'asthme et l'épilepsie, comportent des formes réfractaires, difficiles à traiter. La définition exacte de la migraine réfractaire est en cours d'élaboration. Il s'agit d'une sous-catégorie de la migraine chronique, caractérisée par des crises fréquentes, sévères, ayant un impact majeur sur la qualité de vie et ne s'améliorant pas malgré l'essai de plusieurs traitements. Cette forme de migraine s'accompagne presque toujours de troubles de l'humeur et du sommeil. Même parmi ce sous-groupe sévèrement atteint, il existe un continuum de sévérité selon l'impact sur la fonction : un migraineux réfractaire peut être en mesure de travailler à temps plein ou à temps partiel, ou encore être invalide.

La cause de la migraine réfractaire n'est pas encore déterminée avec précision. Il s'agit sans doute des mêmes mécanismes que ceux qui entraînent la chronicisation des migraines, mais dans une forme constante et sévère. Par exemple, la crise migraineuse est déclenchée par un déséquilibre de l'activité neuronale, mais l'équilibre finit par se rétablir. Il est possible que le cerveau du migraineux réfractaire soit constamment dans un état de déséquilibre et que les voies de contrôle de la douleur soient constamment insuffisantes. Il est aussi possible qu'un « déclencheur persistant » alimente le déséquilibre cérébral et génère des crises ininterrompues. Les personnes souffrant

LA PRÉVALENCE DE L'ANXIÉTÉ ET DE LA DÉPRESSION SELON LA SÉVÉRITÉ DES MIGRAINES

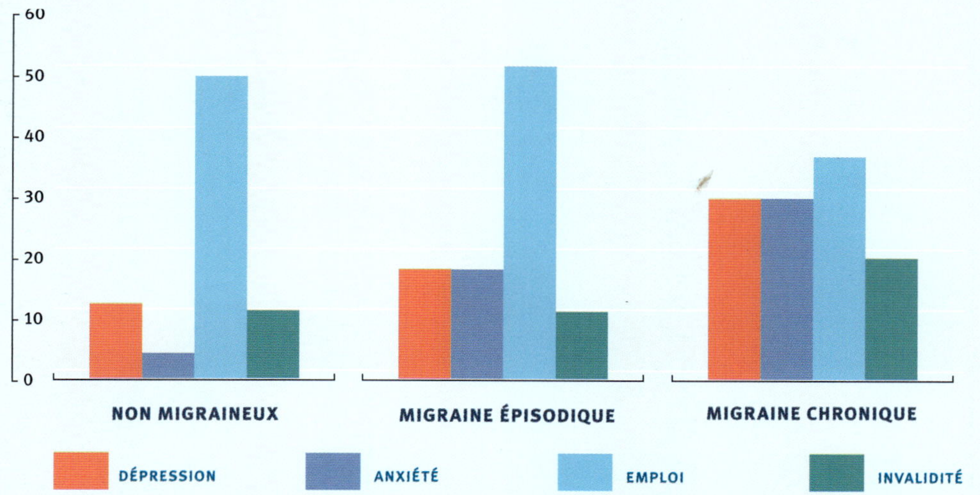

FIGURE 30 Original (E. Leroux) à partir de R.B. Lipton, *Headache*, 2001, et Statistique Canada.

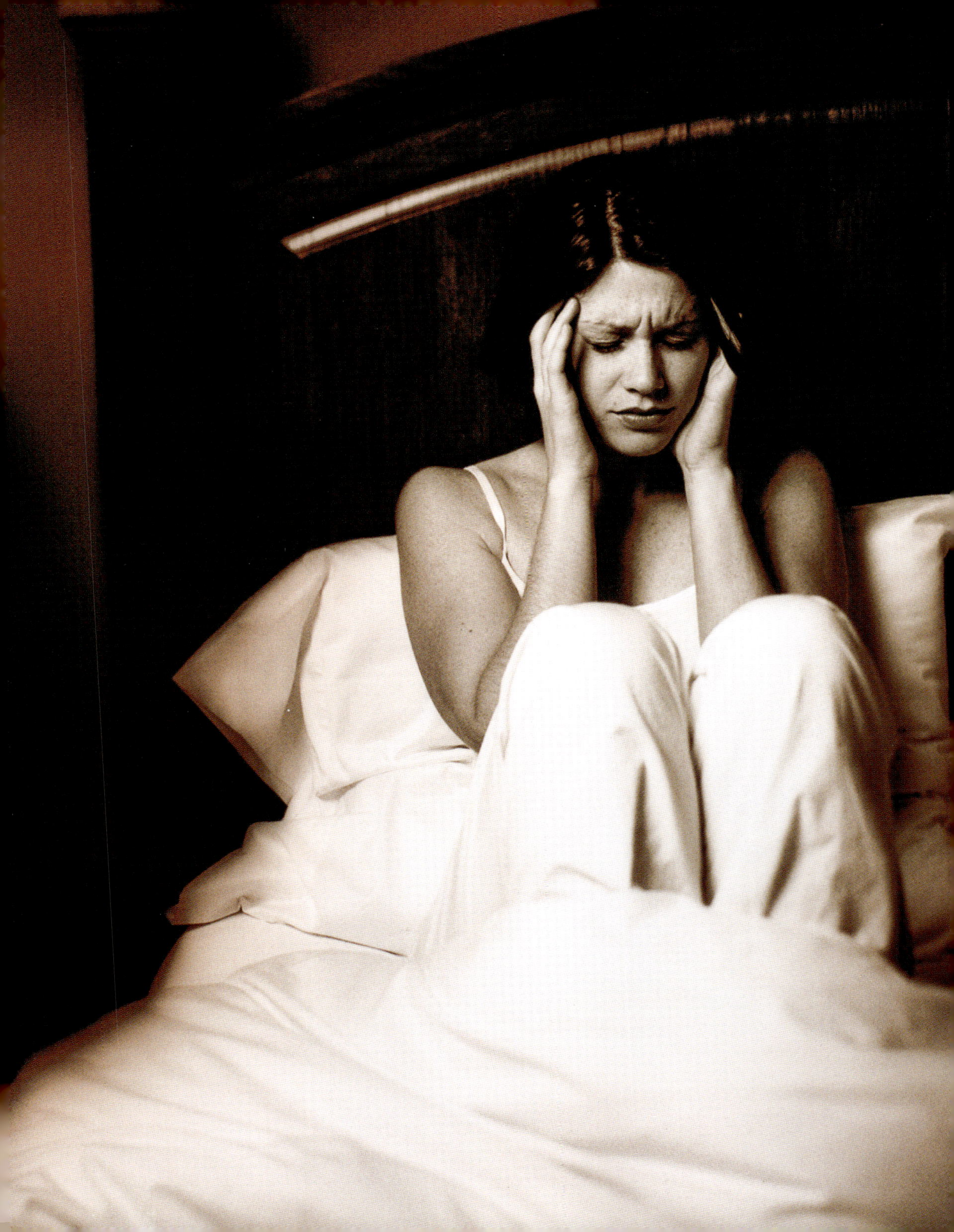

de migraine chronique réfractaire rapportent souvent de l'allodynie (ou hypersensibilité de la peau) persistante et une hypersensibilité constante aux sons, aux odeurs ou à la lumière. Elles décrivent souvent des douleurs cervicales incessantes qui peuvent déclencher des crises, mais qui ne disparaissent pas une fois la crise terminée.

La prise en charge de la migraine réfractaire est un véritable défi pour le médecin et pour le patient. Elle exige beaucoup de temps, de rigueur scientifique, d'empathie et d'écoute. Le patient souffrant de migraine réfractaire est à juste titre découragé, parfois épuisé, inquiet, et il peut réagir à sa situation difficile de multiples façons, y compris par la colère, la mise en doute des traitements et la passivité. Une approche multidisciplinaire est recommandée mais rarement disponible. Le traitement de la migraine réfractaire se base sur les mêmes principes que pour la migraine en général : bonnes habitudes de

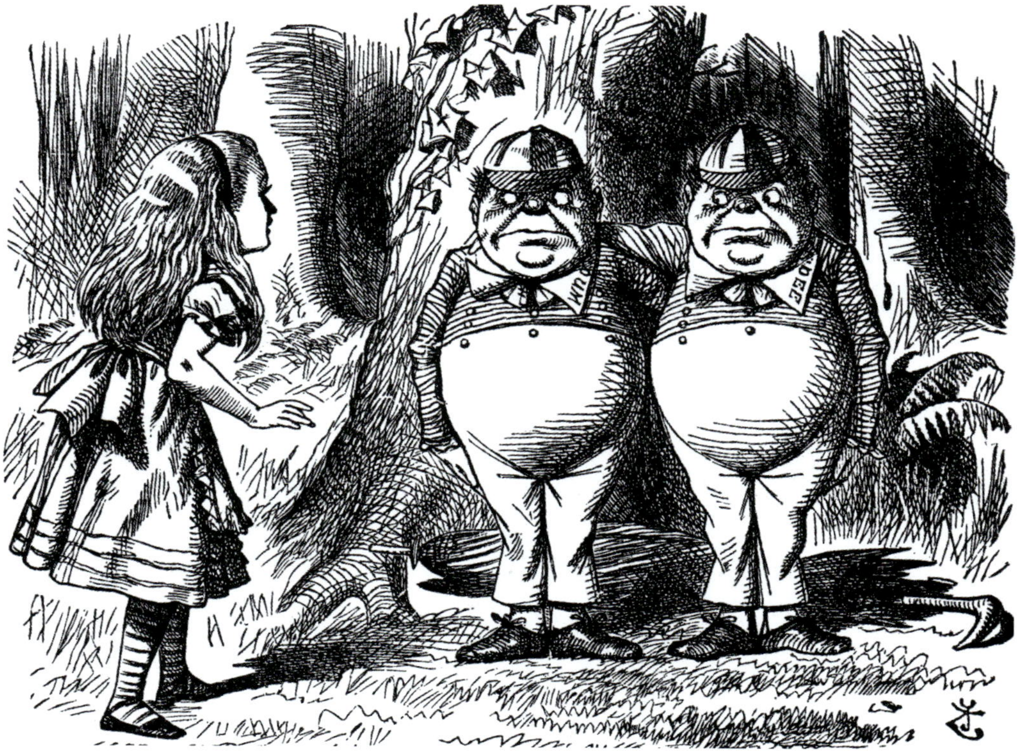

↗ Céphalée médicamenteuse et migraine chronique sont étroitement liées

vie, utilisation optimale des traitements de crise, surveillance de la surutilisation médicamenteuse, traitement des maladies associées et gestion des troubles de l'humeur et du sommeil. Les personnes atteintes de migraine réfractaire souffrent souvent en plus d'un manque de reconnaissance et de compréhension de la part de leur entourage. Contrairement aux personnes souffrant par exemple de cancer, qui se voient prises en charge par des équipes et encouragées par leurs proches à « combattre pour guérir », les migraineux se font souvent dire « d'accepter » et bénéficient d'assez peu de soutien. Cette situation est appelée à changer en fonction des avancées scientifiques sur les mécanismes migraineux. Plus la maladie sera comprise, plus les traitements seront efficaces, et moins on considérera la migraine comme une maladie bénigne et négligeable.

La migraine avec aura

L'aura est un phénomène visuel qui a été décrit en détail au chapitre 3. La classification internationale contient une catégorie spécifique pour la migraine avec aura, mais cette classification ne tient pas compte de la grande variabilité de la fréquence des auras chez les migraineux. En effet, certains migraineux n'ont que des migraines avec aura, comme si celle-ci était leur seul déclencheur. Ces personnes peuvent présenter des rafales d'auras, c'est-à-dire une grande quantité d'auras sur une courte période de temps. D'autres ont plutôt des migraines sans aura, mais présentent quelques auras par année. Enfin, il est même possible d'avoir des auras sans mal de tête, un phénomène souvent observé chez les personnes de 50 ans et plus. Compte tenu de ces connaissances, le terme « migraine ophtalmique », souvent utilisé, devrait être abandonné.

La migraine menstruelle

Le cycle menstruel influence les migraines chez la majorité des femmes. Près de 60 % des patientes rapportent que les crises qui surviennent durant leurs règles sont plus intenses, plus longues et plus difficiles à traiter que les autres (Figure 31, p. 94). Les crises peuvent se répéter plusieurs jours d'affilée. La menstruation est associée à une diminution des taux d'œstrogènes dans le sang, et il est clair que cette chute influence le cerveau et favorise la survenue des crises. Par ailleurs, la menstruation comprend un aspect inflammatoire, puisque la muqueuse utérine se détache et cause le saignement. La hausse du taux de prostaglandines associée à cet état inflammatoire peut causer des douleurs abdominales que bien des femmes connaissent, mais aussi déclencher une crise migraineuse.

On parle de migraine menstruelle pure lorsque les crises surviennent uniquement durant les règles, et de migraine associée aux menstruations lorsque des crises non liées aux règles sont aussi présentes. Les femmes qui démontrent un lien clair entre leurs règles et leurs migraines auront davantage de chances de voir leur situation s'améliorer durant la grossesse, un état où les taux d'œstrogènes se stabilisent, et à la ménopause, lorsque les cycles hormonaux cessent. Il est aussi possible que cette sensibilité du cerveau aux hormones soit causée par des facteurs génétiques. Le traitement de la migraine menstruelle est parfois un réel défi. Certaines approches spécifiques peuvent être utilisées, par exemple prendre un traitement de crise régulièrement sur une courte période autour des règles, ce qu'on nomme une mini-prophylaxie. L'utilisation des contraceptifs oraux en continu est parfois recommandée, mais doit être discutée avec le médecin.

Les équivalents migraineux de l'enfance

Les enfants peuvent avoir des migraines, mais certains autres troubles de l'enfance sont liés à l'apparition de migraines à l'âge adulte. Ces syndromes surviennent en général par crises, comme les migraines, et sont appelés « équivalents migraineux de l'enfance ».

MIGRAINE MENSTRUELLE

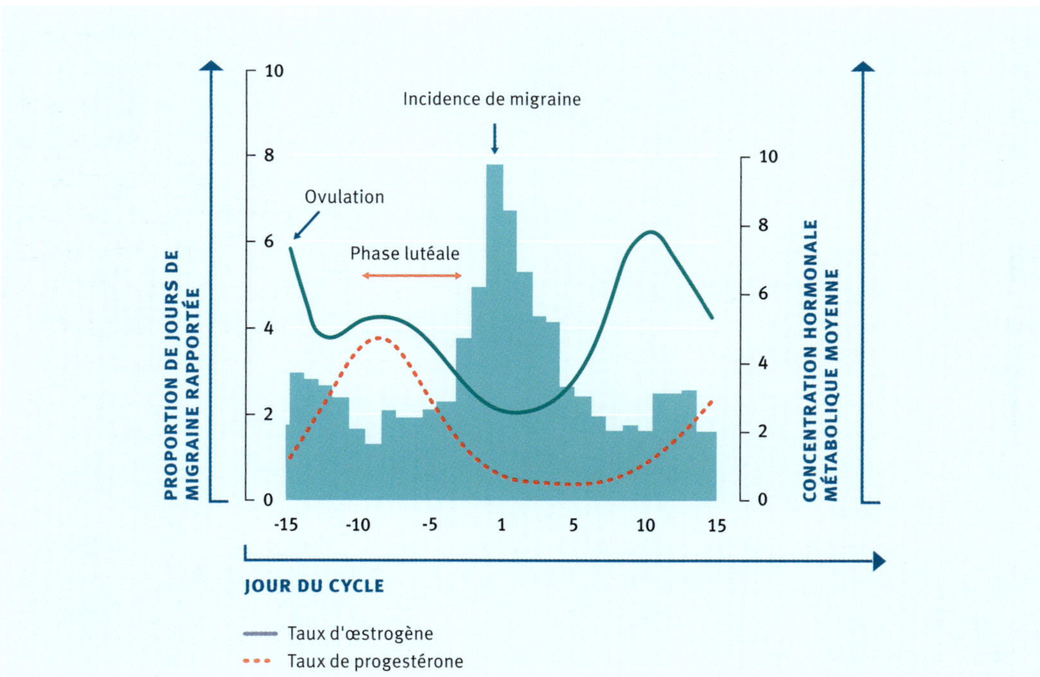

FIGURE 31

D'après le Dr Anne Calhoun.

Les nombreux rôles du calendrier de crises

Le principal outil du suivi des crises de migraine est le calendrier. Il permet d'atteindre plusieurs objectifs et facilite grandement la prise de décision pour le patient et le médecin. Il donne une emprise sur la situation. Si, au début, la plupart des patients trouvent contraignant de tenir le calendrier, ils constatent par la suite que des avantages en découlent. Il n'est pas nécessaire de faire un calendrier sans interruption pendant des années ! Lorsque les réponses aux questions que l'on se pose sont obtenues, on peut cesser de le tenir, et ne reprendre que si la situation semble se dégrader. Il faut garder en tête que dans le monde de la migraine les tendances s'observent sur des périodes de deux à trois mois, et non pas de deux à trois semaines.

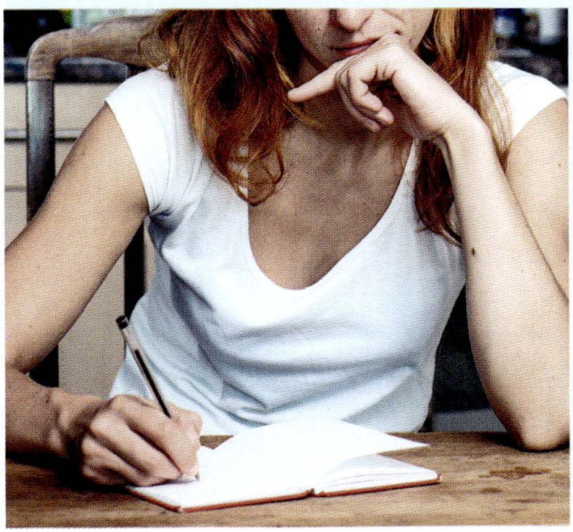

Les objectifs du calendrier de crises

1. Déterminer la fréquence des crises, selon leur intensité.
2. Noter le lien entre les crises et les menstruations, le cas échéant.
3. Observer l'effet de différents déclencheurs.
4. Déterminer quel traitement de crise est le plus efficace.
5. Démontrer l'efficacité d'un traitement de fond.
6. Détecter la surconsommation de médicaments et faire un sevrage adéquat.

Il existe plusieurs façons de tenir un calendrier de crises. La plupart des cliniques de migraine proposent un format différent. Assurez-vous d'être à l'aise avec l'outil utilisé. Les calendriers virtuels des applications pour téléphones intelligents, par exemple, sont intéressants mais parfois difficiles à consulter et à archiver pour les médecins. Certaines personnes notent les informations dans leur téléphone, puis en recopient l'essentiel sur le calendrier papier (Figure 32, p. 96).

Dans certains cas, on les trouve aussi chez l'adulte. Ces états pathologiques incluent les vomissements cycliques, la migraine abdominale, les vertiges paroxystiques et le torticolis spasmodique. Les coliques et le mal des transports ont aussi été associés aux migraines. Le syndrome des vomissements cycliques peut aussi se produire chez l'adulte. Les épisodes de vomissements surviennent plusieurs fois par année, durent quelques jours et peuvent nécessiter des hospitalisations. Souvent, de nombreux tests sont réalisés en gastroentérologie avant que le diagnostic ne soit proposé. Certains traitements antimigraineux peuvent être utiles pour traiter ce syndrome.

LA MIGRAINE ET LES AUTRES MALADIES

Le cerveau, migraineux ou pas, baigne dans son environnement (Figure 33). Il est sensible à ce qui se passe dans le corps et à l'extérieur du corps, et module son activité selon les tâches à effectuer. Il dépend pour son fonctionnement des ingrédients que le sang lui fournit et donc du fonctionnement du corps dans son ensemble. En retour, le cerveau adapte l'activité de notre organisme selon les informations qu'il reçoit : digestion, rythme cardiaque, tension artérielle, sommeil, activité immunitaire, etc. Le cerveau est le chef d'orchestre du corps, menant l'ensemble idéalement en harmonie et étant constamment à l'écoute des organes.

LE CALENDRIER DE CRISES, 1 MOIS SUR 3 MOIS

	1	2	3	4	5	6	7	8	9	10	11	12	13	14	15	16	17	18	19	20	21	22	23	24	25	26	27	28	29	30	31
CÉPHALÉE 1 2 3 (degré de sévérité)				2				3	3	2	1	1						3				2	2				1			1	
AURA																															
DÉCLENCHEUR																		X													
RÈGLES										X	X	X	X								Resto chinois										
TRAITEMENT Zomig				X					X									X												X	
TRAITEMENT Naproxen								X	X	X												X	X				X				
EFFET DU TRAITEMENT				o				o	+	+								+				o	+				+			+	

FIGURE 32

Cette interrelation entre le corps et le cerveau est à la base de la vie, mais elle est parfois négligée, dans un système dualiste qui tente souvent de les séparer.

Comme nous l'avons décrit au chapitre 3, les mécanismes de déclenchement d'une crise migraineuse sont complexes. Le fonctionnement du cerveau est à l'origine de ces crises. Aussi, il n'est pas surprenant que plusieurs états pathologiques puissent influencer les migraines ou y être liés. Les crises migraineuses répétées peuvent en retour influencer le fonctionnement du corps et l'humeur d'une personne. L'œuf ou la poule, la cause ou la conséquence, nous n'avons pas toujours les réponses, mais des associations peuvent être observées et analysées. La coexistence de deux maladies chez une même personne au-delà de

LE CERVEAU EST INFLUENCÉ PAR SON ENVIRONNEMENT

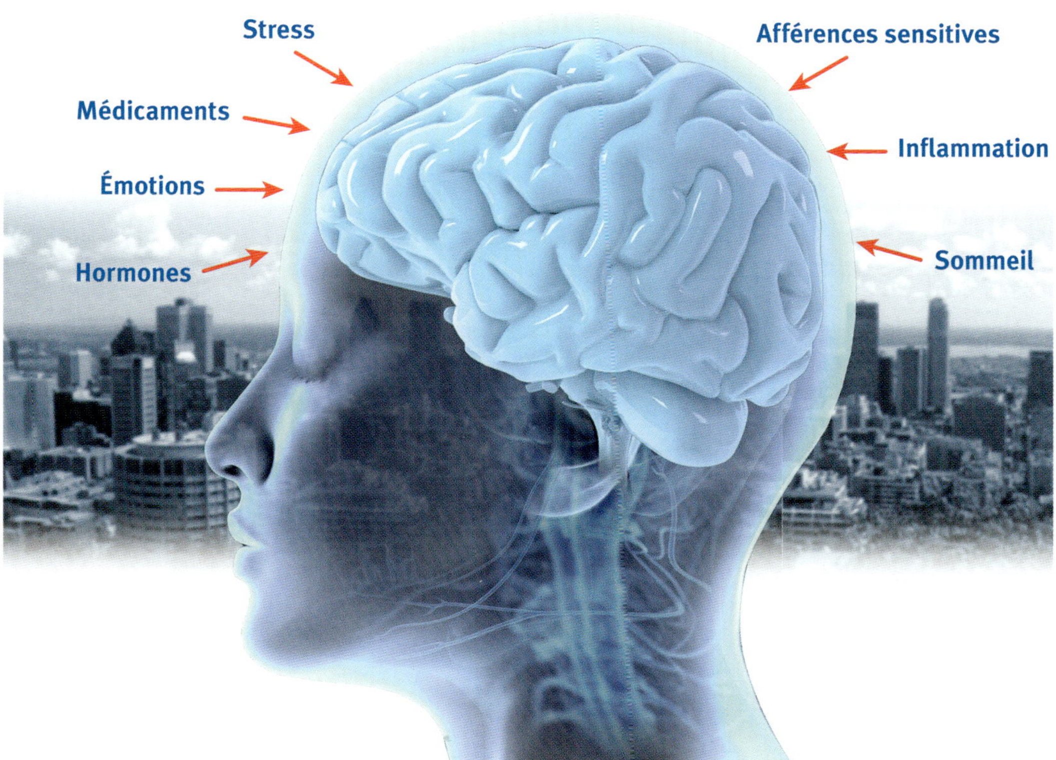

FIGURE 33

QU'EST-CE QUE LA COMORBIDITÉ ?

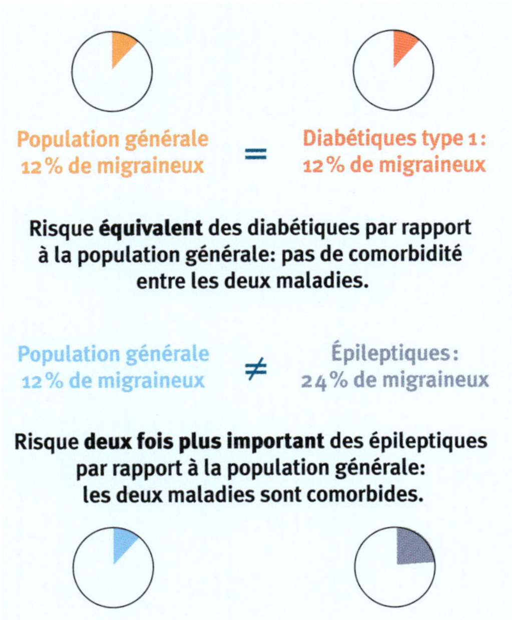

FIGURE 34

la probabilité statistique se nomme la comorbidité (Figure 34). Plusieurs raisons peuvent contribuer à la présence de deux maladies chez une même personne ou chez un sous-groupe de personnes (Figure 35).

Les principales maladies statistiquement associées à la migraine sont résumées à la figure 36. Ces associations peuvent être plus ou moins évidentes et plus ou moins prouvées scientifiquement. Par exemple, si l'asthme est 1,2 fois plus fréquent chez les migraineux que dans la population générale, le lien est modeste. Mais si l'épilepsie est deux fois plus fréquente chez les migraineux, alors le lien est plus significatif. Le lien entre deux maladies peut être observé soit dans une seule direction, soit dans les deux sens. Parfois, une association concerne uniquement un sous-groupe, et elle se renforce

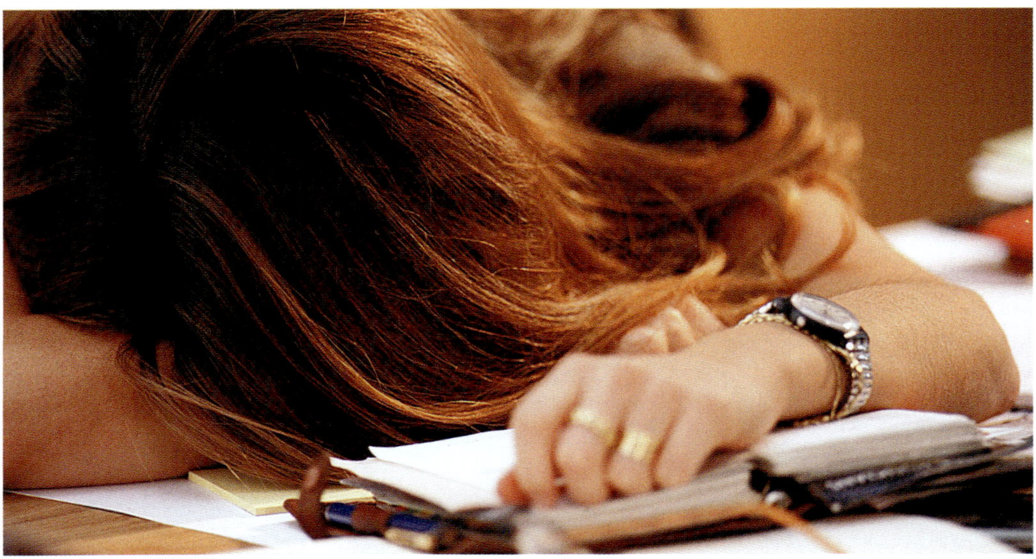

si on observe ce sous-groupe en particulier. Par exemple, la migraine est faiblement associée à l'accident vasculaire cérébral (AVC), et l'association n'est finalement vraie que pour la migraine avec aura, un peu comme si une association très forte dans un petit groupe se diluait dans un groupe plus grand. Il faut user de beaucoup de prudence avant de faire des affirmations sur l'épidémiologie d'une maladie, et surtout des maladies définies uniquement sur la base de leurs symptômes, comme la migraine, la dépression ou les étourdissements. Les chiffres sur les associations entre les maladies varient souvent selon les études, et c'est pour cette raison qu'ils ne seront pas détaillés ici, pour éviter des imprécisions ou une liste trop longue de résultats.

L'IMPACT DES COMORBIDITÉS

On ne peut pas traiter les migraines en ignorant le reste du fonctionnement du corps. D'abord, une détérioration de la maladie coexistante (une exacerbation de l'asthme, par exemple) pourra déséquilibrer le métabolisme corporel et induire une augmentation des migraines. Tant que l'asthme ne sera pas maîtrisé, il sera sans doute difficile de reprendre le contrôle des migraines. De plus, les différents traitements utilisés peuvent avoir un impact sur la maladie

COMORBIDITÉ : L'EXEMPLE DE LA MIGRAINE ET DE LA DÉPRESSION

Cause de l'association	Description	Exemple
HASARD	Les maladies A et B sont fréquentes et coexistent chez la même personne sans lien biologique.	La migraine touche 15 % des femmes. Donc, 15 % des femmes dépressives auront aussi des migraines.
CONFUSION À PROPOS DU DIAGNOSTIC	La personne a la maladie A, mais puisque les symptômes se ressemblent, elle reçoit le diagnostic de la maladie B.	La fatigue, l'insomnie et la perte d'appétit sont des symptômes dépressifs, qui peuvent aussi être en lien avec les migraines.
CAUSALITÉ	La maladie A cause la maladie B.	Des crises répétées de migraine causent la dépression.
MÉCANISME COMMUN	Un même problème biologique interne cause les maladies A et B.	La migraine et la dépression sont liées au métabolisme de la sérotonine.
GÉNÉTIQUE	Des gènes similaires peuvent influencer les maladies A et B.	Certains gènes prédisposent à la fois aux migraines et à la dépression.
ENVIRONNEMENT	Un même déclencheur cause les maladies A et B.	Un événement traumatisant peut causer des migraines et la dépression.

FIGURE 35

D'après R.B. Lipton, « Pourquoi deux maladies sont-elles associées ? », cité par Mannix.

ANATOMIE ET PATHOLOGIES

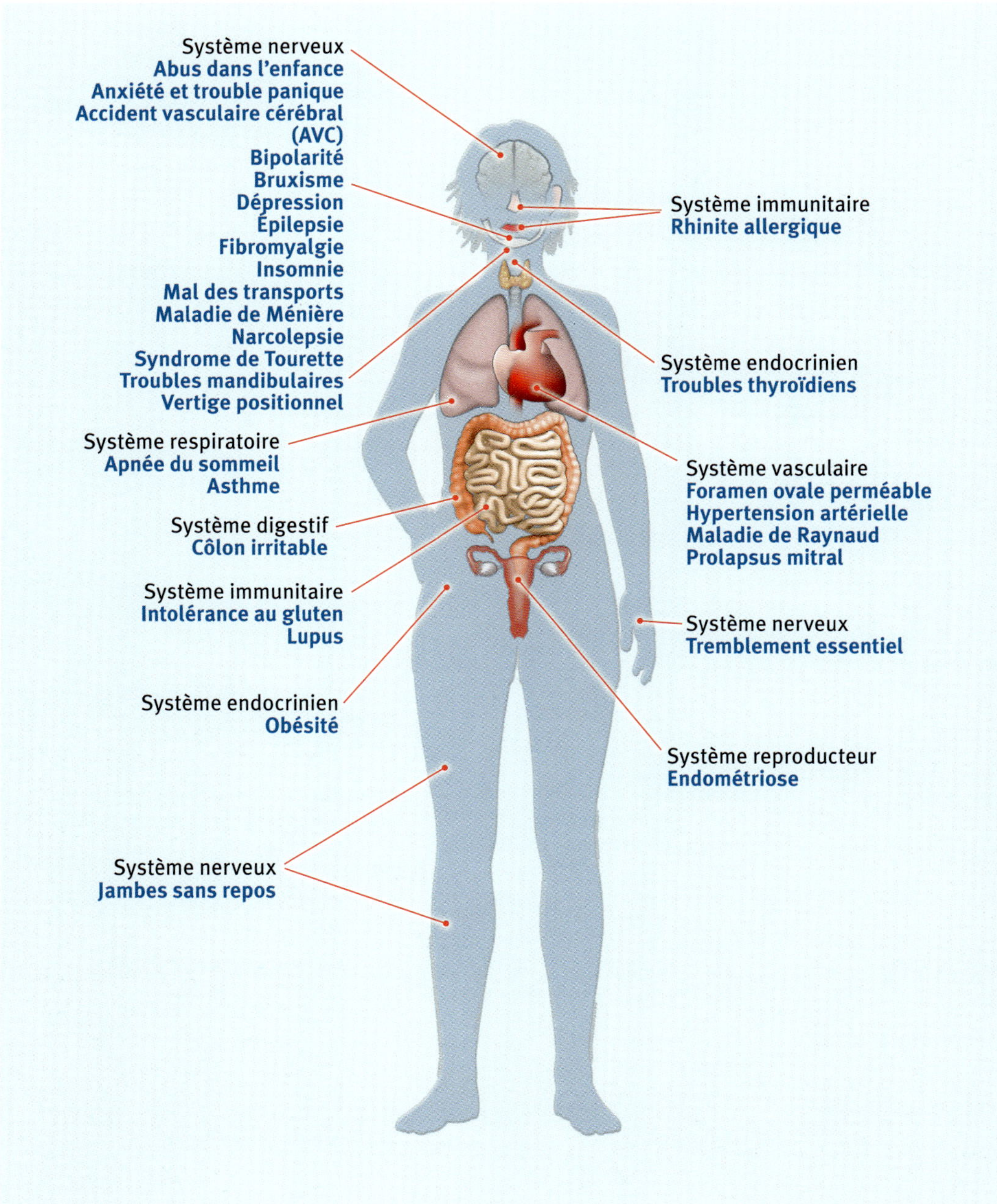

FIGURE 36

LES ÉLÉMENTS DÉTERMINANTS DE LA QUALITÉ DE VIE

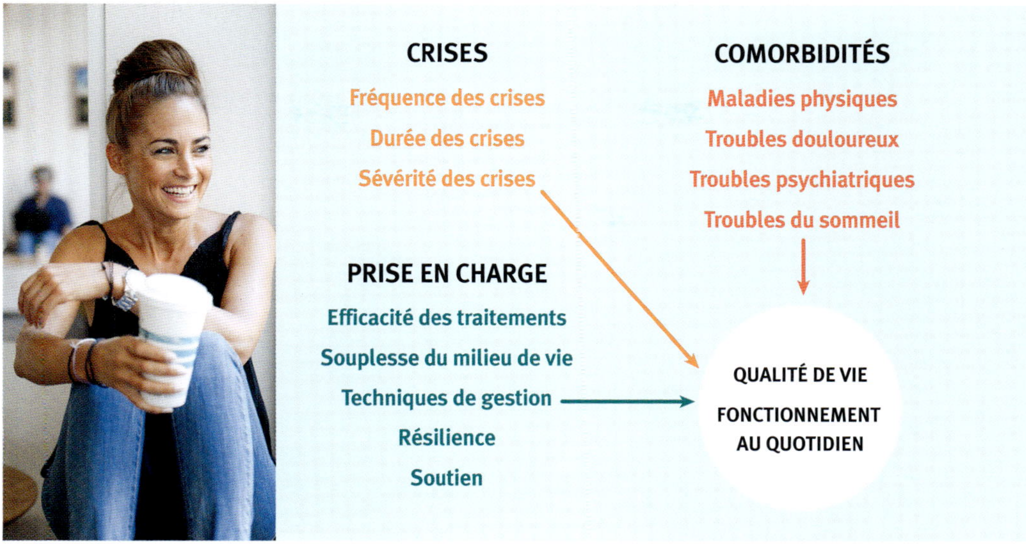

FIGURE 37

comorbide. Une personne souffrant de la maladie de Crohn, par exemple, ne peut pas prendre d'anti-inflammatoires, ce qui limite les options des migraineux atteints aussi de cette maladie. À l'inverse, il est parfois possible de faire d'une pierre deux coups et de traiter deux maladies avec le même médicament, comme les bêta-bloqueurs utilisés pour l'hypertension, qui traitent aussi les migraines.

Le fonctionnement global

Le traitement du diabète vise à éviter les complications à long terme de l'hyperglycémie. La prise en charge du cancer vise surtout à atteindre une rémission et à prolonger la durée de la vie. La migraine n'est pas une maladie neurodégénérative et n'est pas mortelle non plus. Aussi, le but ultime de son traitement est d'améliorer la qualité de vie (Figure 37). Lors de l'évaluation d'un migraineux, il est donc essentiel de recueillir plusieurs renseignements sur la fréquence des crises, la sévérité des crises, mais aussi sur l'état de santé physique et psychologique du patient et sur son fonctionnement global. L'environnement, les proches et le milieu de travail ont aussi un impact sur la façon de gérer les crises.

Nous verrons dans les chapitres suivants que la personne migraineuse doit prendre part à sa prise en charge. Elle doit souvent faire preuve d'initiative, de patience, de résilience et d'autonomie. C'est en tenant compte de tous ces éléments qu'il est possible d'améliorer la situation de façon durable.

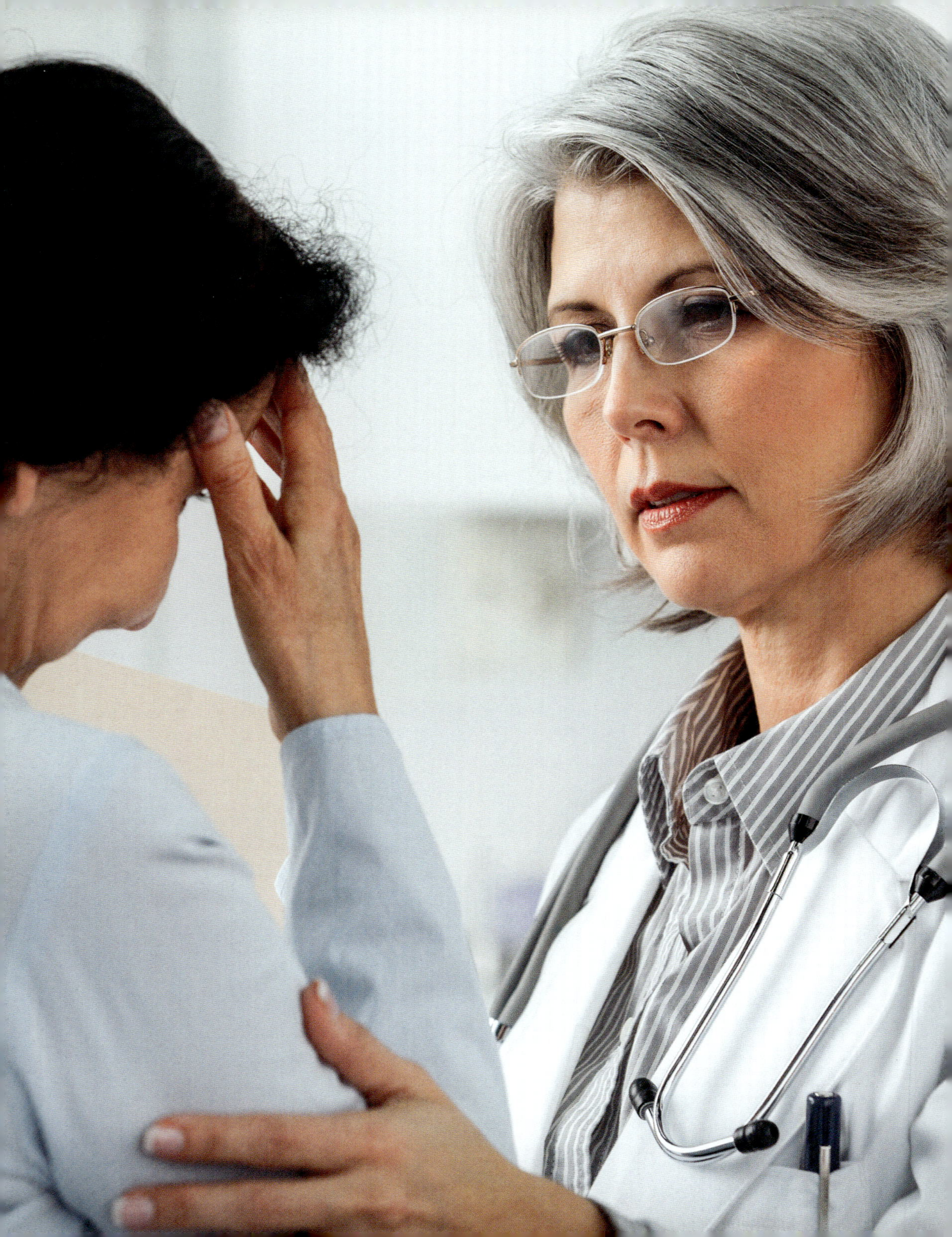

CHAPITRE 5

Des choix thérapeutiques complexes

À ce jour, aucun médicament n'a été créé qui permettrait au médecin d'oublier l'importance de porter un intérêt soutenu au patient en tant que personne.

DR JOHN R. GRAHAM

Si vous êtes migraineux, vous souhaitez sans doute vous débarrasser de vos migraines. Beaucoup de patients sont à juste titre très préoccupés par leur avenir : est-ce que j'aurai des migraines toute ma vie ? Que puis-je faire pour en avoir moins ? Lors de la première consultation, nombre de personnes lancent à la blague : « Alors, doc, est-ce qu'on me coupe la tête ? » Bien entendu, la « greffe de cerveau » n'existe pas et « le traitement miracle à 100 % efficace » non plus.

La prédisposition migraineuse est en partie génétiquement déterminée, elle ne peut donc pas, pour le moment, être « guérie ». Cependant, l'équilibre du cerveau migraineux peut être amélioré par différentes approches ou même par l'évolution biologique naturelle. L'arrêt des migraines à la ménopause, chez certaines femmes, peut s'apparenter à une « guérison ». Lorsque les cycles hormonaux sont le principal déclencheur des crises, leur arrêt produit une quasi-disparition des migraines. Mais, dans la plupart des cas, il est impossible d'éliminer complètement les crises. La migraine est un dysfonctionnement cérébral, et le cerveau est en constante interaction avec son environnement. La vie est un équilibre en mouvement, et chez les migraineux, ce mouvement peut déclencher des crises. Soyons honnêtes : la migraine accompagne l'espèce humaine depuis des millénaires, c'est une réaction biologique douloureuse, invalidante, mais qui est intimement liée au fonctionnement cérébral. Cependant, « apprendre à vivre avec » ne signifie pas « endurer sans espoir ».

LA COMMUNICATION MÉDECIN-PATIENT : UN DÉFI DE TAILLE !

La prise en charge des migraines commence par une bonne relation thérapeutique entre le patient et son thérapeute, qu'il s'agisse d'un médecin ou d'un autre professionnel. Plusieurs obstacles se dressent entre le médecin et le patient qui tentent de communiquer, et je crois important de dire quelques mots à ce sujet.

LE VOCABULAIRE MÉDICAL

Les médecins ont tendance à utiliser le jargon médical. Ils le font le plus souvent sans s'en rendre compte. La formation médicale se base sur l'apprentissage d'un langage scientifique caractérisé par sa précision. Tous les étudiants en médecine ont commencé leur parcours avec un vocabulaire ordinaire, celui de la population en général. Peu à peu, ils ont dû apprendre à utiliser des termes médicaux. Et croyez-moi, ils trouvent cela difficile ! Des années plus tard, ce vocabulaire spécialisé a remplacé le langage populaire, et il n'est pas toujours évident de passer de l'un à l'autre. Si votre médecin emploie des termes que vous ne comprenez pas, il est essentiel de lui demander de vous les expliquer.

LES CONCEPTS ANATOMIQUES ET BIOLOGIQUES

L'apprentissage de la médecine passe par la mémorisation de la géographie du corps humain. Le cerveau, en particulier, est très complexe, car il contient plusieurs petites structures assemblées en une masse compacte et reliées par de nombreux réseaux, un véritable embrouillamini de connexions. La migraine est un phénomène complexe lui aussi au sein même de ce réseau. Il n'est pas toujours facile de résumer ces concepts comme il serait idéal de le faire pour répondre à certaines questions des patients sur la nature de la maladie.

LE TEMPS LIMITÉ

Dans un monde idéal, le médecin aurait tout le temps voulu pour expliquer en détail les mécanismes de la maladie à son patient et lui donner toute l'information nécessaire sur les traitements prescrits. Mais le fait est que le temps disponible est limité et, vu la durée moyenne de moins de 15 minutes pour les consultations en médecine de famille, les explications sont souvent réduites au minimum. Certaines maladies, comme l'asthme et le diabète, ont justifié la création de centres de jour ou de formation pour les patients afin que ceux-ci apprennent à mieux gérer leur maladie. Au Canada, ce type de structure n'existe pas, à ce jour, pour la migraine. Le médecin et le patient doivent donc exploiter au maximum le temps alloué. Il est souvent judicieux de préparer la visite médicale en apportant une liste des médicaments utilisés, le calendrier des crises, et de mettre par écrit les principales observations ou questions sur les événements médicaux récents.

Les émotions

Lorsqu'un migraineux épisodique trouve, grâce au médecin, un traitement de crise efficace, en général tout le monde rentre chez soi content et satisfait. Le patient voit sa qualité de vie s'améliorer et le médecin est heureux d'avoir pu l'aider. Mais voilà, certains migraineux sévèrement atteints ne trouvent pas de traitements efficaces malgré tous leurs efforts et ceux de leurs médecins. Lorsque la souffrance est installée, que le sommeil n'est pas réparateur, que les médicaments produisent des effets secondaires et que les crises surviennent à répétition, il est normal de devenir irritable, même durant la visite médicale. Quant au médecin, il peut se sentir impuissant, découragé et, ne sachant que faire, il peut également devenir impatient et irritable. Durant ces moments difficiles, le médecin doit se rappeler une chose : la souffrance du migraineux est réelle, et le patient souffrant, s'il ne trouve pas de traitement efficace, mérite au moins une bonne dose de soutien et d'empathie. Le patient doit se rappeler que ses migraines ne sont pas la faute du médecin, et que la colère et la frustration peuvent devenir nuisibles et épuisantes. La gestion des émotions en cas de migraine réfractaire est un réel défi. Il faut en prendre conscience de part et d'autre pour mieux le relever.

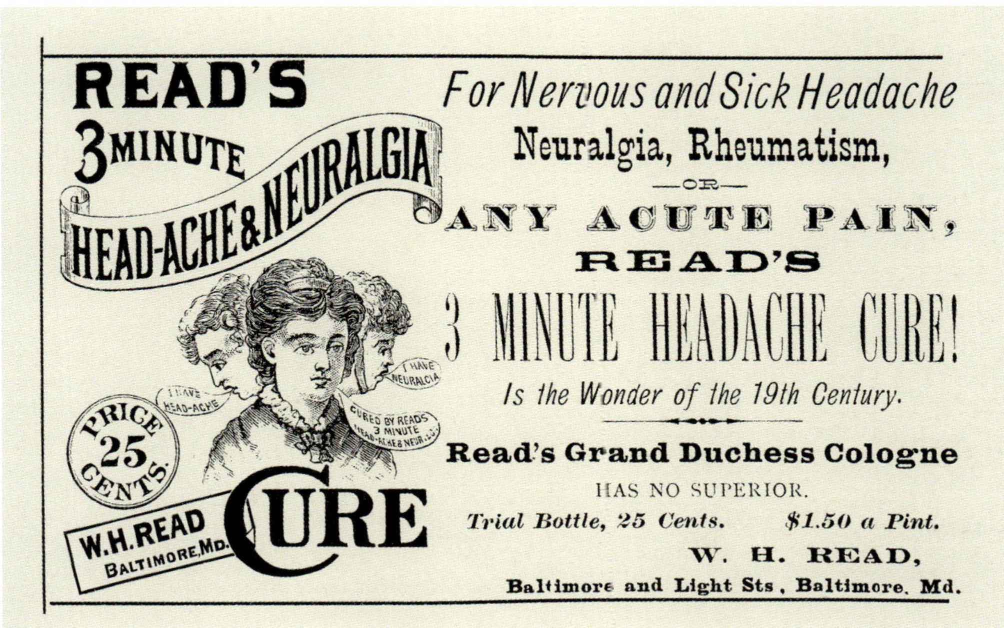

↗ Le traitement miracle n'existe pas

COMMENT CHOISIR LA BONNE APPROCHE THÉRAPEUTIQUE ?

Vous avez certainement déjà cherché de l'information afin de mieux contrôler vos crises (Figure ci-dessous). Durant votre quête (nombre de patients décrivent un véritable parcours du combattant s'échelonnant sur des années), vous avez sans doute traversé certaines épreuves classiques. Premièrement, vous avez dû gérer les conseils multiples, bien intentionnés mais pas toujours efficaces, de votre entourage. À entendre votre voisine, votre oncle, votre collègue de travail, il n'y a rien de plus facile que de se débarrasser des migraines ! Il n'y a qu'à adopter telle diète, consulter tel chiropraticien et surtout mieux gérer le stress. Deuxièmement, vous aurez peut-être bénéficié d'une entrevue éclair avec un médecin qui vous aura prescrit un médicament sans trop de détails sur la façon de le prendre. À votre visite de suivi, le traitement n'ayant pas fonctionné, on vous aura peut-être dit qu'il n'y a pas vraiment d'autre option et que le mieux est encore d'apprendre à vivre avec vos crises. Troisième situation : les recommandations enthousiastes

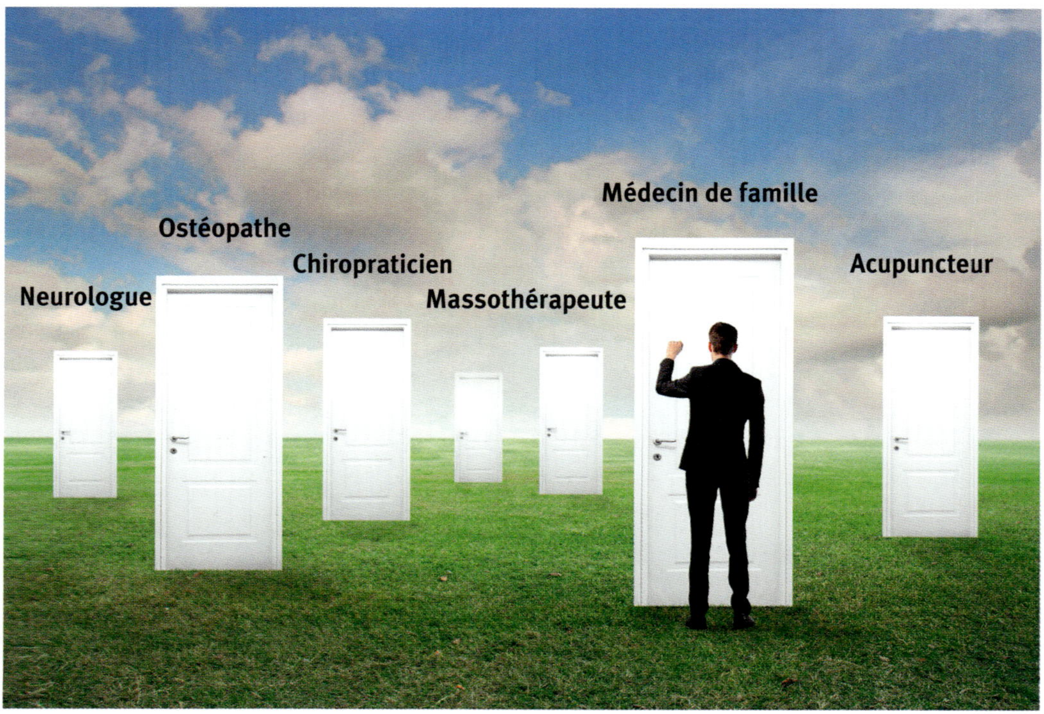

↖ On peut chercher de l'information auprès de différentes personnes

des professionnels de la santé, vantant telle ou telle technique, manipulation, tel oreiller ou tel produit naturel, souvent à un prix considérable. Mais les effets de telles approches ne sont pas toujours concluants. Entre les recommandations vaguement culpabilisantes de vos proches, les propos peu enthousiastes des médecins et les promesses des médecines alternatives, comment vous orienter ?

L'APPROCHE GLOBALE DE LA MIGRAINE : LES TROIS AXES DE TRAITEMENT

Il est essentiel de garder à l'esprit quelques points fondamentaux concernant la migraine, points illustrés tout au long de ce livre. D'abord, la migraine existe depuis des millénaires, et comme nous l'avons vu au chapitre 2, ce ne sont pas les traitements, simples ou extrêmes, qui manquent.

Nous avons bien détaillé la complexité migraineuse. Chaque migraineux est différent, chaque migraineux est unique. La prise en charge des migraines doit tenir compte de cette diversité. Les phénomènes neurologiques menant à la migraine mettent en cause de très nombreux récepteurs, protéines et neurotransmetteurs selon un équilibre qui varie en fonction du code génétique et de l'état de santé de chacun. Un médicament A sera utile pour Mélanie et bien toléré par elle, mais très mal toléré par Annabelle. Il n'y a donc pas de médicament miracle ou de « meilleur » médicament. Les déclencheurs de la migraine varient aussi selon les personnes. Une approche centrée sur le sommeil sera miraculeuse pour votre amie, mais dans votre cas, il faudra peut-être plutôt travailler sur la posture cervicale.

On vise à atteindre deux objectifs : avoir le moins de crises possible et faire en sorte qu'elles soient les plus courtes et les moins invalidantes possible. L'approche globale des migraines se fonde sur le modèle de gestion des maladies chroniques, qui inclut la gestion des habitudes de vie, le contrôle des crises et la diminution de la fréquence des crises.

Les habitudes de vie

Notre cerveau est en contact constant avec notre environnement, par nos cinq sens, mais aussi par les aliments que nous mangeons, l'air que nous respirons. La façon dont nous gérons notre corps et nos émotions est à la base du fonctionnement de notre cerveau. La migraine est une dysfonction du cerveau, probablement déclenchée par des débalancements des réseaux neuronaux. Il est logique que les habitudes de vie puissent influencer les crises migraineuses, aussi elles sont la première étape de la prise en charge migraineuse, et sans doute la plus importante. Placer le cerveau migraineux dans un environnement favorable à son fonctionnement permet dans bien des cas de diminuer la fréquence des crises. On peut inclure dans cet axe le sevrage en cas de céphalée médicamenteuse et le contrôle des maladies coexistantes, comme l'anxiété ou l'apnée du sommeil.

Les traitements de crise

Les traitements de crise sont ceux qu'on prend au besoin pour faire cesser une crise le plus tôt possible. Pris trop souvent, ils peuvent entraîner des céphalées médicamenteuses. Plusieurs traitements existent, et peuvent être utilisés seuls ou en combinaisons. S'il y a divers types de crise, plusieurs stratégies peuvent être employées jusqu'à ce que la majorité des crises soient contrôlées.

Les traitements de fond ou préventifs

Les traitements de fond font diminuer la fréquence des crises lorsque celles-ci sont très fréquentes. Ils modifient le fonctionnement cérébral pour augmenter le seuil migraineux. Ils sont donc pris tous les jours, régulièrement, que l'on ait une crise ou pas.

La distinction entre traitement de crise et traitement de fond est très importante, mais elle n'est pas évidente pour bien des patients qui amorcent leur parcours thérapeutique (Figure 38). Il n'est pas rare en clinique de voir une personne prendre un traitement de crise

LES TROIS AXES DE TRAITEMENT

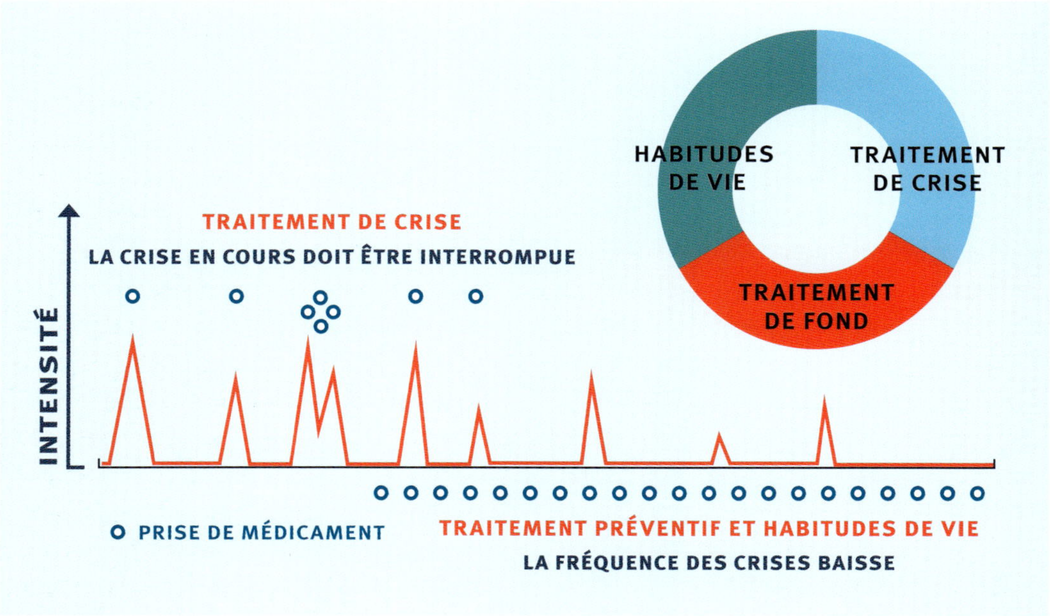

FIGURE 38

tous les jours ou, à l'inverse, un traitement de fond au besoin. Il est donc très important pour le migraineux de poser les questions qu'il peut avoir pour s'assurer de bien comprendre le rôle de chaque médicament.

QUELQUES CONCEPTS DE BASE SUR LES MÉDICAMENTS

Tout médicament vendu au Canada doit avoir été approuvé au préalable par Santé Canada et avoir fait la preuve de son efficacité et de son innocuité. Les médicaments ont toujours deux noms, ce qui complique parfois la discussion patient-médecin. Chacun possède en effet un nom générique, qui représente la substance pharmacologique active, et un nom commercial, utilisé pour la promotion et la vente. Il arrive bien souvent qu'un médecin demande comment ça se passe avec le propranolol ou l'Elavil, alors que le patient dit prendre de l'Indéral ou de l'Apo-Amitriptyline. Avec l'utilisation de plus en plus fréquente des génériques, les noms commerciaux tombent parfois dans l'oubli. Lorsqu'un produit est générique, le nom sur l'emballage sera souvent précédé par les vocables pro-, apo- ou autres. Dans ce livre, les deux noms sont présentés dans des tableaux résumés pour plus de clarté.

Les médicaments ont des caractéristiques chimiques importantes que votre médecin doit connaître et prendre en compte lors de la prescription. Il est utile de connaître la voie d'absorption (par la bouche, en suppositoire, en inhalateur), la rapidité d'absorption, la demi-vie (la durée de la présence du médicament dans le sang avant qu'il soit éliminé du corps), les interactions avec les autres médicaments et les effets secondaires. Chaque médicament a une puissance particulière. Un milligramme de Dilaudid n'est pas équivalent à un milligramme de morphine ! Ce point est important, car certains patients sont craintifs à l'idée de prendre 300 milligrammes d'un médicament X alors qu'il s'agit, pour ce médicament en particulier, d'une très faible dose.

L'EFFICACITÉ DES TRAITEMENTS : LES ÉTUDES SCIENTIFIQUES, L'EFFET PLACEBO ET L'EFFET NOCEBO

Les études randomisées contrôlées

Vu l'abondance de traitements alternatifs antimigraineux proposés par de nombreux vendeurs sur le marché, il est important de dire quelques mots sur la façon dont les médecins établissent leurs propositions de traitements. Lorsqu'un produit ou une procédure est approuvé par Santé Canada, c'est que son efficacité et son innocuité ont été démontrées au moyen de ce qu'on appelle des études randomisées avec groupe contrôle. Une étude randomisée se base sur le principe du groupe contrôle, qui représente l'évolution naturelle de la maladie. Plusieurs maladies ont tendance à se résoudre spontanément au bout

L'EFFET PLACEBO

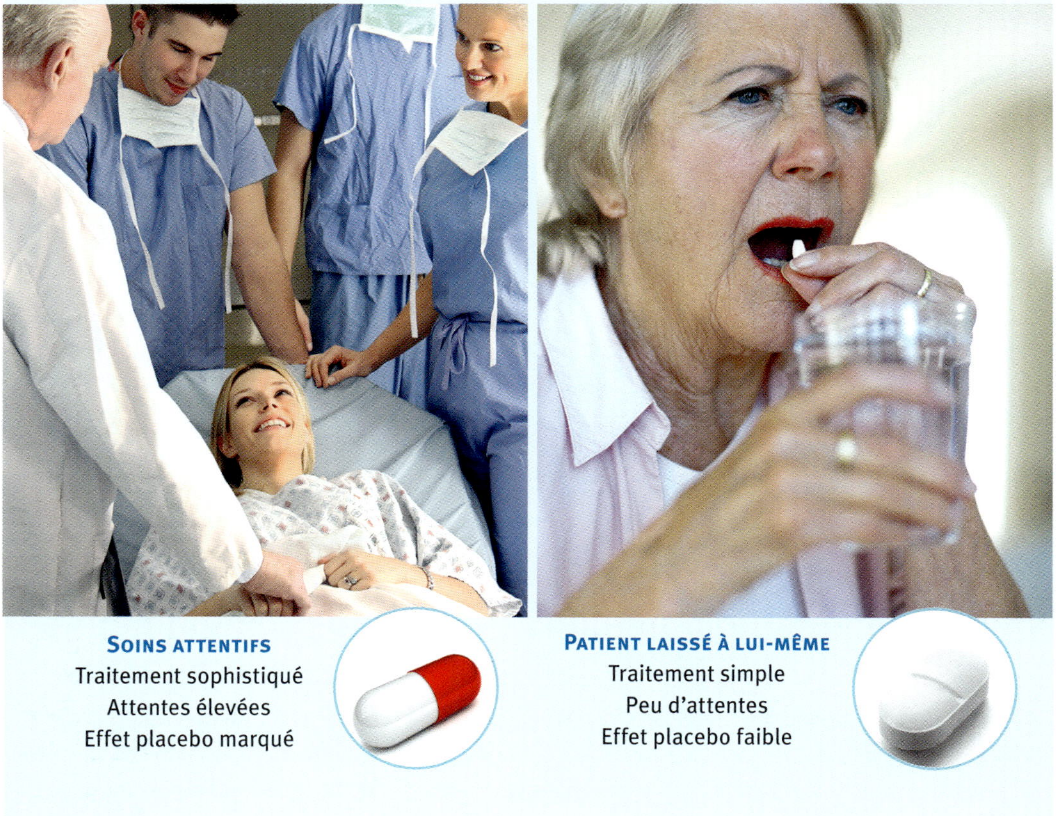
SOINS ATTENTIFS
Traitement sophistiqué
Attentes élevées
Effet placebo marqué
PATIENT LAISSÉ À LUI-MÊME
Traitement simple
Peu d'attentes
Effet placebo faible

FIGURE 39

d'un certain temps – c'est d'ailleurs le cas de la crise de migraine. Afin d'attribuer une efficacité à un traitement, il faut le comparer à un placebo, soit une substance inactive. Par exemple, si on traite cent personnes atteintes d'une pneumonie avec un antibiotique et qu'on compare les résultats à ceux de cent personnes traitées avec une pilule de sucre, si l'antibiotique est efficace, on devrait observer que l'état du groupe antibiotique s'améliore plus vite que celui du groupe placebo. Ces études sont en général menées en double aveugle, c'est-à-dire que ni le patient ni le médecin ne connaissent le traitement reçu afin de diminuer l'effet placebo (voir ci-dessus). La répartition des groupes se fait au hasard, par une randomisation (de *random*, « au hasard » en anglais).

L'effet placebo, allié ou ennemi ?

L'effet placebo est par définition un effet bénéfique qui ne découle pas des propriétés chimiques d'un médicament ou de l'effet mécanique d'une manipulation. Il explique les bénéfices d'une pilule de sucre ou d'une injection de salin inactif, qu'on nomme des traitements placebos. L'effet placebo est influencé par les attentes de la personne qui reçoit le traitement, par la façon d'administrer le placebo, par des facteurs génétiques et par l'âge du patient. Les enfants sont particulièrement sensibles à l'effet placebo. En ce qui concerne le traitement, plus il est invasif, impressionnant, plus il induit des attentes chez le patient, et plus l'effet placebo sera important. Par exemple, des traitements qui comprennent une piqûre ou une pilule rouge vif seront plus efficaces qu'une petite pilule blanche semblable à mille autres. Le comportement du soignant est aussi très important. Plus le professionnel traitant est convaincu, plus l'infirmière est attentive et donne des explications, et plus l'effet placebo s'active (Figure 39). Les facteurs génétiques liés à l'effet placebo font l'objet d'études. Certains chercheurs pensent que les patients qu'on désigne comme « répondeurs au placebo », soit des gens qui activent très facilement une réponse placebo, devraient être exclus des études, car ils rendent plus difficile la démonstration de l'efficacité des produits testés.

Dans le domaine de la recherche sur la douleur, l'effet placebo peut se révéler réellement thérapeutique. Notre cerveau contient des réseaux de contrôle de la douleur extrêmement puissants qui s'activent dans certaines circonstances : on n'a qu'à penser à ces marathoniens qui parviennent à courir malgré une cheville foulée, ou à des soldats fuyant le champ de bataille malgré de graves blessures. Lorsqu'un placebo est administré pour diminuer une douleur, le cerveau active ce qu'on nomme les voies de contrôle descendantes, soit des réseaux cérébraux qui modulent l'intensité des sensations douloureuses provenant des récepteurs sensitifs. Pour une même stimulation douloureuse, par exemple une pression sur un doigt, le cerveau modulera l'intensité ressentie.

Les études sur le traitement des migraines, que ce soit pour la crise ou pour la prévention, ont toutes démontré un effet placebo significatif. Dans une revue de 79 études sur les traitements préventifs, le taux de réponse (amélioration de 50 % ou plus) était de 46 % pour les traitements actifs. La moyenne des réponses placebos était de 26 % mais variait beaucoup selon le type d'intervention. En effet, les placebos oraux avaient un taux de réponse de 22 % alors que les fausses chirurgies (*sham*) ou de l'acupuncture avec des points non thérapeutiques atteignaient des taux de 58 % et de 38 % respectivement. Ceci signifie qu'une fausse chirurgie pouvait produire une réponse plus élevée qu'un vrai médicament (sous réserve de biais méthodologique, bien entendu).

On comprend donc pourquoi autant de traitements alternatifs peuvent sembler efficaces dans la prise en charge des migraines. Une personne migraineuse qui craint que les médicaments soient dangereux recherchera une option naturelle, qui sera sans doute présentée comme « 100 % efficace » par une personne convaincue et convaincante. Si le traitement implique des aiguilles ou une chirurgie, l'effet placebo sera très puissant. L'effet d'un traitement variera aussi selon la façon de présenter le produit et la perception de la personne qui se le procurera. Une partie de l'effet placebo est aussi causée par les améliorations spontanées. Toute migraine est destinée à se terminer, et la fréquence des crises migraineuses peut diminuer sans aucun traitement. Puisqu'on a souvent tendance à consulter lorsque la situation est au pire, l'amélioration qui s'ensuit n'est pas nécessairement due au traitement, mais à un simple phénomène de régression naturelle vers la moyenne. Les habitudes de vie peuvent aussi être modifiées lorsqu'on est en essai de traitement, et contribuer également à l'amélioration.

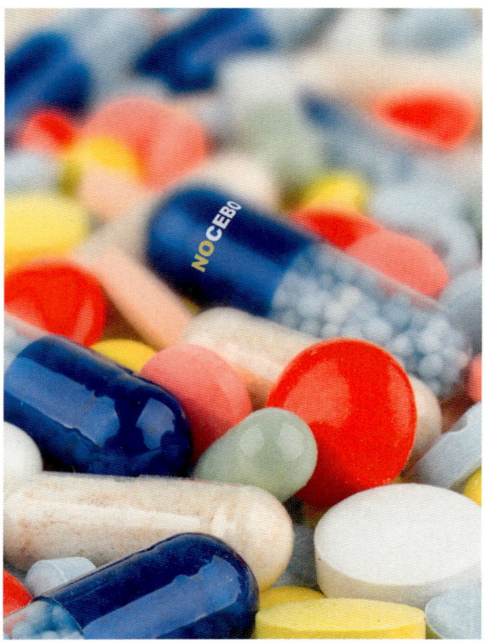

Certains médecins rêvent de contrôler l'effet placebo. Ne serait-il pas extraordinaire de pouvoir commander au cerveau de fermer les vannes de la douleur à volonté, par la seule force de l'esprit ? Dès le début de la crise de migraine, on pourrait mettre en action les voies descendantes de contrôle de la douleur et continuer notre journée. Cela n'est pas encore possible, mais c'est un domaine de recherche fascinant.

L'effet nocebo : des effets secondaires générés par le cerveau

Puisqu'une pilule de sucre peut produire des bienfaits par l'entremise de l'effet placebo, serait-il possible que la même pilule de sucre produise des effets négatifs, une sorte d'effet placebo inversé ? C'est effectivement le cas. Les symptômes désagréables provoqués par une substance neutre ont été nommés effet nocebo – le mot « placebo » vient du verbe « plaire » en latin, et « nocebo » vient de « nuire ». Tout comme l'effet placebo, l'effet nocebo est influencé par les attentes de la personne. Dans les études scientifiques, on a observé que, plus on explique les effets secondaires possibles aux participants, plus ces effets sont ressentis, et cela, même par les patients recevant la substance neutre. Une personne ayant tendance à lire toutes les notices pharmacologiques et à consulter Internet à la recherche de réactions rares ou dangereuses sera aussi plus à risque de déclencher un effet nocebo. Il faut rappeler que l'anxiété peut produire de nombreux symptômes somatiques, comme les étourdissements, les nausées, les difficultés de concentration et les engourdissements. Une personne inquiète à l'idée de prendre un nouveau traitement verra indéniablement son anxiété augmenter, et cela pourra contribuer à l'effet nocebo. L'effet nocebo est par conséquent une des causes des « intolérances » multiples aux médicaments. Pour cette raison, il est parfois préférable de persévérer quelques jours avant de cesser de prendre un médicament ; les effets indésirables disparaîtront peut-être.

LES MÉDICAMENTS ET LES PRODUITS NATURELS

Les médicaments ordinaires sont souvent mal perçus par la population. Le terme « chimique » rime souvent avec « pas naturel » et donc « dangereux ». Certains patients craignent de perturber le métabolisme normal de leur corps en ingérant des substances pharmaceutiques. Les produits naturels sont perçus comme plus doux, sécuritaires et sains. De plus, les sociétés pharmaceutiques sont suspectées (pas nécessairement à tort) de valoriser le profit plus que la santé, ce qui entraîne ainsi une méfiance de la population à l'égard des médicaments. Si un médicament est vendu sur ordonnance, il est souvent perçu comme plus dangereux. Et plus le coût d'un médicament est élevé, plus il est considéré comme puissant et dangereux. Cette perception associée au coût s'applique particulièrement aux triptans.

Pour les médecins et les scientifiques en général, la différence entre produit naturel et substance dite « chimique » ou « synthétique » semble pourtant bien artificielle. Un produit ayant des effets sur le fonctionnement du corps humain est un produit actif, peu importe son origine. D'ailleurs, plusieurs produits pharmaceutiques proviennent en fait de substances naturelles trouvées dans des plantes ou produites par des animaux. La substance chimique active ayant été découverte, on la synthétise en laboratoire, et c'est ce qui permet de produire commercialement des médicaments. Plusieurs exemples de cela peuvent être donnés dans le domaine des migraines. En ce qui concerne l'innocuité des produits dits « naturels », il faut rappeler que même les poisons et toxines les plus puissants qu'on connaisse sont entièrement naturels : les venins sécrétés par les serpents et les araignées ainsi que les poisons contenus dans certaines plantes et certains champignons sont mortels. Enfin, certains produits naturels sont chimiquement similaires aux médicaments et peuvent interagir avec eux, un exemple connu étant le millepertuis, utilisé pour traiter la dépression, qui interagit avec les antidépresseurs.

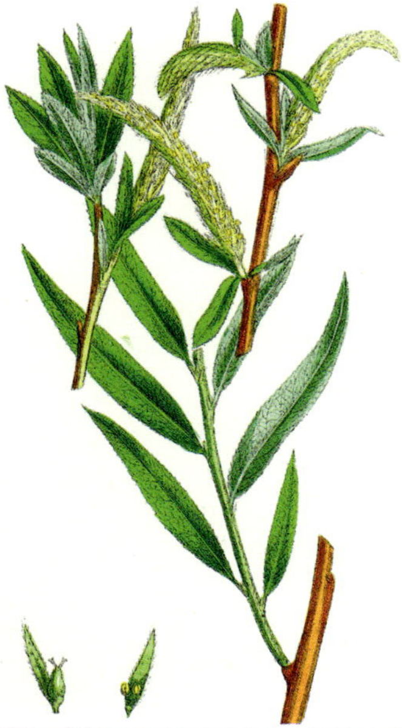

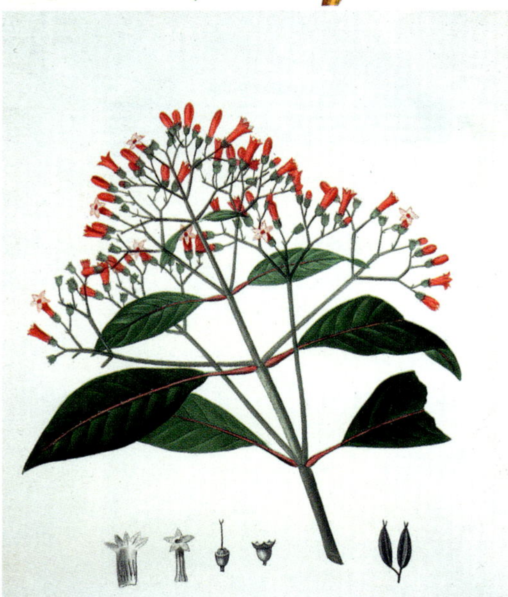

Ces perceptions sur les produits naturels jouent un rôle très important et parfois nuisible dans la prise en charge des migraines. Elles peuvent faire en sorte que les patients évitent d'utiliser des traitements potentiellement efficaces.

LES INTERVENTIONS DIFFICILES À ÉTUDIER SCIENTIFIQUEMENT

Les médecins sont loin d'être les seuls à tenter d'aider les migraineux. Plusieurs autres professionnels de la santé se consacrent au traitement de cette maladie fréquente et pénible. Parmi les spécialités souvent appelées en renfort, on peut nommer la physiothérapie, l'ostéopathie, la chiropractie, l'acupuncture, la massothérapie, la psychothérapie, l'hypnose, les approches nutritionnelles, la réflexologie et un grand nombre d'autres méthodes alternatives. Ces approches sont basées sur des modèles explicatifs de la migraine fort diversifiés. Le rôle du cou est central selon les thérapies basées sur la manipulation cervicale, alors que l'inflammation intestinale et la surcharge hépatique justifient les différentes diètes.

Cela entraîne deux phénomènes dont le médecin doit tenir compte. Premièrement, les patients ont plusieurs façons d'expliquer leurs crises migraineuses, ce qui influence de façon importante les choix faits pour les gérer. Ils

↖ En haut : *Salix alba* (salicine – anti-inflammatoire) ;
en bas : *Cinchona pubescens* (quinine – acétaminophène)

sont avides d'information et recherchent les meilleurs traitements. Il y a donc une demande très importante, vu le nombre de migraineux. Deuxièmement, de nombreux traitements alternatifs existent et sont souvent plus accessibles qu'un rendez-vous chez le médecin ou dans une clinique de la migraine. Certains de ces traitements sont utilisés sans preuve scientifique solide de leur efficacité. Cette situation peut parfois mener à des confrontations peu productives entre un patient plus ou moins satisfait des approches de la médecine traditionnelle et un médecin perplexe devant des approches qu'il ne connaît pas.

Certains lecteurs et thérapeutes seront peut-être déçus de ne pas trouver dans ce livre plus de détails sur l'efficacité de ces approches, mais l'auteure, étant médecin, ne possède pas l'expertise nécessaire pour commenter ces différents traitements. De plus, il existe tant de techniques qu'une discussion exhaustive et rigoureuse au sujet de ces approches justifierait un livre entier. On peut toutefois rappeler que, pour la plupart de ces techniques, il n'existe pas d'étude randomisée contrôlée en double aveugle de qualité, ce qui interdit, du moins selon les standards médicaux, la confirmation de leur efficacité. Les traitements ayant fait l'objet d'études scientifiques, notamment l'acupuncture et certains produits naturels, seront abordés aux chapitres 7 et 8.

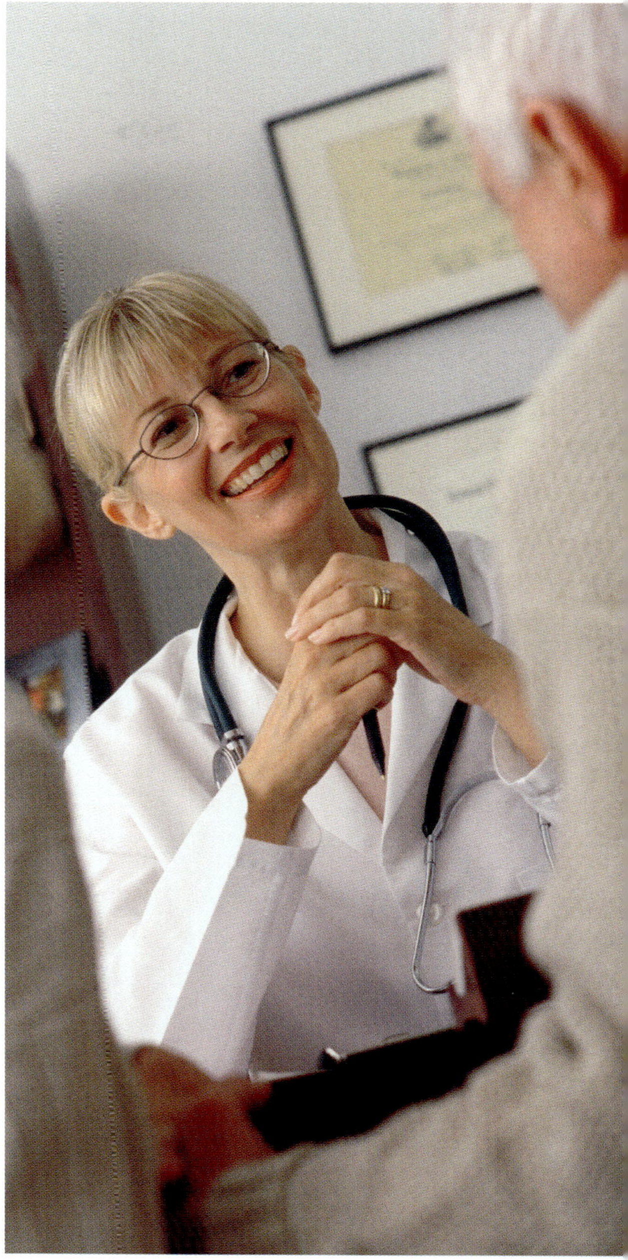

La grossesse et l'allaitement

Les médicaments ne sont jamais testés sur des femmes enceintes. Cela entraîne forcément des limitations dans les options disponibles durant la grossesse et l'allaitement. L'état de plus de 70 % des femmes migraineuses s'améliore durant leur grossesse, mais le premier trimestre peut être difficile. L'utilisation de traitements non pharmacologiques (repos, compresses froides, techniques de relaxation) est recommandée en premier lieu. L'acétaminophène et les antinauséeux sont en général sécuritaires. Des articles de revue ont été publiés pour guider les professionnels de la santé dans leurs recommandations. L'utilisation de tout autre médicament devrait être discutée avec un médecin.

S'ouvrir l'esprit et collaborer

Lors de la discussion sur des traitements entre le médecin et le patient, il faut tenir compte de ce qu'on nomme le niveau de preuve concernant une thérapie donnée. Que sait-on de ce traitement ? Combien de personnes l'ont essayé ? Quels ont été les résultats ? Y a-t-il eu des effets secondaires ? Est-ce que le produit

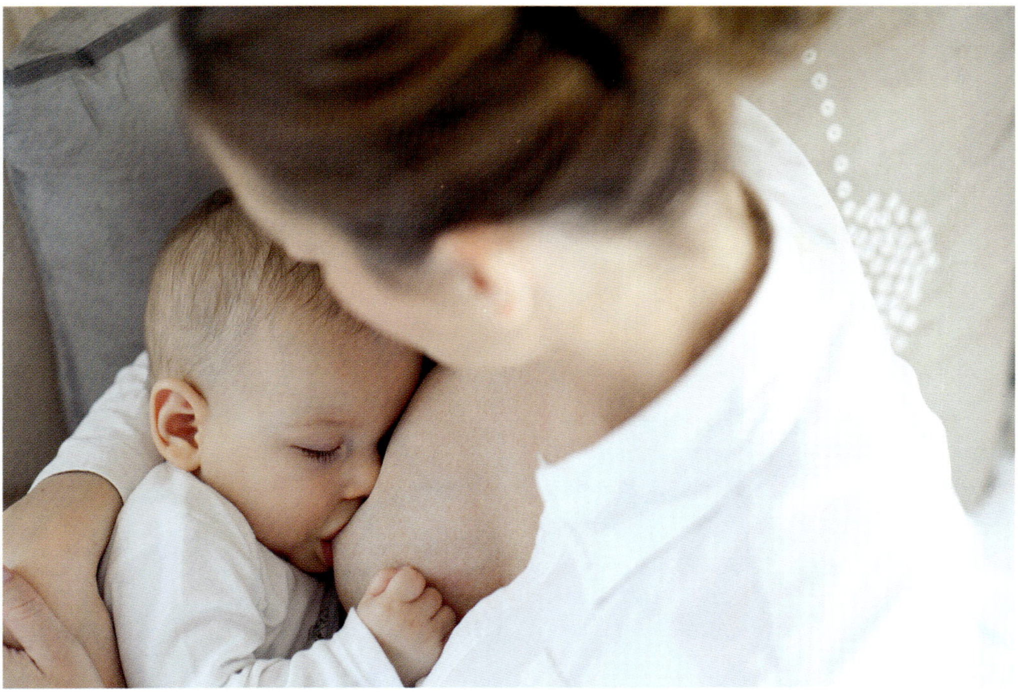

était supérieur au placebo, dans l'étude ? Le problème des traitements alternatifs est qu'ils n'ont pas été étudiés de cette façon, à quelques exceptions près.

En tant que médecins, nous craignons deux choses lorsqu'un patient souhaite utiliser un traitement alternatif. Premièrement, ce traitement pourrait être dangereux et nuire au patient. Deuxièmement, le traitement pourrait être inefficace, et les frais engagés, injustifiés. Toutefois, il est bien possible qu'un traitement, même s'il n'a pas été reconnu comme efficace, soit associé à l'amélioration d'un problème, et ce, pour trois raisons. Un, la maladie peut s'améliorer spontanément. Deux, l'effet placebo peut s'enclencher. Trois, le traitement a effectivement un effet physiologique réel, mais qui n'a jamais été étudié ni démontré. En médecine, comme en bien d'autres domaines, absence de preuve n'est pas preuve d'absence !

Le médecin doit donc garder l'esprit ouvert. Si un patient souhaite tenter un traitement alternatif, c'est son choix, et la priorité du médecin devrait être de vérifier l'innocuité d'un tel traitement dans la mesure du possible. Le médecin devrait aussi se rappeler que l'effet placebo peut parfois aider le patient, et que par ailleurs certains traitements alternatifs sont peut-être efficaces mais que la preuve n'en a pas été faite. Dans sa communication avec le patient, il doit utiliser ses connaissances pour rassurer et renseigner, pas pour forcer le choix ou dénigrer les autres approches.

Le patient doit lui aussi garder l'esprit ouvert. Il doit tenter de comprendre pourquoi le médecin recommande un traitement et pas un autre. Il doit aussi prendre conscience des limites des connaissances sur les traitements alternatifs et se méfier des solutions miracles parfois coûteuses. Il doit également affronter ses craintes concernant la médecine traditionnelle.

Bref, de part et d'autre, le médecin et le patient doivent tenter de se communiquer leurs opinions, leurs questionnements. Ils devraient rester respectueux l'un de l'autre en dépit des possibles divergences d'opinion concernant les traitements alternatifs et traditionnels. L'objectif commun est d'améliorer la qualité de vie du patient. En toutes circonstances, le médecin porte une responsabilité médicale, mais la décision finale de prendre un traitement ou de modifier ses habitudes de vie revient au patient.

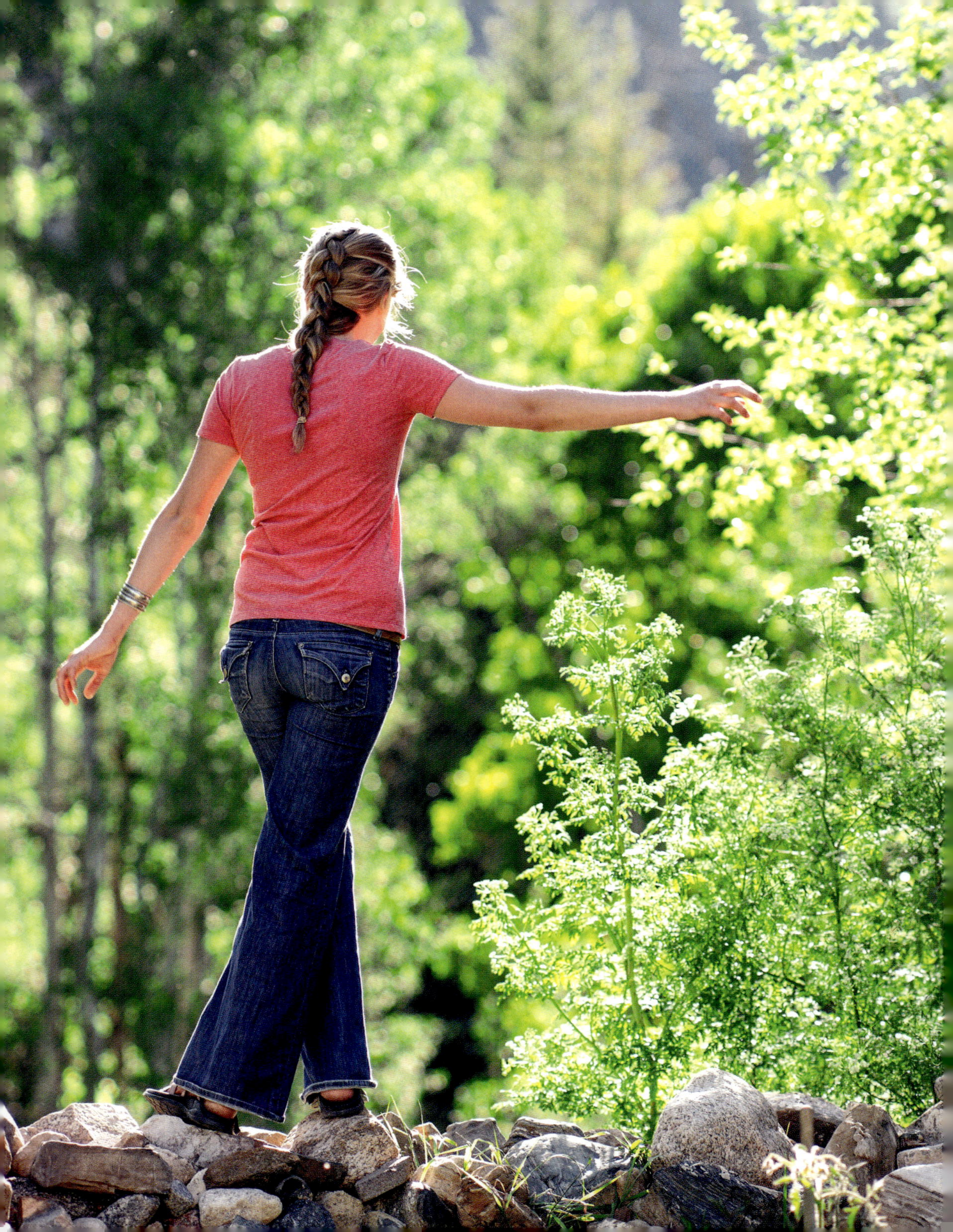

CHAPITRE 6

Les habitudes de vie antimigraine

C'est aujourd'hui l'erreur répandue parmi les hommes de vouloir guérir séparément l'âme ou le corps.

PLATON, *Charmide*

Le cerveau migraineux est sensible à son environnement. Les sensations, les informations biologiques, les émotions, les perceptions, les substances chimiques, tout peut influencer le cerveau et éventuellement provoquer une crise lorsqu'un certain niveau de déséquilibre est atteint. Il est donc important pour le migraineux de connaître ses déclencheurs et d'adopter un mode de vie stable. Cette étape est souvent négligée par les médecins, bien qu'il soit peu productif de tenter une panoplie de médicaments si les habitudes de vie n'ont pas été adaptées.

LES DÉCLENCHEURS DES CRISES

Les déclencheurs possibles d'une crise migraineuse sont très nombreux (Figure 40, p. 122). Certains d'entre eux sont cités par les patients plus fréquemment que d'autres (Figure 41, p. 123). Certains déclencheurs, comme la baisse d'œstrogènes, l'alcool, le manque de sommeil et le jeûne, semblent assez puissants pour entraîner invariablement une crise, mais bien souvent l'addition de plusieurs déclencheurs est nécessaire (Figure 42, p. 124). Il est très difficile d'obtenir de l'information scientifique fiable sur les déclencheurs, puisqu'ils varient d'une personne à l'autre et d'une situation à l'autre. Certains déclencheurs touchent un grand nombre de personnes de façon variable, d'autres sont moins répandus mais engendrent

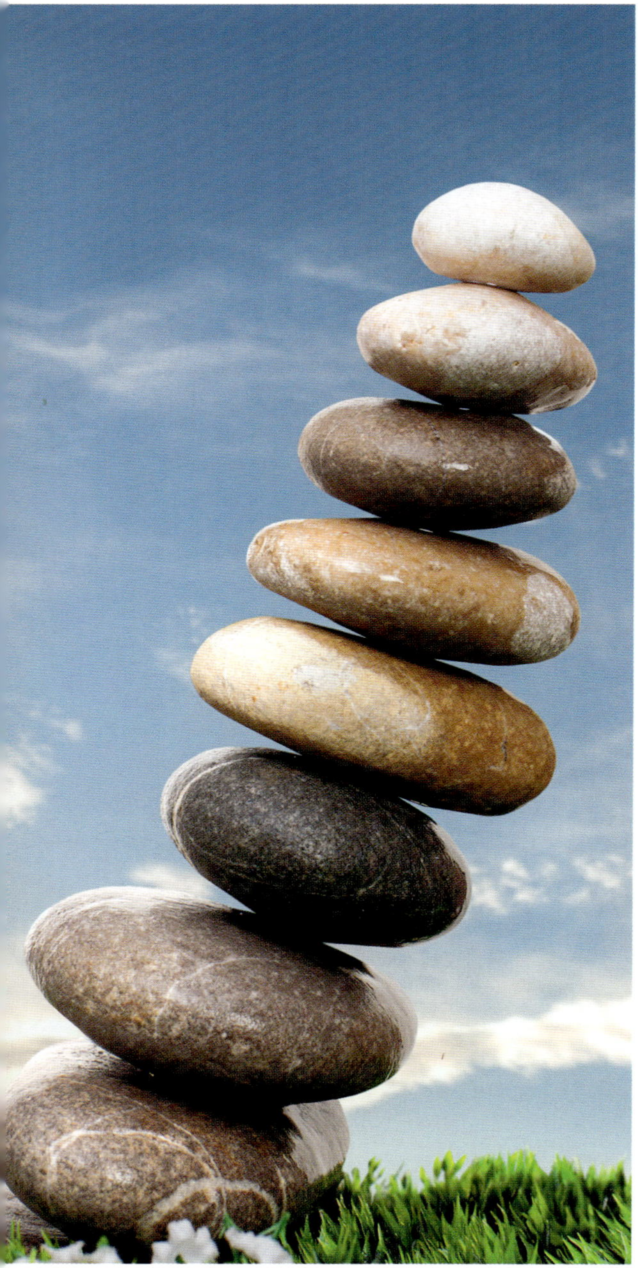

presque toujours une crise chez une personne donnée. Il est probable que certains facteurs génétiques jouent un rôle dans la sensibilité à l'un ou l'autre des déclencheurs, mais aucun gène précis n'a été déterminé à ce jour. Il faut souligner que certaines personnes, surtout si elles ont des crises très fréquentes, ont tendance à surestimer le nombre et le rôle des déclencheurs et à tomber dans un cercle d'évitement qui les empêche encore plus de fonctionner que les migraines elles-mêmes.

LES HABITUDES DE VIE ANTIMIGRAINEUSES

Le sommeil

Les liens entre le sommeil et les migraines

Nous consacrons près d'un tiers de notre vie au sommeil. Il est nécessaire à la survie : la privation extrême de sommeil cause des hallucinations et peut même mener au décès. Toutefois, malgré la prétendue amélioration de la qualité de vie dans les sociétés industrialisées, les Nord-Américains dorment en moyenne deux heures de moins par nuit dans les années 2000 que dans les années 1970. Les horaires sont chargés, la conciliation famille-travail est difficile et les divertissements sur écran sont nombreux. Le Canadien moyen passe pas moins de vingt-deux à vingt-huit heures par semaine devant la télévision, et les écrans numériques sont partout, empêchant notre cerveau de se mettre en mode « obscurité » pour se préparer au sommeil.

Les liens entre la migraine et le sommeil sont multiples. Le sommeil peut soulager ou déclencher une crise, ce qui constitue un des grands paradoxes apparents relatifs aux migraines.

Le manque de sommeil est un déclencheur fréquent et puissant des crises cité par plus de 40 % des patients. À l'inverse, le fait de dormir plus tard qu'à l'accoutumée peut aussi contribuer aux fameuses migraines de fin de semaine – une forme détestable de la migraine qui empêche de profiter des jours de congé. Les horaires irréguliers, sur appel ou comptant des gardes de nuit, ainsi que le fait d'avoir de jeunes enfants ou un partenaire dont le sommeil est agité sont des situations susceptibles d'augmenter la fréquence des migraines.

Dormir reste un des traitements classiques pour soulager une crise. Les patients rapportent souvent que les médicaments aident, mais tant qu'ils n'ont pas dormi, la crise n'est pas vraiment terminée. Cependant, un pourcentage important des migraines survient durant le sommeil profond ou au petit matin. Ces crises nocturnes ou présentes à l'aube sont souvent difficiles à traiter, car la douleur est déjà bien installée au réveil. Cette tendance des migraines à survenir durant le sommeil s'accentue avec l'âge, puisque le pourcentage de migraineux rapportant de telles crises passe de 16 % dans la vingtaine à 58 % après l'âge de 60 ans.

Plusieurs théories pourraient expliquer ce lien entre migraine et sommeil. Durant le sommeil profond, il y a un certain degré de rétention de gaz carbonique, puisque la respiration ralentit. Le CO_2 est un vasodilatateur puissant des artères cérébrales. Il est donc possible que la vasodilatation survenant naturellement durant certains stades du sommeil induise des migraines. Par ailleurs, le sommeil est géré par plusieurs zones du tronc cérébral situées à proximité des noyaux responsables des crises migraineuses. Il est possible qu'une activité électrique plus importante de ces centres déclenche des crises.

Michel, 38 ans

L'entreprise de Michel est un véritable succès. Pour la faire fructifier, il ne compte pas ses heures. Longues réunions, voyages d'affaires, nuits écourtées, cocktails de réseautage. Depuis deux ans, Michel constate que ses migraines ont augmenté, il en a chaque semaine, et elles le ralentissent dans ses activités. Il a pris environ 7 kg et ne s'entraîne plus. Comme il mange beaucoup le soir, il saute son petit-déjeuner. Enfin, il termine souvent sa journée devant son ordinateur à répondre à ses courriels, et a de plus en plus de difficulté à s'endormir. Lorsque son médecin lui signale que son mode de vie peut contribuer à ses migraines fréquentes, Michel répond : « Je sais, mais il m'est impossible de faire autrement ! »

Les troubles du sommeil

Certains troubles du sommeil, dont l'insomnie, le syndrome des jambes sans repos, le bruxisme et les cauchemars, sont associés aux migraines ou à d'autres maux de tête. L'apnée du sommeil a surtout été associée à la migraine chronique.

L'insomnie chronique touche 10 % de la population générale, près de 60 % des personnes suivies pour un état pathologique, et de 50 à 60 % des migraineux. La consommation régulière de caféine peut empirer l'insomnie et l'anxiété, et induire une céphalée médicamenteuse avec des migraines déclenchées par des mini-sevrages.

Le syndrome des jambes sans repos, ou SJSR, touche de 5 à 10 % de la population et

LES DÉCLENCHEURS DES MIGRAINES

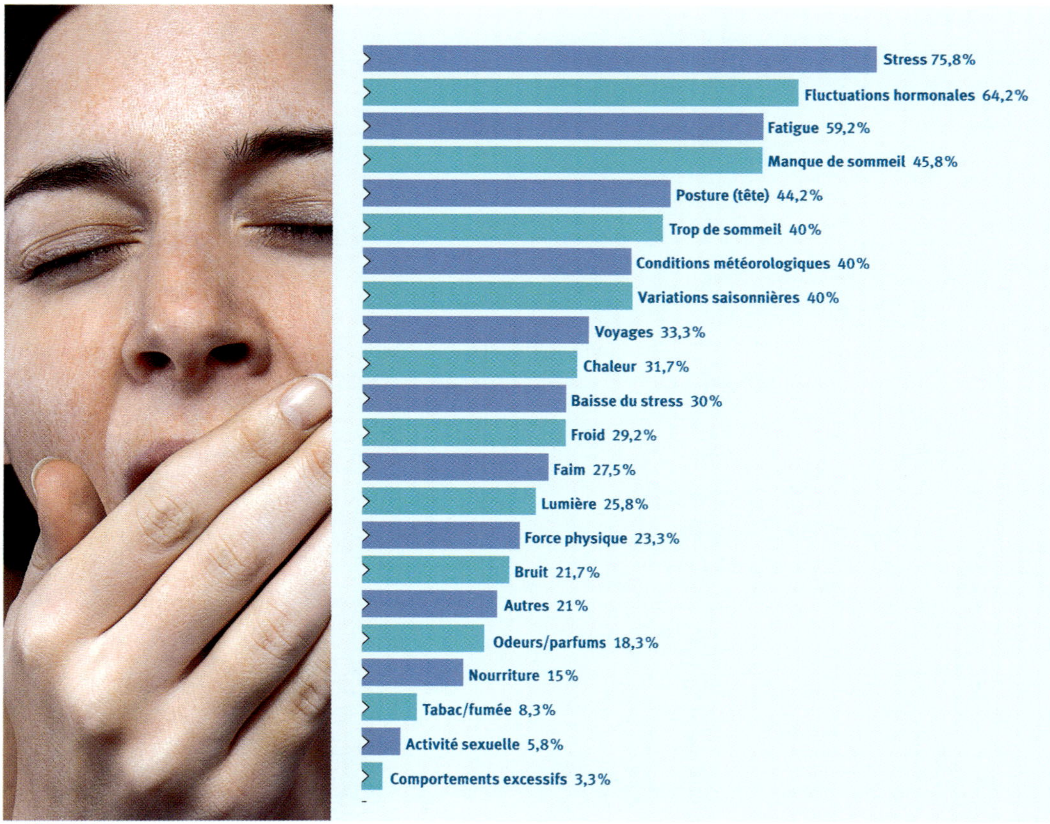

FIGURE 40

Baldacci, *Headache*, 2013.

peut nuire au sommeil de façon importante. Certaines études suggèrent que ce syndrome est associé aux migraines. Les personnes atteintes décrivent des sensations désagréables dans les jambes lorsqu'elles sont au repos ou près de l'endormissement. Ces sensations peuvent même être douloureuses et poussent la personne à gigoter, à bouger pour se soulager. Une des causes du SJSR est l'anémie ferriprive (par manque de fer), mais plusieurs autres causes sont possibles. Il existe des traitements, et une consultation médicale est justifiée si des symptômes de SJSR nuisent à votre qualité de vie.

Le bruxisme nocturne, ou la tendance à serrer la mâchoire ou à grincer des dents durant la nuit, semble associé aux migraines et peut se manifester également par des céphalées

CATÉGORIES DE DÉCLENCHEURS

VARIATIONS HORMONALES	Période menstruelle 1er trimestre de la grossesse Périménopause Contraceptifs (très variable)
ALIMENTATION	Sauter un repas, prendre le petit-déjeuner plus tard Déshydratation Sevrage de café Alcool, aspartame, glutamate monosodique, fromages vieillis, chocolat, charcuterie, agrumes, etc.
STRESS ET ÉMOTIONS FORTES	Stress aigu (accident, deuil, divorce, mariage, déménagement) Stress chronique (conjugal, professionnel, dû à la maladie, financier) Baisse du stress (fin de semaine, vacances, échéance professionnelle)
STIMULI SENSORIELS	Lumières fortes Sons forts Odeurs (parfums, essence, détergents)
SOMMEIL ET ROUTINE IRRÉGULIÈRE	Manque de sommeil Grasse matinée, dormir plus longtemps que d'habitude Décalage horaire, voyage Travail par quarts variables Jeune bébé
ACTIVITÉ PHYSIQUE	Exercice intense Activité sexuelle
TEMPÉRATURE	Chaleur, humidité, changements de pression atmosphérique Smog, qualité de l'air

FIGURE 41

de tension présentes au réveil. Cela dit, le diagnostic de bruxisme n'est pas toujours facile à poser, surtout lorsqu'il n'y a pas de grincements audibles. Le dentiste peut remarquer une usure excessive des dents. Dans ce cas, l'utilisation d'une plaque occlusale a été décrite comme l'une des façons de réduire les migraines, mais elle n'est pas toujours efficace.

L'apnée du sommeil est un état pathologique qui touche de 10 à 15 % de la population selon le seuil diagnostique choisi. Même si on imagine souvent la personne atteinte d'apnée comme un homme obèse et ronfleur, il ne faut pas oublier que 25 % des patients souffrant d'apnée sont des femmes, de 10 à 20 % ne sont pas obèses et de 10 à 20 % ne ronflent pas ! Un cou court et massif, un petit menton et une respiration par la bouche sont d'autres facteurs prédictifs de l'apnée du sommeil. Si l'apnée n'est pas formellement associée aux migraines épisodiques, elle est néanmoins un facteur prédictif de migraine chronique. Elle est aussi liée à des maux de tête matinaux qui n'ont pas de caractéristiques migraineuses et qui ont tendance à s'améliorer en une heure ou deux (appelés *morning headaches*, en anglais). En cas de somnolence durant la journée et de maux de tête matinaux, il faut considérer l'indication de passer un test de dépistage de l'apnée du sommeil. L'apnée du sommeil a aussi des conséquences importantes sur la tension artérielle et peut favoriser les maladies cardiaques. Enfin,

TABLEAU DE BORD : LA SOMME DES DÉCLENCHEURS

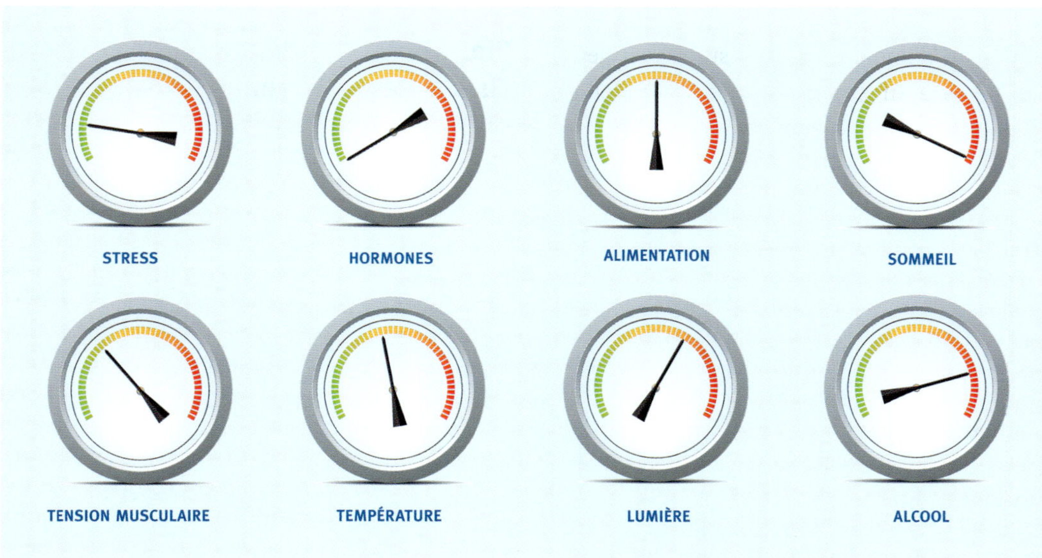

FIGURE 42

l'apnée ne touche pas seulement la personne qui en souffre, mais aussi son partenaire de lit : une étude réalisée par des chercheurs américains a démontré que les épouses de ronfleurs avaient un sommeil de mauvaise qualité. En conséquence, il peut être recommandé à certains patients de faire chambre à part quelques nuits par semaine pour protéger leur sommeil. Cette proposition n'est pas toujours bien accueillie, mais c'est une option à considérer si le sommeil est mauvais et les migraines, mal contrôlées.

Conseils pour favoriser le sommeil

Peut-on réduire la fréquence des crises en modifiant les habitudes de sommeil ? Une étude très intéressante menée par le Dr Anne Calhoun a tenté de répondre à cette question. Un groupe de patients souffrant de migraine chronique a fait l'objet d'une intervention sur le sommeil. Le groupe actif a reçu cinq conseils « réels » (Encadré, p. 130), et le groupe placebo a reçu des conseils « neutres » qui ne devaient pas, en théorie, améliorer la qualité du sommeil des sujets. Le résultat a été encourageant ! En tout, 35 % des patients qui avaient reçu les conseils réels avaient eu moins de crises, alors qu'aucun patient du groupe contrôle ne s'était amélioré. Par la suite, les deux groupes ont reçu les conseils réels et, six semaines plus tard, près de la moitié des patients s'étaient améliorés dans chaque groupe. Les chercheurs ont aussi observé que, plus les patients suivaient les conseils, plus ils avaient de chances d'améliorer leur état. Ils ont également constaté que la consommation d'analgésiques avait diminué de façon importante (les patients avaient reçu de l'information sur la céphalée médicamenteuse).

En conclusion, il est possible de réduire ses migraines en améliorant la qualité de son sommeil. Une bonne hygiène de sommeil peut être rétablie en quelques semaines, mais dans certains cas un encadrement professionnel (thérapie cognitivo-comportementale) et l'utilisation temporaire de médicaments sont nécessaires. L'utilisation chronique de somnifères est à proscrire tant que les habitudes de sommeil ne sont pas corrigées. Comme pour tout essai thérapeutique, un calendrier devrait être tenu pour observer l'effet des modifications apportées.

Cinq choses à savoir sur les déclencheurs des crises migraineuses

1. Chaque personne est sensible à des déclencheurs différents.
2. Les déclencheurs s'additionnent.
3. Il est possible d'avoir des crises sans déclencheur évident.
4. Le calendrier reste le meilleur outil de dépistage des déclencheurs.
5. Certains déclencheurs sont hors de notre contrôle.

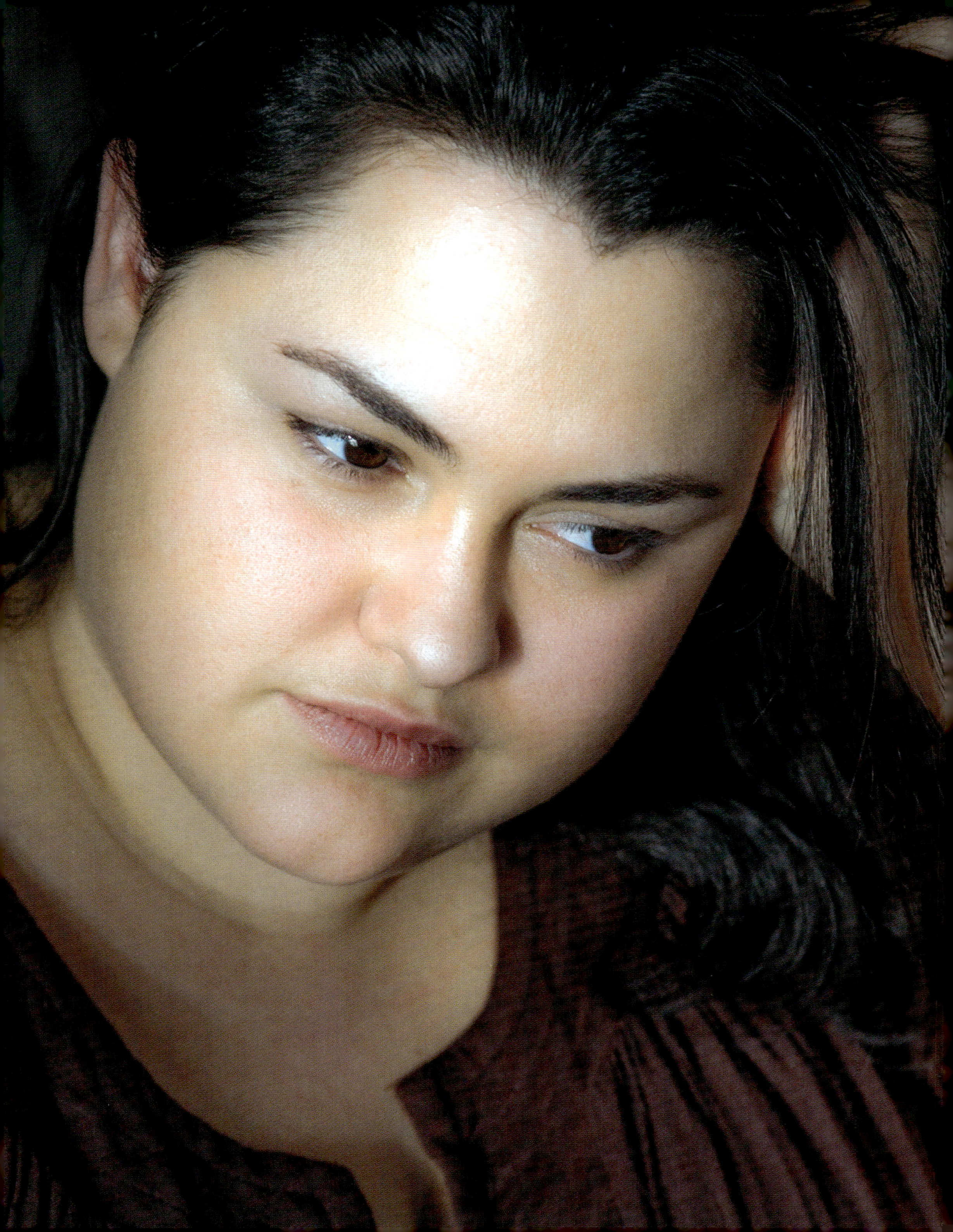

L'alimentation

L'impact de l'alimentation sur les migraines est divisé en plusieurs aspects.

L'obésité

Véritable épidémie des temps modernes, l'obésité est responsable de 20 % des décès dans les sociétés occidentales. L'embonpoint et l'obésité touchent près de deux adultes américains sur trois. Cette réalité s'applique aussi de plus en plus aux enfants. Bien que l'obésité n'augmente pas le risque de souffrir de migraine en général, les personnes souffrant d'embonpoint ou d'obésité ont plus de risques d'avoir des maux de tête fréquents ou chroniques. Une étude épidémiologique américaine a démontré que le risque de céphalée chronique était multiplié par trois chez les obèses. L'obésité influence notre corps de plusieurs façons. La posture de la colonne se modifie, et cela peut influencer la posture et les douleurs cervicales, et donc les migraines. La graisse entretient un état d'inflammation chronique qui pourrait aussi favoriser les crises. L'obésité est associée à l'apnée du sommeil, elle-même liée aux migraines. Enfin, l'obésité peut augmenter la pression intracrânienne, ce qui pourrait favoriser les maux de tête fréquents.

La perte de poids est un combat et une préoccupation de chaque jour pour bien des Nord-Américains. Quelques conseils de base sont énumérés plus loin (Figure 43, p. 131). La question de la chirurgie bariatrique se pose d'elle-même, vu le recours grandissant à cette procédure dans la population. Une petite série d'études suggère qu'il y aurait un impact positif de cette chirurgie sur les migraines. Mais cette opération est en général réservée aux cas d'obésité morbide et comporte des risques importants. L'effet des médicaments préventifs sur le poids sera abordé au chapitre 8.

Le jeûne et la déshydratation

Si plusieurs aliments sont montrés du doigt à tort comme déclencheurs des migraines, le jeûne et la déshydratation sont souvent négligés. On a démontré que ces deux états métaboliques sont des déclencheurs réels de crises.

Combien de gens se lèvent à la hâte, en prenant à peine le temps d'avaler un café, pour manger un muffin ou une pâtisserie à 10 heures, ce qui induit bien souvent une baisse de la glycémie vers l'heure du déjeuner, menant à un appétit démesuré. Un déjeuner trop important produit de la somnolence en début d'après-midi. Le dîner est souvent trop copieux et pris trop tard, ce qui ne favorise pas du tout le sommeil... surtout si on ajoute une petite collation de fin de soirée devant la télévision. Ces repas tardifs coupent l'appétit du matin, et tout recommence en un cercle vicieux. La consommation d'eau est souvent négligée. Beaucoup de personnes boivent jus sucrés, lait, thé, café, alcool et soupes salées en oubliant que ces boissons ne sont jamais aussi efficaces que l'eau pour maintenir l'équilibre hydrique.

Le petit-déjeuner devrait inclure des protéines (yaourt, œufs, fromage, noix), des grains entiers ainsi qu'un fruit. Si une collation est nécessaire dans la matinée, elle devrait être « santé », c'est-à-dire sans sucre concentré et pas trop riche en calories. Le repas du midi ne devrait pas être trop copieux. Le dîner devrait être pris quatre heures ou plus avant le coucher, quitte à prévoir une collation légère en fin de soirée, pour éviter le reflux nocturne. Certaines personnes ont besoin de manger de petits repas entrecoupés de collations, alors que d'autres fonctionnent très bien avec trois repas par jour.

Le fait d'augmenter sa consommation quotidienne d'eau peut diminuer la fréquence des crises. On considère en général qu'une femme devrait boire 2 litres d'eau par jour, et un homme, 3 litres – ce qui fait 8 et 12 tasses respectivement, donc près

Un déclencheur végétal : l'arbre à maux de tête

Qui aurait cru qu'un arbre puisse donner des maux de tête ? C'est pourtant le cas d'une espèce de laurier, l'*Umbellularia californica*. Les feuilles de cet arbre dégagent une odeur forte qui peut déclencher des crises de migraine, mais aussi de céphalée de Horton. Comment expliquer ce fait observé depuis des centaines d'années par les tribus amérindiennes de la Californie ?
La substance responsable de ce phénomène est l'umbellone, et elle agit en stimulant une protéine présente dans la membrane des neurones sensitifs. Cette protéine, le TRPA1, a deux effets principaux : la vasodilatation et la libération de peptides liés au gène calcitonine (CGRP). Comme nous l'avons vu au chapitre 3, l'inflammation neurogène, stimulée par le CGRP, est un des principaux mécanismes de la crise migraineuse. Cette histoire illustre bien comment la science moléculaire permet aujourd'hui de comprendre des phénomènes auparavant inexpliqués.

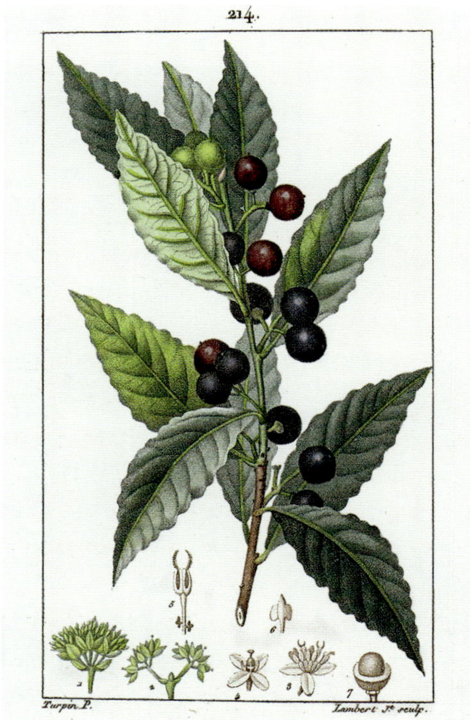

LAURIER.

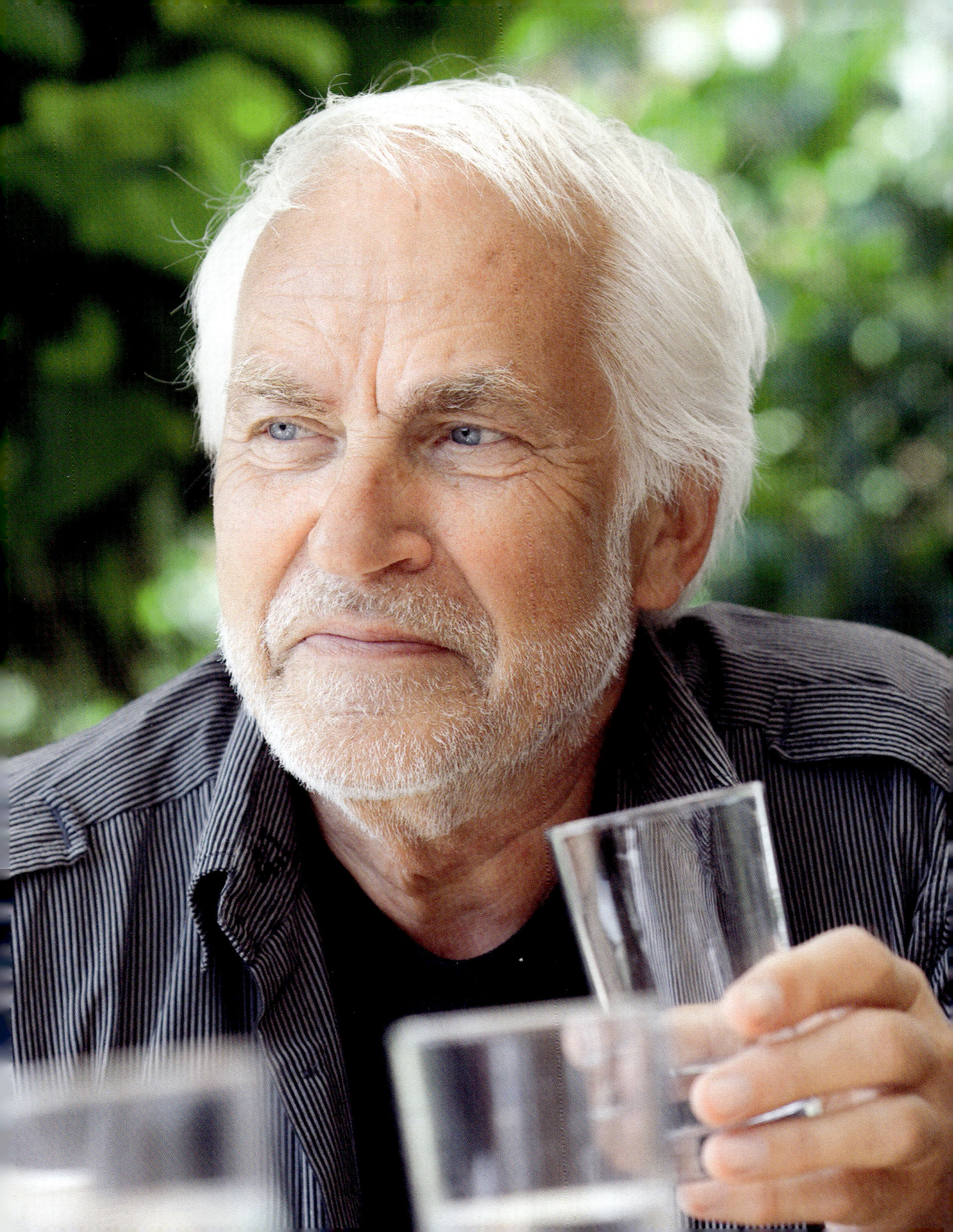

d'une tasse à l'heure ! Évidemment, il faut s'hydrater tout au long de la journée et non pas engloutir un litre d'eau ou de tisane avant de se coucher, ce qui entraînerait très probablement des réveils nocturnes pour aller uriner.

Les déclencheurs alimentaires

Bien des patients ont mené, avant de consulter, une véritable chasse aux déclencheurs alimentaires. Munis de longues listes provenant de livres ou d'Internet (et parfois de sources très fiables), ils ont tenté d'éliminer des dizaines d'aliments de leur régime, souvent sans beaucoup de succès. Et pourquoi cela ? Il semble y avoir deux raisons principales. Tout d'abord, plusieurs aliments sont étiquetés comme des déclencheurs de crise, mais il faut se rappeler que la plupart de ces aliments sont effectivement nuisibles pour un petit pourcentage de la population seulement. Seuls trois aliments ont été testés formellement : les produits glacés (eau froide, glace, crème glacée), le vin et le chocolat, qui semble avoir été blâmé à tort (Encadré, p. 132) !

Les crises de migraine ne sont pas exclusivement associées aux déclencheurs alimentaires, aussi les coïncidences peuvent être nombreuses, surtout avec les aliments consommés de façon régulière. Si vous mangez du pain chaque jour, ce n'est pas forcément parce que vous en avez mangé le jour d'une migraine que celui-ci a déclenché votre crise. Si vous avez des migraines très fréquentes, la chasse aux déclencheurs peut devenir épuisante et sera sans doute peu fructueuse. Évidemment, si vous mangez des kiwis très rarement, que vos migraines sont peu fréquentes et que chaque fois que vous mangez des kiwis vous avez une migraine, l'association semble plus probable. Il faut aussi se souvenir que, selon le principe de la combinaison des déclencheurs, un aliment pourra être un déclencheur durant une période à risque (par exemple, la période menstruelle) et pas le reste du temps. Certains aliments sont proposés comme des déclencheurs en raison d'une explication chimique (Figure 44, p. 133). Si vous souhaitez tenter d'éviter les déclencheurs, commencez par les plus fréquents. Si vous avez un doute sur un aliment particulier, utilisez un calendrier pour

Cinq conseils concernant le sommeil pour diminuer les migraines

1. Avoir un horaire de sommeil régulier qui prévoit de sept à huit heures de sommeil par nuit.
2. Cesser de lire, d'écouter la télévision ou de regarder un écran au lit.
3. Utiliser une technique de visualisation pour faciliter l'endormissement.
4. Dîner quatre heures ou plus avant de se coucher et limiter les boissons à deux heures avant le coucher.
5. Cesser de faire des siestes le jour.

vérifier votre hypothèse avant de changer votre régime de façon permanente.

Le café : traitement ou déclencheur ?

Un autre paradoxe apparent dans le monde des migraines concerne la caféine. Il y a de quoi rester perplexe, puisque la caféine est présentée à la fois comme un traitement et comme un déclencheur. Dans les faits, les deux affirmations sont vraies. La caféine fait partie de plusieurs analgésiques combinés utilisés pour le traitement de crise (voir le chapitre 7). La caféine a un réel effet stimulant, elle augmente l'éveil, la fonction respiratoire et la contraction musculaire. De nombreuses études ont démontré un effet favorable sur la performance sportive. La caféine a aussi des effets antidépresseurs et neuroprotecteurs.

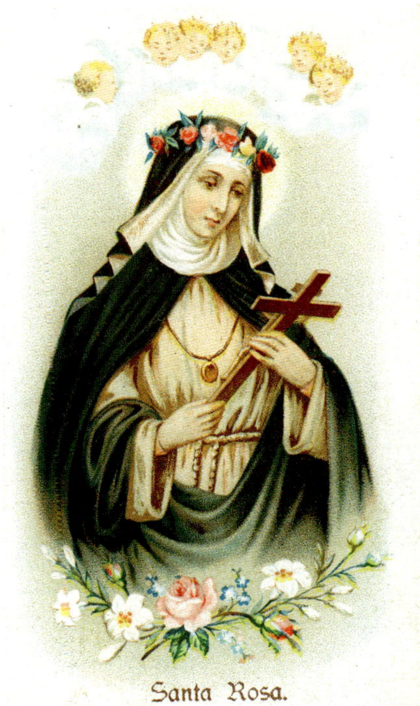

↖ La perfection, pas toujours possible

CONSEILS DE PERTE DE POIDS 101

PRÉPARATION	Créez un journal alimentaire détaillé, par exemple sur un mois. Calculez votre indice de masse corporelle (IMC). Prenez conscience des raisons justifiant vos habitudes alimentaires. Fixez-vous un objectif réaliste. Évitez les régimes miracles. Consultez un nutritionniste.
CONSEILS DE BASE	Mangez à heures fixes, ne sautez pas de repas. Mangez lentement. Buvez davantage d'eau, moins de jus, cessez les boissons gazeuses. Augmentez les fibres, évitez les sucres et graisses concentrés. Prenez des collations santé, mais faites attention au grignotage. Apprenez de nouvelles recettes, passez du temps à cuisiner. Diminuez la taille des portions, savourez les aliments.

FIGURE 43

Le chocolat ne déclenche pas les migraines !

Moins de 5 % des migraineux se disent sensibles au chocolat. Il semble même que le chocolat ne déclenche pas la migraine, et que ce serait plutôt la migraine qui déclenche une rage de chocolat durant la phase de prodrome. Parmi 63 migraineux enrôlés dans une étude, 17 % désignaient le chocolat comme déclencheur. Les participants devaient adopter une diète sans tyramine pendant deux semaines, puis consommer une barre de chocolat ou de caroube (testés comme indissociables, les deux ayant un goût identique). Ce test était répété plusieurs fois. Il n'y avait aucune différence dans le déclenchement de la migraine entre les deux groupes. Voilà de quoi rassurer les chocophiles !

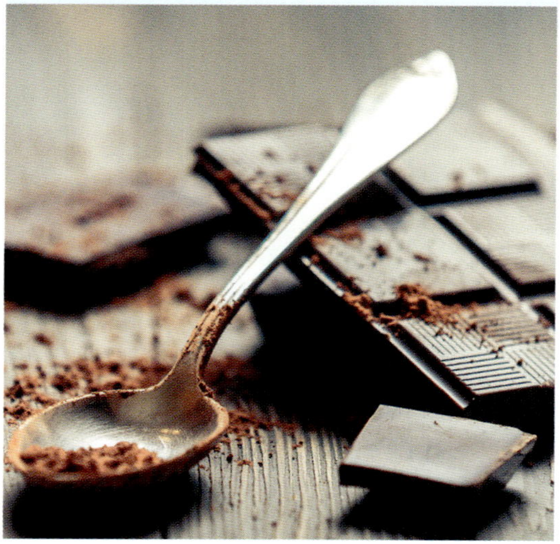

Si elle est consommée de façon régulière, cependant, son effet s'amenuise, le cerveau étant en quelque sorte habitué à ses actions biologiques. Dès que la concentration sanguine de caféine diminue, un phénomène de sevrage peut déclencher une crise. La prise régulière de caféine est un facteur de chronicisation migraineuse. Elle est aussi associée à un phénomène de fatigue chronique. Par conséquent, la caféine peut être considérée comme un traitement adjuvant de la crise migraineuse, surtout chez quelqu'un qui n'en consomme pas régulièrement. L'arrêt de la consommation de café devrait faire partie du plan thérapeutique en cas de migraine chronique, surtout s'il y a abus médicamenteux.

Les intolérances alimentaires

Les régimes sans lactose et sans gluten sont très à la mode, plusieurs livres ont d'ailleurs été publiés sur ce sujet. Bien souvent, la migraine y est mentionnée parmi les problèmes qui pourraient être solutionnés par un régime particulier. Il faut se rappeler que la migraine est fréquente et qu'elle est donc une cible de choix pour les publicitaires. Mais qu'en est-il réellement ? Peut-on guérir les migraines en cessant de consommer du lactose, du gluten, des protéines bovines ?

Le gluten est une molécule présente dans des céréales de consommation courante dans nos sociétés. La maladie cœliaque est une intolérance sévère au gluten causée par la production d'anticorps qui détruisent la muqueuse intestinale. L'intolérance au gluten est une forme moins prononcée. Les anticorps qui caractérisent la maladie cœliaque ne sont pas présents, mais les symptômes rapportés par les patients cessent avec le régime sans gluten et récidivent lors de la reprise de gluten. Quelques études associent l'intolérance au gluten aux migraines, mais au-delà des anecdotes, il n'y a pas de preuve qu'un régime sans gluten puisse améliorer les migraines.

Les facteurs émotionnels et le stress

Le stress est-il vraiment un déclencheur de migraines ? De très nombreux migraineux répondraient sans doute oui à cette question (Figure 40, p. 122). Il semble toutefois que la diminution du stress soit un déclencheur plus fort que le stress chronique comme tel. Le mécanisme des migraines survenant lors d'une baisse du taux de stress serait causé par la chute de cortisol dans le sang, un peu comme la diminution d'œstrogènes déclenche les migraines menstruelles. Déterminer le rôle réel du stress sur les migraines d'une personne en particulier est très difficile. Certains professionnels de la santé ont tendance à incriminer uniquement le stress pour expliquer les migraines, ce qui est excessif. À l'inverse, certains migraineux nient vigoureusement l'impact des émotions sur leurs crises, ce qui est parfois irréaliste.

Les théories psychosomatiques

Au chapitre 2, nous avons résumé les théories selon lesquelles la migraine serait

Les substances chimiques alimentaires déclenchant les migraines

Substance chimique	Aliment
Aspartame	Colas et autres produits diététiques
Glutamate monosodique	Mets chinois, sauce soja
Histamine	Produits fermentés
Nitrites	Charcuterie, saucisses à hot dogs
Sulfites	Vins, fruits séchés
Tannins	Vins
Tyramine, phényléthylamine	Fromages vieillis, chocolat, noix, agrumes, vinaigre, restes de table

FIGURE 44

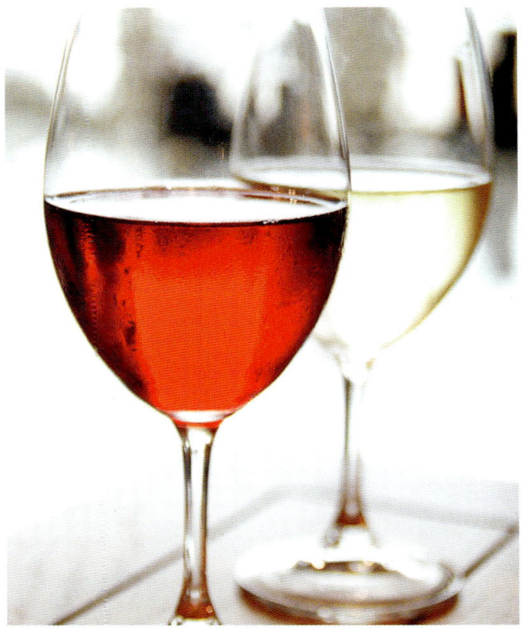

principalement psychosomatique. En raison de ces théories, nombre de migraineux ont été stigmatisés et presque accusés d'utiliser leurs migraines pour manipuler leur entourage. Nous avons expliqué dans ce livre que la crise migraineuse est un phénomène neurologique réel dont nous comprenons de mieux en mieux les mécanismes. Les découvertes biologiques, génétiques, moléculaires et pharmacologiques ont permis aux migraineux de se libérer de l'étiquette psychosomatique qui leur était souvent accolée jusqu'aux années 1980.

La science évolue toutefois par mouvements de balancier, et ce n'est pas parce qu'une hypothèse passée de mode est reléguée au fond du tiroir qu'elle n'a aucune valeur. Il est très important de comprendre les mécanismes biologiques des migraines, mais il est tout aussi crucial de reconnaître l'influence des facteurs psychologiques et sociaux sur le cerveau.

Prenons un exemple dans un autre domaine médical. Dans les années 1960, selon les préceptes de la psycho-neuro-immunologie, on acceptait l'idée qu'une personne convaincue qu'elle allait guérir pouvait activer son système immunitaire et, de fait, provoquer la guérison. Cette rassurante « force du mental », selon l'expression familière, a connu un accueil très favorable dans la population. Encore aujourd'hui, l'importance des facteurs psychologiques est reconnue, même si le soutien au patient ne remplace pas la chimiothérapie.

Il est donc surprenant de constater que beaucoup de migraineux sont irrités lorsqu'on aborde les liens entre leurs migraines et leur état psychologique. Dans certains cas, la migraine chronique est associée à une situation stressante incontrôlable qui persiste depuis des années : un parent dont on prend soin, des difficultés conjugales, une instabilité financière, un milieu de travail hostile, un stress post-traumatique non résolu. Il n'est pas toujours possible de résoudre les conflits,

L'alcool et la migraine

Au regret de certaines personnes qui ne peuvent plus partager les toasts au champagne, à la bière ou au vin des diverses célébrations de la vie ordinaire, l'un des déclencheurs alimentaires les mieux connus est certainement l'alcool. De 17 à 76 % des migraineux décrivent un effet négatif de l'alcool en général. Plusieurs composants des boissons alcoolisées peuvent agir sur le cerveau, dont les sulfites et les tannins, trouvés surtout dans le vin rouge. De façon surprenante, certaines personnes tolèrent très bien un alcool mais pas un autre : il y a des migraineux qui ne peuvent pas tremper leurs lèvres dans une coupe de champagne, alors que d'autres ne sont sensibles qu'aux bières artisanales. On peut spéculer sur le rôle de la génétique dans ces sensibilités particulières, mais les connaissances à ce sujet sont encore limitées.

de changer de travail, de guérir ses proches ou de contrôler des cauchemars, mais il peut être bénéfique d'obtenir le soutien et l'orientation d'un psychologue pour travailler les perceptions de ces situations et trouver des façons de les vivre au quotidien. Dans certains cas, il y a des choix difficiles à faire, et l'écoute d'un professionnel neutre peut être très éclairante dans le processus de réflexion.

Les outils de gestion du stress et la gestion des horaires et de l'énergie

Le temps semble toujours manquer ; il est en effet rare d'entendre quelqu'un qui ne se décrive pas comme « débordé ». Dans la course folle de nos vies, il semble parfois impossible d'établir des priorités. Confronté à une accumulation de choses à faire, à des nuits de plus en plus courtes, à des responsabilités grandissantes, le migraineux peut très facilement tomber dans une tempête de crises. Cela peut facilement enclencher un cercle vicieux, puisque les crises ralentissent le fonctionnement et forcent à remettre les choses à plus tard, ce qui augmente encore plus le stress quotidien. Personne ne vient au monde avec un doctorat en gestion du temps. Dans certains cas, il suffit de mettre en application quelques conseils pour remettre les pendules à l'heure et reprendre le dessus (Encadré ci-contre). Mais parfois, un travail en profondeur est nécessaire, et l'aide d'un professionnel (ergothérapeute ou psychologue) peut s'avérer utile. La migraine peut forcer à ralentir le rythme de vie, et parfois la qualité de vie sera améliorée si on accepte certains compromis dans le quotidien. On insiste souvent sur le fait que les médicaments ne sont pas naturels, mais il n'est pas naturel non plus de dormir cinq heures par nuit ni de passer quinze heures par jour devant des écrans.

Le biofeedback

Cette technique thérapeutique peut être utilisée pour différents états pathologiques douloureux ou pour les troubles anxieux. Elle se base sur l'observation des réactions du corps au stress pour apprendre à diminuer le niveau de

Sept points à travailler pour améliorer la gestion du temps

1. Viser un rythme de travail régulier et non des périodes de surcharge menant à l'épuisement.
2. Séparer le travail en étapes concrètes et se fixer un échéancier réaliste.
3. Accepter de ralentir son rythme et de prendre des temps de repos.
4. Apprendre à dire non et à s'écouter au lieu de vouloir plaire aux autres.
5. Apprendre à reconnaître les symptômes d'alerte en cas de débordement.
6. Utiliser des techniques de gestion du stress.
7. Adopter des « soupapes » pour se relaxer, dont des activités plaisantes.

tension, afin d'apaiser et de stabiliser le corps et l'activité cérébrale. Les symptômes de tension observés incluent la contraction de certains muscles (temporaux, masticateurs, trapèzes), le rythme cardiaque, la température des extrémités et le rythme respiratoire. Les appareils de mesure permettent à la personne d'observer les manifestations du stress dans son corps. Par la suite, des exercices de respiration ou de détente sont appris, et leur effet sur les symptômes de stress est observé. Il peut être très rassurant de constater que, simplement en contrôlant sa respiration, il est possible de diminuer sa tension artérielle et de ramener la chaleur dans ses mains !

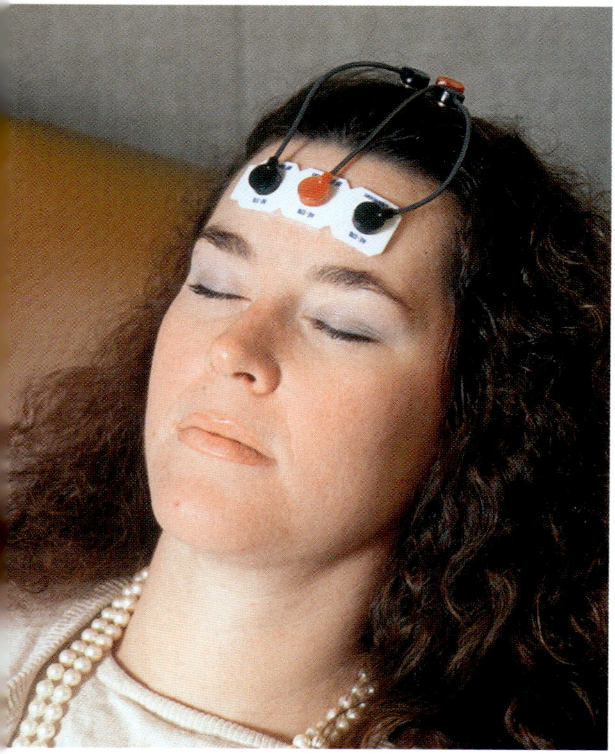

Le biofeedback est une technique éprouvée et efficace pour le contrôle des migraines, mais qui nécessite un investissement en temps et un effort d'apprentissage. Le processus prend des semaines, parfois des mois, et demande l'assistance d'un thérapeute compétent, en général un psychologue. L'avantage majeur du biofeed back est l'absence totale d'effets secondaires et la possibilité d'appliquer les techniques acquises dans une multitude de situations. Les enfants et adolescents sont très sensibles à l'effet du biofeedback. Cela dit, il n'est pas toujours facile de trouver un professionnel certifié. Une forme plus récente de thérapie, le neurofeedback, utilise l'analyse de l'activité cérébrale grâce à des électrodes placées sur le crâne. Les thérapeutes en neurofeedback rapportent une efficacité pour le contrôle des migraines, mais les études à ce sujet restent limitées.

La méditation et les techniques de relaxation

La méditation est un terme qui regroupe de nombreux concepts orientaux et occidentaux, dont la prière, la réflexion philosophique, les exercices de respiration ou la promenade quotidienne. Le mot « méditation » vient du nom de Mélété, la muse de la méditation et de l'exercice dans la mythologie grecque. Toute technique de méditation doit être pratiquée régulièrement pour être efficace. L'approche dite

« de pleine conscience » (*mindfulness*) a été élaborée par Jon Kabat-Zinn, chercheur au Massachusetts Institute of Technology, dans le but de mieux gérer le stress et les douleurs chroniques. La technique originale se base sur un programme de huit semaines. Quelques études sur la méditation pour soulager la migraine existent, mais il s'agit d'un domaine en développement.

La psychothérapie

Le recours aux services d'un psychologue doit être considéré si un problème de santé mentale influence les migraines. Cela dit, il est aussi possible d'utiliser la psychothérapie pour gérer la douleur chronique et ses répercussions sur l'humeur. L'approche cognitivo-comportementale peut alors se centrer sur les pensées négatives, comme les sentiments de culpabilité et de dévalorisation, pour les remplacer par des réflexions plus positives. La thérapie par l'acceptation et l'engagement est une de ces thérapies parfois utilisées pour gérer la douleur chronique. Le thérapeute peut aussi offrir un soutien important et un espace de discussion neutre sur les difficultés vécues. Les patients sont souvent craintifs à l'idée d'amorcer une thérapie et se demandent combien de temps ils devront y consacrer, combien cela leur coûtera et comment leur décision sera perçue par leur entourage. Il s'agit pourtant d'une décision importante qui peut mener à une amélioration réelle de la qualité de vie.

Amélie, 32 ans

Dans son travail de secrétaire, Amélie est constamment sollicitée. Elle trouve difficile de s'hydrater, car en buvant elle doit quitter souvent son poste pour aller aux toilettes. En soirée, elle boit de la tisane, pour compenser, mais passe la nuit aux toilettes. De plus, le matin, comme c'est la course folle avec ses deux filles, elle n'a pas le temps de déjeuner. Elle n'a pas non plus le temps de faire de l'exercice…
Après quelques crises pénibles, Amélie s'est prise en main. Elle a apporté une gourde au travail et se donne le droit d'aller aux toilettes. Le matin, elle prend un verre d'eau et une barre protéinée. Elle réserve son mardi soir à un cours de danse, et en échange son conjoint passe le jeudi soir avec ses amis. Elle est encore fatiguée par moments, mais les crises se sont espacées, et elle a appris à ne pas se négliger !

L'exercice et le yoga

Les bénéfices de l'activité physique sont innombrables, mais il peut parfois sembler impossible de placer deux heures de sport dans une semaine chargée. Selon le Ministère de la santé, il est recommandé de pratiquer 30 minutes d'activité sportive par jour. Cependant moins de la moitié des Français âgés de 15 à 75 ans atteignent un niveau d'activité physique favorable à la santé.

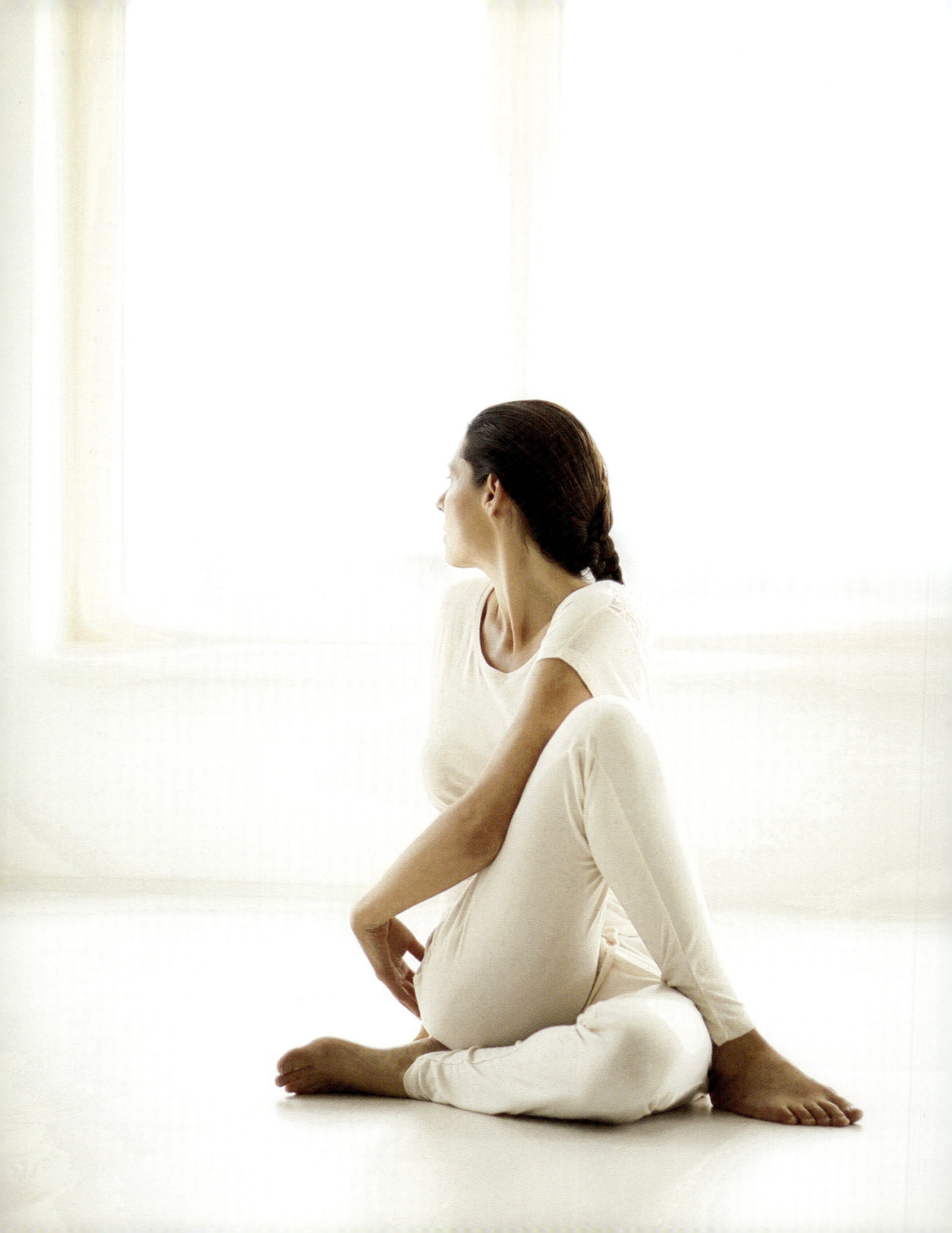

L'exercice régulier entretient la tonicité du corps et augmente sa résistance aux stresseurs quotidiens. Pour une personne en forme, monter des escaliers, porter des paquets, marcher pendant vingt minutes n'est pas vraiment un effort ni un stress. Mais pour une personne qui a l'habitude de rester assise ou qui n'est pas en forme, ces petites activités quotidiennes constituent un effort... et possiblement un déclencheur de crise de migraine. L'exercice est aussi une excellente façon d'évacuer le stress et de régulariser son sommeil. On l'a dit mille fois et on le redit une fois de plus : un esprit sain dans un corps sain. Trop souvent, les médecins ont tendance à laisser tomber les conseils sur l'activité physique en tenant pour acquis que leurs patients ne les suivront pas. Or, l'exercice est aussi efficace que bien des médicaments et devrait en fait être prescrit aussi sérieusement que n'importe quelle pilule (Encadré ci-contre).

La pratique du yoga a été étudiée en rapport avec le contrôle des migraines. Il existe effectivement des preuves d'un effet positif sur la fréquence des crises. Cela dit, la pratique du yoga n'est pas nécessairement facile et sécuritaire. Certaines postures peuvent être éprouvantes pour le cou. D'autres exigent une force musculaire significative que certaines personnes déconditionnées ne possèdent plus. Une personne dont la forme physique n'est pas très bonne devrait donc choisir une classe de débutants et signaler au professeur son statut ou carrément consulter un professeur de yoga thérapeutique.

Conseils pour choisir une activité physique

1. Ce sera difficile au début. Prévoyez de persévérer au moins deux mois.
2. Tenez un calendrier de vos séances.
3. Choisissez une activité qui respecte vos capacités et se place aisément dans votre horaire.
4. Gardez l'esprit ouvert, essayez quelque chose de nouveau qui vous intéresse.
5. Faites de l'exercice avec quelqu'un ou en groupe.
6. Visez la régularité plus que l'intensité.
7. Si l'activité physique déclenche vos crises, obtenez l'aide d'un professionnel pour adapter votre pratique.
8. Prenez conscience des bienfaits de l'exercice. Et surtout, félicitez-vous !

Le migraineux doit placer son cerveau dans de bonnes conditions de fonctionnement. Le fait de se prendre en charge, de s'occuper de soi, de prendre soin de son corps devrait être vu comme un cadeau que l'on se fait et non comme une punition que l'on s'inflige. Certains patients regrettent de ne plus pouvoir sortir tard, boire de l'alcool, manger gras, regarder la télé avant de se mettre au lit, etc. Cela en dit beaucoup sur les standards de notre société d'abondance, de loisirs et de sédentarité où nous avons toute la liberté de nous nuire. Quoi qu'il en soit, la gestion des habitudes de vie est assurément la première étape dans le traitement des migraines.

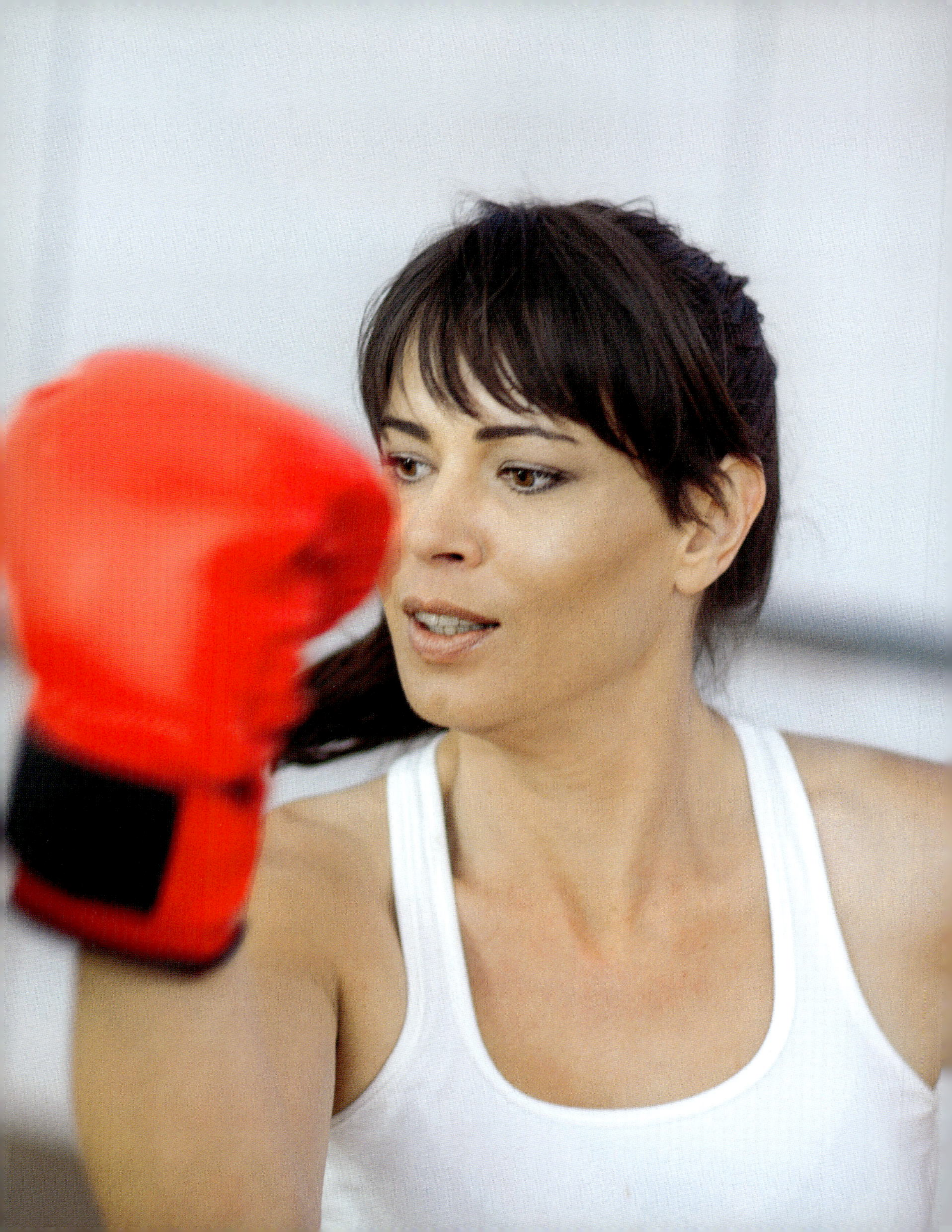

CHAPITRE 7

Casser la crise

J'avais une migraine affreuse, je ne pensais plus, je ne vivais pas. J'étais indifférente à toutes choses.

George Sand, *Histoire de ma vie*

Vous le redoutiez, vous le pressentiez, maintenant vous le savez : la crise est commencée. Les premiers symptômes apparaissent. Si vous souffrez de crises sévères et que vous n'avez pas de traitement de crise, cela annonce une bien mauvaise journée. Comment faire pour ne pas vous retrouver au lit avec la nausée ou encore pâle et au ralenti devant votre ordinateur ? Comment ne pas annuler votre soirée entre amis ? Et surtout, comment ne pas finir en salle d'urgence ?

Beaucoup de migraineux n'auront jamais besoin de voir un médecin : leurs crises resteront peu fréquentes et seront facilement traitées avec des médicaments sans ordonnance. Mais si vous avez essayé ces médicaments, avez demandé conseil au pharmacien, et que malgré tout vous restez dans l'impossibilité de fonctionner en raison de vos crises, il faut obtenir un traitement plus adapté, souvent sur ordonnance. Plusieurs essais sont parfois nécessaires avant de trouver l'option qui vous convient (Encadré page 142). Un traitement inefficace doit être abandonné, alors qu'un traitement fiable et toléré sera adopté à long terme.

L'OBJECTIF DU TRAITEMENT DE CRISE

L'objectif du traitement de crise est le retour aux activités, idéalement sans avoir à s'aliter. Bien entendu, dans les cas de crises sévères, il peut être nécessaire de s'allonger pour un moment afin de bien interrompre le processus, mais si vous devez passer l'après-midi couché à cause de votre migraine, il faut peut-être chercher un nouveau traitement de crise. Les attentes des patients concernant les traitements de crise ont été étudiées. Les résultats de ces études indiquent que le traitement devrait soulager le mal de tête mais aussi les symptômes migraineux associés, comme l'intolérance à la lumière et la nausée. Les effets secondaires ne devraient pas empêcher le retour aux activités. L'effet devrait être fiable et reproductible d'une crise à l'autre.

Six concepts de base dans le choix d'un traitement de crise

1. Le but du traitement de crise est de permettre un retour aux activités dans les deux heures suivant la prise du médicament.
2. Il n'existe pas de « meilleur traitement » contre les crises de migraine. Chaque personne réagit différemment aux différentes molécules.
3. La seule façon de trouver un traitement efficace et toléré est de faire des essais et d'observer le succès de chaque stratégie.
4. Quel que soit le traitement utilisé, le fait de le prendre rapidement, au début de la crise, augmente les chances de succès.
5. Si les crises ne sont pas bien contrôlées avec un seul médicament, il faut essayer des combinaisons.
6. Certains migraineux ont des crises d'intensités différentes et ont donc besoin de différentes combinaisons adaptées à chaque situation.

LES TRAITEMENTS DISPONIBLES

Plusieurs classes pharmacologiques sont disponibles pour interrompre une crise migraineuse. Les principaux médicaments utilisés sont l'acétaminophène, les anti-inflammatoires, les triptans et les dérivés de l'ergot de seigle. Ces médicaments ont tous une histoire remontant à un traitement médicinal à base de plantes. Les antinauséeux sont souvent pris en combinaison avec d'autres traitements si la nausée est sévère. Les opiacés, ou narcotiques, devraient le plus souvent être évités dans le traitement de la migraine ; nous en reparlerons plus loin.

L'ACÉTAMINOPHÈNE ET LES ANALGÉSIQUES COMBINÉS

Cet analgésique simple ou de premier palier est facile à se procurer et est parfois efficace... mais pas très souvent. Au Canada et aux États-Unis, plusieurs combinaisons rassemblant l'acétaminophène, la caféine et la codéine existent. Ces combinaisons peuvent être plus efficaces que l'acétaminophène seul mais comportent un risque plus élevé de céphalée médicamenteuse.

Les anti-inflammatoires non-stéroïdiens ou AINS

On qualifie ces anti-inflammatoires de « non-stéroïdiens » pour les opposer à la cortisone, qui fait partie des stéroïdes et qui a aussi des propriétés anti-inflammatoires. La crise migraineuse est causée par une inflammation dite neurogène déclenchée par le cerveau, comme nous l'avons vu au chapitre 3. Il est donc peu surprenant que les anti-inflammatoires soient utiles pour interrompre une crise migraineuse. Il y a plusieurs sortes d'anti-inflammatoires, les plus courants étant l'aspirine et l'ibuprofène (Figure 45, p. 146). Le naproxène est un AINS souvent prescrit pour soulager les migraines et il a l'avantage d'une longue durée d'action. Cela dit, certains patients lui préfèrent quand même l'ibuprofène en préparation Liqui-Gel, qui a une durée d'action plus courte mais une action plus rapide. Une forme récente, le diclofenac potassique en poudre (Cambia), permet une absorption très rapide. Les différents AINS ont des structures chimiques différentes, c'est pourquoi les effets de chaque type peuvent varier selon les personnes. Les AINS peuvent provoquer des brûlures d'estomac. Il est parfois recommandé de les prendre avec un peu de nourriture, ce qui n'est pas toujours possible lors d'une crise.

Certaines personnes ne peuvent pas utiliser d'anti-inflammatoires. Celles qui souffrent de maladies inflammatoires de l'intestin (colite ulcéreuse, maladie de Crohn), d'hypertension mal contrôlée, d'insuffisance rénale, d'ulcère d'estomac actif ou encore d'allergies doivent s'abstenir de prendre ces médicaments.

Les triptans

Les triptans ont littéralement révolutionné le monde de la migraine (Encadré page 145). La prescription d'un triptan adéquat peut réellement changer la vie d'un patient migraineux.

Les triptans sont conçus pour traiter les migraines. Ce ne sont pas des analgésiques : inutile de les prendre si vous avez mal au dos ou aux dents ! Ils agissent spécifiquement sur les récepteurs de la sérotonine situés dans le cerveau en les stimulant. Même aujourd'hui, nous ne savons pas exactement pourquoi cette action sur le système de la sérotonine permet d'interrompre une crise migraineuse. Dans le cerveau, les récepteurs de la sérotonine sont situés sur les artères cérébrales, dans le tronc cérébral et dans le cortex de façon diffuse. Il est possible que les triptans agissent de plusieurs façons différentes.

Depuis l'apparition du sumatriptan, six autres triptans ont été commercialisés (Figure 48, p. 149). La plupart d'entre eux ont maintenant des équivalents génériques. Leur efficacité est estimée supérieure à celle de l'acétaminophène (Figure 46, p. 147). Malgré cela, seulement 10 à 20 % des migraineux déclarent les utiliser. Pourquoi ? L'utilisation optimale des triptans est limitée par plusieurs facteurs (Encadré page 147).

(suite page 146)

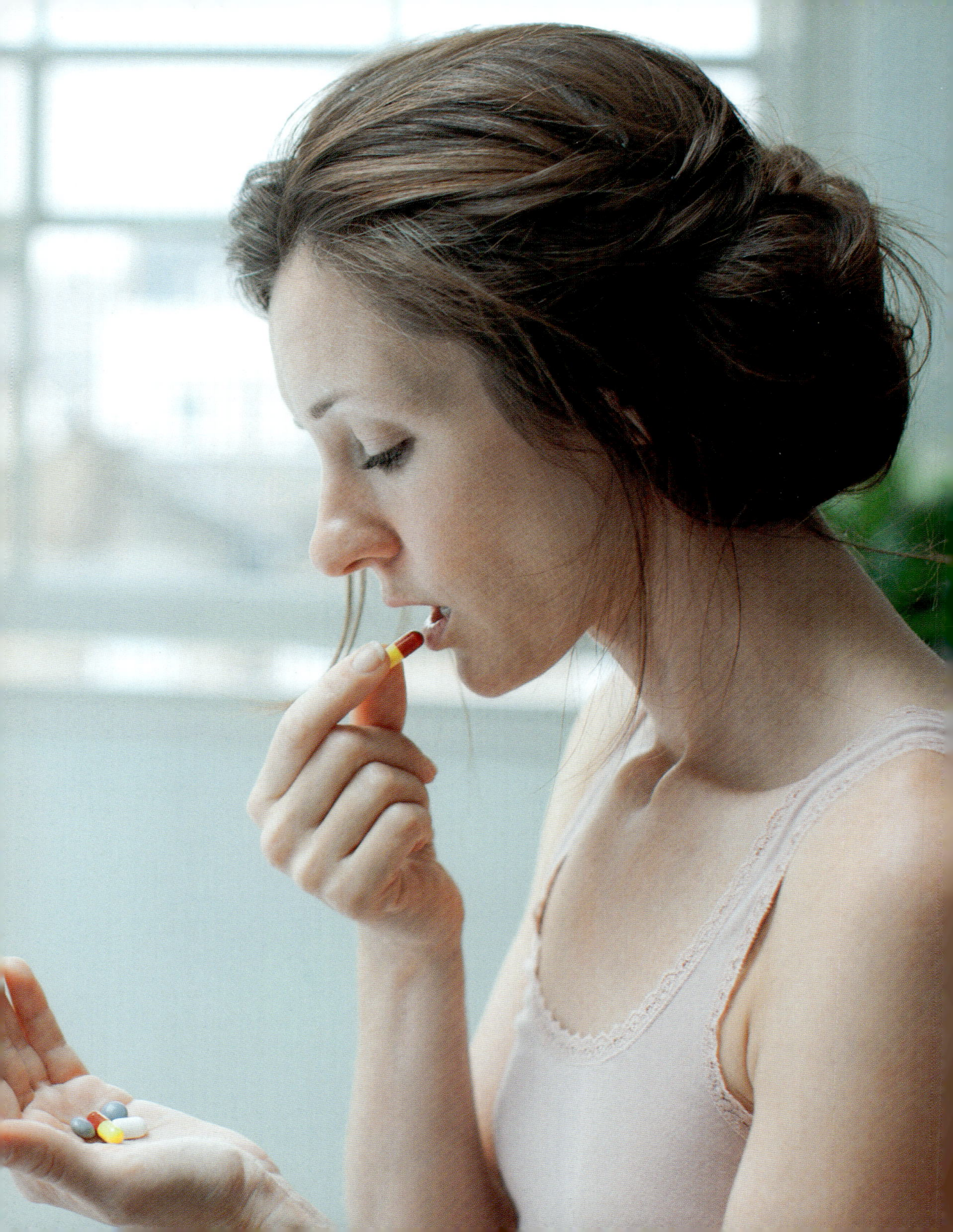

Histoire des triptans

Au Moyen Âge, le pain de seigle fait partie du régime habituel des moines et des paysans. Par temps pluvieux, le seigle est attaqué par le champignon *Claviceps purpurea*. Ce champignon ressemble vaguement à un ergot de poulet attaché au seigle, d'où son nom français : ergot de seigle. Récolté avec la céréale, il est moulu et intégré à la farine. Mais il contient une substance qu'on appellera plus tard l'ergotamine et qui stimule les récepteurs de la sérotonine du cerveau et des artères cérébrales des humains. Consommer ce pain de seigle contaminé peut entraîner des conséquences catastrophiques, soit des hallucinations et une gangrène extrêmement douloureuse : le feu de saint Antoine, ou mal des ardents. Pour se guérir, les malades entamaient autrefois un pèlerinage pour prier saint Antoine. Ce voyage était souvent perçu comme miraculeux, car puisqu'ils cessaient alors de manger le pain empoisonné d'ergot de seigle, leur circulation sanguine se rétablissait, et la gangrène guérissait.

À force d'observations, on a fini par comprendre les effets du *Claviceps purpurea* sur les artères et, au XIXe siècle, on a commencé à traiter les hémorragies utérines en utilisant une pâte d'ergot de seigle broyé pour resserrer les artères de l'utérus.

Depuis longtemps déjà, la migraine était associée à une dilatation des artères. De fil en aiguille, on a pensé à utiliser la *Claviceps purpurea* pour la soigner. Et les effets se sont avérés positifs. C'est ainsi qu'est née l'ergotamine, un traitement médical venant du champignon *Claviceps purpurea*.

La science a progressé, on a découvert dans les années 1950 les récepteurs de la sérotonine. Le mot « sérotonine » vient d'ailleurs de ses propriétés vasoconstrictrices : « séro- », contenu dans le sérum ou le sang, et « -tonine », qui augmente le tonus vasculaire. Les propriétés neurologiques de la sérotonine, entre autres son rôle dans le maintien de l'humeur, seront découvertes bien plus tard. Enfin, après un travail de synthèse pharmacologique, le sumatriptan, un agoniste sélectif de la sérotonine dont les effets vasculaires sont moindres que ceux de l'ergotamine, est mis sur le marché en 1980. C'est une véritable révolution. Des milliers de migraineux ont découvert qu'ils pouvaient mettre fin à leurs crises sans rester au lit pendant des jours.

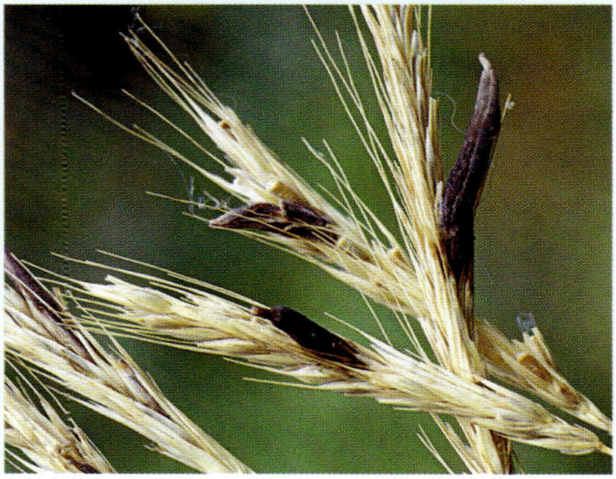

↖ L'ergot de seigle : *Claviceps purpurea*

Même si les triptans sont très efficaces pour la majorité des migraineux, ils ne le sont pas pour tous. Près de 30 % de la population est insensible à leur action. Une cause génétique a été avancée pour expliquer cette statistique. Cela dit, avant de déclarer qu'une personne est

TRAITEMENTS DE CRISE COURANTS : ANTI-INFLAMMATOIRES

AINS	Doses disponibles	Formes disponibles	Commentaires
PARACÉTAMOL (DAFALGAN, DOLIPRANE ET AUTRES COMBINÉS)	150 à 1000 mg	Oral : comprimé et liquide Suppositoire	Analgésique plutôt qu'un anti-inflammatoire. Nombreuses combinaisons avec d'autres produits dont des narcotiques.
IBUPROFÈNE* (ADVIL, ANTARENE)	200 à 600 mg	Oral : comprimés et Liqui-gel	Accessible sans prescription.
NAPROXÈNE (NAPROSYN, APRANAX)	250 à 1000 mg	Oral : comprimé et liquide Suppositoire	Longue demi-vie. La forme sodique est absorbée plus rapidement.
ACIDE ACÉTYLSALICYLIQUE (ASPIRINE)**	325 mg 500 mg 900 mg suggeré pour la migraine	Oral : comprimé et effervescent Suppositoire	Existe en combinaison avec de la caféine. Peut être utilisé avec le métoclopramide.
KÉTOPROFÈNE* (BIPROFENID, PROFENID)	25 à 200 mg	Oral : comprimé et liquide Suppositoire	fréquemment utilisé.
DICLOFENAC SODIQUE (VOLTAREN, ARTOTEC)	50 mg	Oral : comprimé et liquide Suppositoire	
INDOMÉTHACINE (INDOCID)	25-50-100 mg 50 à 100 mg	Oral Suppositoire	Parfois mal toléré mais parfois très efficace.

* Autorisation de mise en marché (AMM) spécifique pour la migraine.

** Autorisation de mise en marché seulement si combiné avec métoclopramide (Primpérn).

FIGURE 45

triptan-insensible, il est essentiel d'en essayer plusieurs, puisque l'efficacité des différents triptans varie d'une personne à l'autre. Les principales contre-indications sont les suivantes : la grossesse (à discuter avec le médecin), l'hypertension mal contrôlée, les maladies vasculaires (infarctus coronarien, accident vasculaire cérébral, insuffisance artérielle dans les jambes) et, dans certains cas, des intolérances. Les allergies aux triptans sont très rares.

Les craintes concernant les triptans

Bien souvent, les triptans sont perçus comme dangereux, et leur prix est assez élevé si on le compare à celui des anti-inflammatoires. Cela contribue à leur donner une image de médicaments puissants et donc dangereux. En stimulant les récepteurs de la sérotonine, ils entraînent une légère vasoconstriction des artères. Pour cette raison, on ne peut les prescrire aux personnes qui souffrent d'hypertension mal contrôlée, de maladie cardiaque ou qui ont fait un accident vasculaire cérébral (AVC). Toujours en raison de leur action sur les récepteurs de la sérotonine, les triptans ont fait l'objet d'un avertissement de la Food and Drug Administration (FDA) recommandant qu'ils ne soient pas prescrits aux personnes qui prennent des antidépresseurs, puisque ceux-ci stimulent aussi le système de la sérotonine. L'effet de stimulation des deux médicaments combinés pourrait entraîner un syndrome sérotonergique, une réaction potentiellement dangereuse de l'organisme.

Les freins à l'utilisation optimale des triptans

1. Accès limité à l'ordonnance, surtout pour un patient sans médecin de famille.
2. Formation des médecins de famille probablement insuffisante au sujet des triptans.
3. Craintes disproportionnées des médecins, des pharmaciens et de la population concernant les risques des triptans.
4. Instructions insuffisantes données au patient, essais infructueux.
5. Nombre de renouvellements insuffisant sur les ordonnances.
6. Coût prohibitif, remboursement partiel par les assurances.

LA SATISFACTION EST SUPÉRIEURE AVEC LES TRIPTANS QU'AVEC L'ACÉTAMINOPHÈNE

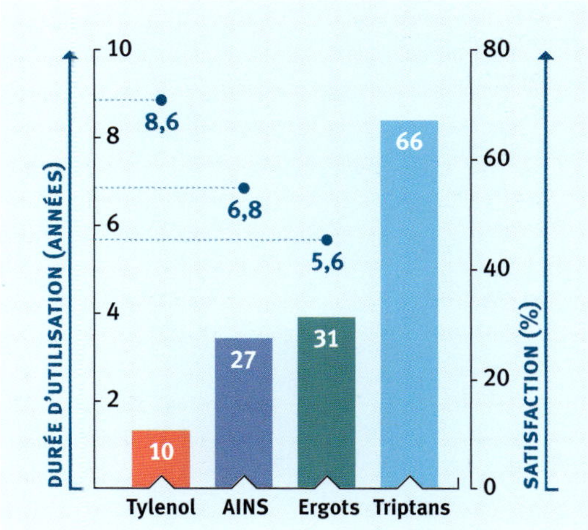

FIGURE 46 Diamond, *Am J Med*, 2005.

UN TRAITEMENT TARDIF CONDUIT À L'ÉCHEC

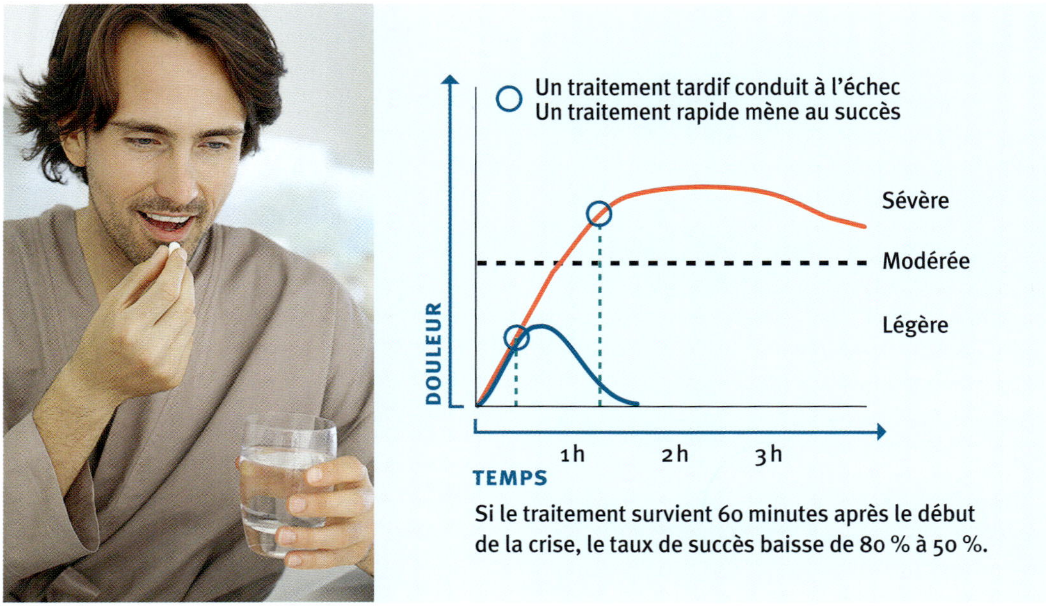

FIGURE 47

Mais l'American Headache Society a revu tous les cas de syndrome sérotonergique en lien avec les triptans et a établi que le risque de développer un tel syndrome à cause des triptans était négligeable. Il faut aussi souligner que ces médicaments sont pris de façon sécuritaire par des millions de personnes depuis plus de vingt ans.

L'épuisement des triptans

L'épuisement des triptans est un phénomène bien connu des médecins. Il arrive, sans qu'on comprenne exactement pourquoi, qu'un triptan qui était efficace depuis des années devienne moins fiable. Il faut d'abord vérifier que cette perte d'efficacité ne dépend pas d'une surutilisation. Si la prise dépasse 10 jours par mois, c'est peut-être le problème, et il faut penser à effectuer un sevrage. Mais s'il n'y a pas d'abus, il pourrait s'agir d'un épuisement (ce qui n'est pas un terme scientifique reconnu, mais un mot utilisé couramment en pratique). Dans cette situation, la meilleure chose à faire reste de changer de triptan. Il arrive même qu'après une pause de quelques mois le triptan « épuisé » redevienne efficace. Pour éviter cet épuisement, certains patients alternent deux triptans (toujours en surveillant

TRAITEMENTS DE CRISE : TRIPTANS

Triptan	Doses	Formes disponibles	Commentaires La réponse à un triptan varie beaucoup d'une personne à l'autre.
SUMATRIPTAN IMIGRANE IMIJECT	100 mg	Vaporisateur nasal 10 à 20 mg Injectable 6 mg	Premier triptan commercialisé. Triptan de référence dans plusieurs études. AMM en pédiatrie. Certaines données en grossesse.
ZOLMITRIPTAN ZOMIG, ZOMIGORO	2,5 mg 5 mg	Vaporisateur nasal Fondant	AMM en pédiatrie. Le vaporisateur nasal est une bonne option pour les crises violentes mais attention au mauvais goût.
RIZATRIPTAN MAXALT	5 mg 10 mg	Fondant	AMM en pédiatrie.
NARATRIPTAN NARAMIG	2,5 mg	Comprimé	Moins d'effets secondaires. Délai du pic d'action.
ELETRIPTAN RELPAX	40 mg	Comprimé	Moins de récurrence selon certaines études.
ALMOTRIPTAN ALMOGRAN	6,25 mg 12,5 mg	Comprimé	Moins d'effets secondaires.
FROVATRIPTAN TIGREAT, ISIMIG	2,5 mg	Comprimé	Longue durée d'action. Délai du pic d'action. Moins d'effet secondaires.

Tous les triptans sont contre-indiqués en cas de maladie vasculaire (infarctus, maladie coronarienne, AVC, hypertension non contrôlée, etc.).

Ces médicaments sont disponibles uniquement sous prescription et leur usage devrait être discuté avec un médecin pour favoriser une utilisation efficace et sécuritaire.

Les triptans sont disponibles en forme générique.

DÉRIVÉS DE L'ERGOT DE SEIGLE

ERGOTAMINE (GYNERGÈNE CAFÉINE)	1 mg	Comprimé	Plus d'effets secondaires que les triptans.
DIHYDROERGO-TAMINE (DHE, DIERGOSPRAY)	1 mg	Comprimé	Forme injectable utile mais nécessite apprentissage. Forme intra nasale à absorption variable, assèche lamuqueuse nasale.

FIGURE 48

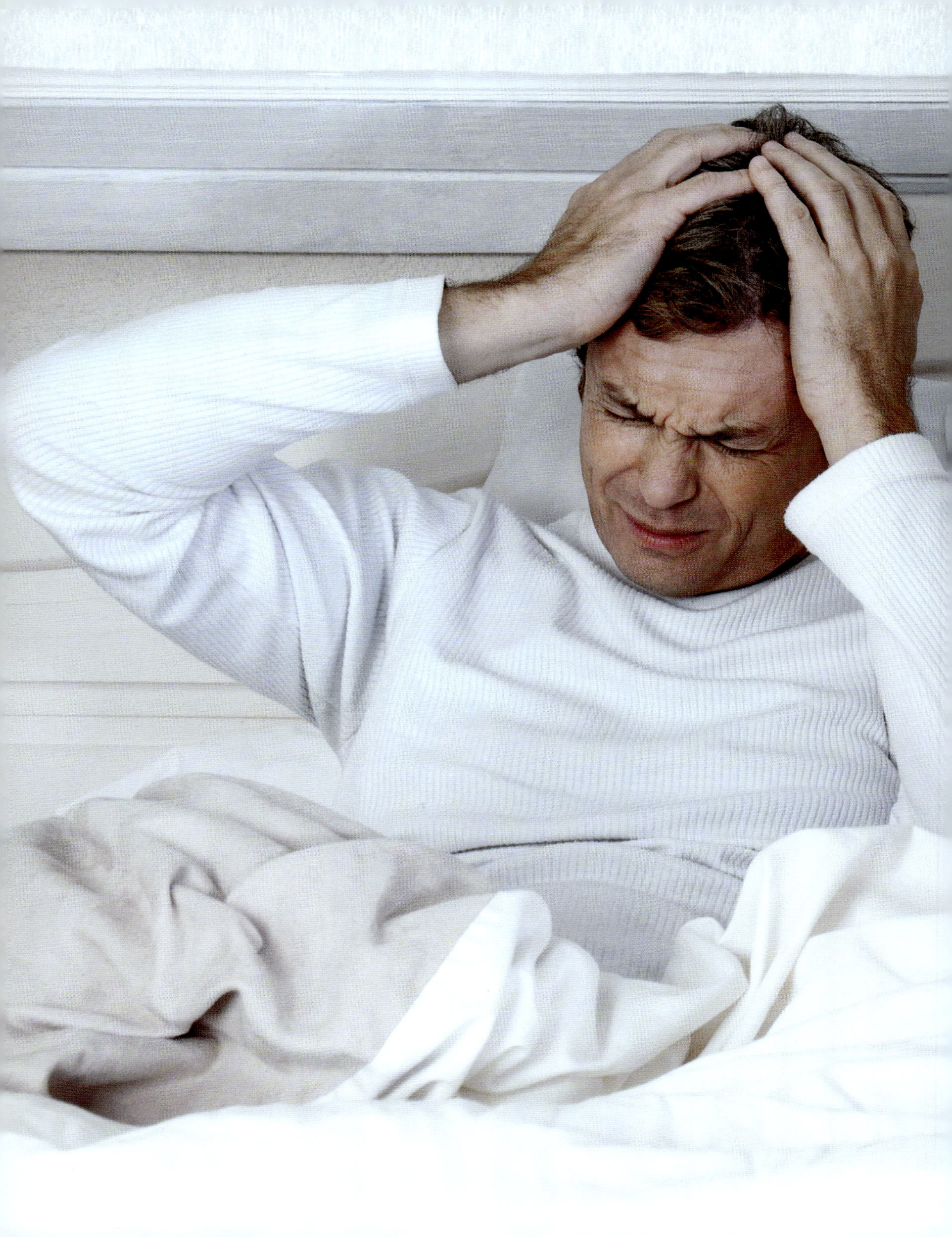

la surutilisation), mais nous ne savons pas si cette technique est réellement efficace.

Les dérivés de l'ergot de seigle

Ces médicaments sont les ancêtres des triptans. L'ergotamine (Cafergot) est très rarement utilisée de nos jours en Amérique du Nord, mais son emploi est assez fréquent en Amérique latine. La dihydroergotamine (DHE) est en revanche bien utile, puisqu'elle a la réputation de ne pas produire de céphalée médicamenteuse. Certains protocoles utilisant la DHE sous forme intraveineuse ou sous-cutanée sont employés par les cliniques de céphalée pour les sevrages ou encore les céphalées chroniques difficiles à maîtriser ainsi que les status migraineux. La DHE existe aussi sous forme intranasale, mais l'absorption est moins fiable et elle déclenche souvent une sécheresse des muqueuses qui est désagréable. Une forme à inhaler au moyen d'une pompe est à l'étude.

CARACTÉRISTIQUES DES CRISES INFLUENÇANT LE CHOIX D'UN TRAITEMENT

Caractéristique	Possibilité	Conséquence dans le choix du traitement
TYPE DE CRISES	Une seule sorte ou plusieurs sortes	En présence de plusieurs sortes de crises, il peut être nécessaire d'utiliser plusieurs combinaisons différentes.
SYMPTÔMES ANNONCIATEURS	Présence d'un prodrome ou d'une aura	Si vous avez des signes annonciateurs, il est facile de traiter rapidement. Si la crise apparaît sans avertissement, c'est plus difficile.
RAPIDITÉ D'APPARITION DE LA DOULEUR	Montée lente ou rapide	Une crise qui s'installe rapidement est plus difficile à contrôler.
SYMPTÔMES DIGESTIFS	Présence de nausées ou de vomissements	Ces symptômes signifient que les médicaments pris par la bouche risquent de ne pas fonctionner.
HORAIRE D'APPARITION	Crises qui apparaissent la nuit ou au réveil	Une crise déjà avancée présente au réveil rend le contrôle plus difficile. Les options « rapides » sont à considérer.
DURÉE HABITUELLE DES CRISES	La douleur a tendance à revenir, présence d'une récidive	Les crises de longue durée sont très frustrantes. L'ajout d'anti-inflammatoires de longue durée peut prévenir la récidive.

FIGURE 49

Les antiémétiques

Le traitement de la crise de migraine peut inclure un médicament pour le contrôle des nausées. Le dimenhydrinate (Gravol) est l'option la plus courante. Certains antiémétiques antidopaminergiques administrés par voie intraveineuse (métoclopramide, prochlorpérazine, chlorpromazine) ont aussi une action antimigraineuse et sont souvent utilisés dans les salles d'urgence. La somnolence est un effet secondaire fréquent et des réactions défavorables comme l'hypotension ou des symptômes dystoniques sont parfois observées.

Les narcotiques : une option à risque

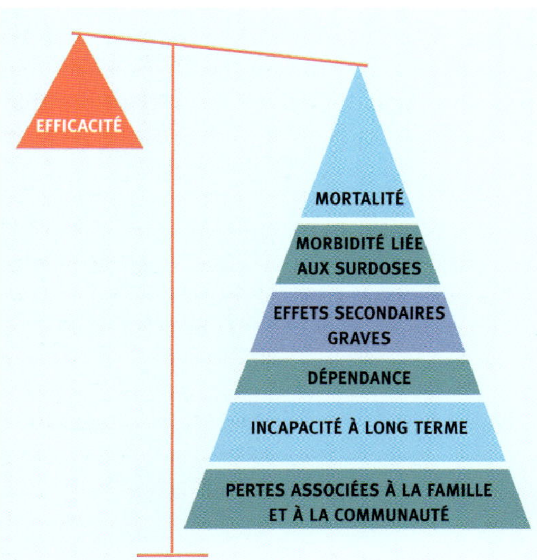

FIGURE 50 D'après Franklin, « Opioids for chronic noncancer pain », *Neurology*, 2014.

Les narcotiques : pourquoi il faut les éviter

Les narcotiques, ou opiacés, comprennent plusieurs molécules de la famille de la morphine (Statex). Les principales formes en circulation sont la codéine, l'oxycodone, l'hydromorphone et le fentanyl. De nouvelles formulations sont apparues plus récemment, dont la buprénorphine, le tramadol et de nombreux autres. Ces médicaments étaient auparavant réservés aux douleurs cancéreuses et aux douleurs aiguës et postopératoires. Dans les années 1990, sur la base d'avis d'experts, et non pas d'études scientifiques, les narcotiques ont été recommandés pour le traitement des douleurs chroniques comme les douleurs lombaires et cervicales, ainsi que pour la fibromyalgie. Aujourd'hui, le marché des narcotiques a explosé, la toxicomanie liée aux médicaments d'ordonnance aussi, et les États-Unis consomment 80 % des opiacés dans le monde. La communauté médicale a été forcée de constater que l'utilisation chronique des narcotiques peut entraîner des conséquences sérieuses : dépendance, utilisation criminelle, fractures de la hanche, accidents de voiture (Figure 50). Mais surtout, même si le patient narcotraité se dit soulagé partiellement, il n'est pas rare que sa capacité à fonctionner au quotidien et sa qualité de vie ne soient pas réellement améliorées. Le phénomène de la douleur chronique a été exploré en détail dans plusieurs ouvrages. Sa prise en charge doit être basée sur une approche holistique, globale, et pas seulement sur la prescription de narcotiques.

Les narcotiques sont souvent prescrits pour le traitement des migraines, particulièrement aux États-Unis, où les triptans ne sont pas toujours remboursés par les compagnies d'assurances. Ces médicaments ont plusieurs désavantages qui incitent la majorité des spécialistes dans le domaine des céphalées à éviter leur utilisation. On peut observer des effets secondaires tels que l'apathie, la constipation, la nausée. Cela dit, le principal problème découle de leur tendance très forte à entraîner de la dépendance et un phénomène de rebond ou de céphalée médicamenteuse. Certains auteurs suggèrent que la prise de narcotiques plus de sept jours par mois peut entraîner une chronicisation des maux de tête. Un chercheur renommé du Michigan, le Dr Joel Saper, gère depuis des dizaines d'années un centre de céphalées réfractaires. Initialement convaincu de l'efficacité des narcotiques, il les a employés pour un grand nombre de patients. En 2008, il a publié plusieurs articles décrivant son expérience et résumant ses recommandations de prise en charge. Selon lui, même avec un suivi multidisciplinaire et rapproché (suivi que la plupart des médecins ne sont pas en mesure d'offrir), moins de 10 % des patients profitaient réellement de la prise de narcotiques pour leurs céphalées chroniques.

Nous ne disposons pas de traitements parfaitement efficaces contre les migraines. La tentation des narcotiques se présente donc bien souvent au fil du parcours du combattant migraineux. Dans certains cas, ils peuvent être utiles de façon très sporadique, en tant que traitement de dernier recours pour éviter une visite aux urgences à cause d'une crise exceptionnellement sévère. Il est essentiel de souligner que, dans la vaste majorité des cas, les narcotiques,

Il faut traiter à temps

La situation est classique. Vous êtes, disons, au travail. Vous avez passé une nuit difficile, peut-être n'avez-vous pas eu le temps de dîner. Une petite douleur dans la tempe apparaît, c'est le premier signe. Selon votre longue (trop longue) expérience, d'ici une heure ou deux, la douleur sera plus intense, vous ne pourrez plus vous concentrer sur votre travail, et d'ici la fin de la journée, vous aurez mal au cœur. La chose la plus raisonnable à faire serait de prendre un comprimé. Mais déjà, une petite voix vous parle : « Es-tu bien certain que c'est une migraine ? Peut-être que ça va passer tout seul… Si tu prenais un petit verre d'eau… De toute façon, tu as oublié ton Zomig dans l'auto, tu ne vas tout de même pas perdre du temps à aller le chercher… Puis, rappelle-toi, la voisine t'a dit que ces médicaments étaient forts et pouvaient te rendre dépendant… La dernière fois, tu as eu un coup de barre après en avoir pris, alors attends un peu… » Ces nombreux arguments ont raison de votre motivation. Deux verres d'eau plus tard, la douleur est plus forte. Est-il encore temps de traiter ?

malgré un bénéfice initial, peuvent nuire au patient et entraîner des conséquences désastreuses difficiles à contrôler. La décision d'employer des narcotiques pour une céphalée chronique réfractaire devrait être prise par un médecin expérimenté dans ce domaine spécifique de la médecine et capable d'offrir un suivi adapté.

LES AUTRES TECHNIQUES : OPTIMISER LE TRAITEMENT

Comme nous l'avons vu au chapitre 2, ce ne sont pas les traitements originaux qui manquent dans l'histoire de la migraine. Depuis les bains parfumés à la rose jusqu'aux tranches de patate de nos grand-mères, en passant par les gels de menthol, les casques rafraîchissants et le massage des points d'acupression, les options abondent. Il est impossible de décrire l'ensemble de ces techniques, qui pour la plupart ne sont d'ailleurs pas scientifiquement éprouvées. Rappelons qu'il est essentiel de s'assurer que le traitement envisagé est sécuritaire et que, en cas d'inefficacité, il devrait être abandonné. Rappelons aussi que l'effet placebo d'un traitement peut réellement interrompre une crise migraineuse, ce qui n'est pas à dédaigner.

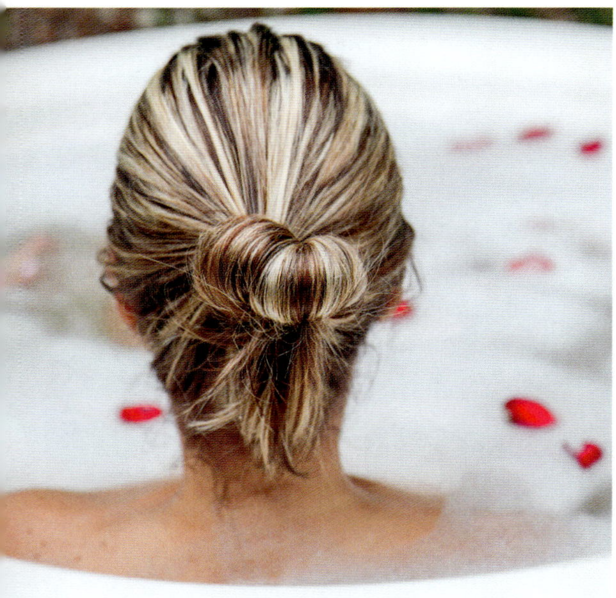

LES FACTEURS À PRENDRE EN COMPTE : COMMENT SE DÉROULENT VOS CRISES ?

Le déroulement habituel de vos crises est un des facteurs les plus importants à considérer dans le choix de votre traitement de crise. Avez-vous plusieurs types de crises ou bien un seul ? Les éléments à observer sont résumés dans le tableau des caractéristiques à la page 151 (figure 49).

LES OPTIONS RAPIDES

Certains migraineux ont des crises violentes qui peuvent s'accompagner de vomissements et d'une incapacité totale à fonctionner. Ces crises peuvent durer plusieurs jours si on ne les contrôle pas dès le début. Lors de la crise migraineuse, l'estomac fonctionne souvent au ralenti – c'est ce qu'on nomme la gastroparésie migraineuse, ou estomac faible –, ce qui empêche l'absorption des médicaments même si la nausée n'est pas encore présente. Si l'estomac est faible, il faut trouver d'autres façons de prendre les médicaments. Plusieurs options sont disponibles.

Les formes fondantes ou sublinguales (sous la langue)

Les substances offertes sous cette forme ne sont pas vraiment absorbées plus rapidement que les comprimés ordinaires, mais elles ont l'avantage de ne pas nécessiter de verre d'eau. La salive est suffisante pour les dissoudre et les avaler. En revanche, elles ont parfois un goût prononcé que certains patients n'aiment pas.

Les suppositoires

Ils sont en général peu appréciés, car l'insertion dans le rectum semble difficile pour certaines personnes. C'est néanmoins une option à ne pas négliger. Le rectum est irrigué par des veines qui absorbent rapidement la médication, ce qui fait qu'un médicament intrarectal est presque aussi rapide qu'une intraveineuse ! Lorsqu'on utilise un suppositoire, il faut s'assurer de bien l'insérer. En théorie, une fois qu'il est placé au-delà du sphincter anal, il est en quelque sorte aspiré par l'ampoule rectale et ne ressort pas. Certains patients ont des difficultés à utiliser les suppositoires, car ils n'osent pas les insérer assez profondément. Quelques explications sont parfois nécessaires pour permettre leur utilisation adéquate.

Les vaporisateurs intranasaux

Ce type de vaporisateurs est parfois très utile. Le médicament est vaporisé dans le nez et est absorbé par la muqueuse nasale. Il faut souvent un peu d'expérience pour bien coordonner la poussée du jet avec l'inhalation, mais une fois que la méthode est maîtrisée, elle est bien pratique. Puisque le médicament est absorbé rapidement, la dose dans le sang est un peu plus forte et les effets secondaires peuvent être plus importants. Une partie du produit est avalée, c'est normal, mais le goût est parfois très désagréable. Une petite gorgée de jus est à prévoir pour faire passer le tout.

Les injections

Rares sont les personnes qui aiment l'idée d'avoir à s'injecter elles-mêmes des médicaments. Mais, dans certains cas, c'est une option qui sauve la mise. Il y a plusieurs types de médicaments injectables. Certains demandent un assemblage maison de la seringue, c'est-à-dire qu'il faut apprendre à prélever le produit dans une fiole, puis se l'injecter avec une seringue ordinaire. Cela demande un apprentissage supervisé par une infirmière. D'autres produits existent en auto-injecteurs qui ressemblent un peu à un EpiPen et sont plus faciles à utiliser. Les options injectables ont l'avantage de la rapidité, mais les effets secondaires sont parfois plus marqués qu'avec les comprimés. Il peut toutefois être préférable de subir quelques effets secondaires plutôt qu'une crise terrible.

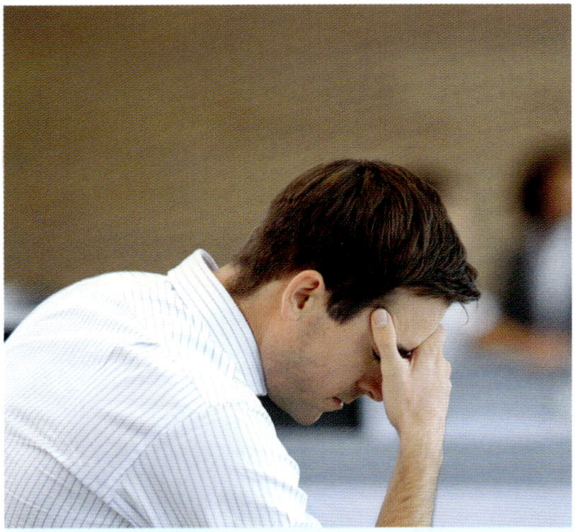

Le succès d'un traitement

L'homme prêt au combat s'est déjà battu ;
je ne perds rien à m'apprêter.
Miguel de Cervantes

Vous êtes au travail après une nuit un peu trop courte. Les dernières semaines ont été éprouvantes. Ce matin, vous n'avez pas eu le temps de déjeuner. Vers 10 heures, une pression s'installe dans votre tempe droite : premier signe de migraine. Action... réaction ! Dans votre tiroir de bureau se trouvent justement vos médicaments, et vous avez une bouteille d'eau avec vous. Vous vous traitez sur-le-champ et vous prenez quelques minutes pour respirer. Une demi-heure plus tard, la douleur est partie. Vous pouvez commencer votre réunion avec confiance... et planifier de vous coucher tôt, ce soir !

Les combinaisons

Les patients sont souvent inquiets à l'idée de prendre plusieurs médicaments en même temps pour traiter une crise. Encore une fois, cette méfiance naturelle peut être nuisible, car certaines crises migraineuses violentes ne peuvent pas être contrôlées avec un seul médicament. Les AINS et les triptans ont des mécanismes d'action différents, et dans certains cas, il faut les combiner dès le début de la crise pour parvenir à un succès. Dans d'autres situations, si les nausées sont fortes, il faut inclure un antinauséeux dans le traitement de crise.

Quand prendre mon médicament ?

La décision de prendre un médicament de crise au bon moment est souvent plus complexe qu'il n'y paraît.

D'un point de vue pratique, il faut savoir que l'efficacité des traitements, et surtout des triptans, est maximale s'ils sont pris avant que la crise ne soit avancée au stade de la douleur sévère ou de l'allodynie (Figure 47, p. 148). Une fois que les neurones sont hypersensibles et modifiés par l'inflammation, les triptans sont moins efficaces. En pratique, cela signifie que si l'allodynie ou l'hypersensibilité cutanée s'est installée, vos chances de contrôler votre crise sont plus faibles.

De nombreuses études ont démontré que la crise de migraine est plus facile à contrôler si on s'y prend rapidement. Les patients rapportent parfois : « Le médicament que le médecin m'a prescrit peut être presque miraculeux, mais je dois le prendre au tout début de ma crise, sinon c'est raté, la crise se développe et rien ne fonctionne. » Pourquoi, alors, les migraineux tardent-ils tant à utiliser leurs traitements de crise ? Ce comportement, quasi universel, donne beaucoup de fil à retordre aux médecins et aux patients. Voici quelques raisons, avec les solutions proposées pour une meilleure réaction.

QUELQUES RÉFLEXIONS SUR LE TRAITEMENT DE CRISE

Je n'ai pas mes comprimés avec moi

Si vous n'avez pas de crises très souvent, vous êtes plus à risque de négliger de renouveler vos réserves de médicaments. Mais il est vraiment pratique d'avoir ses pilules avec soi partout : dans le sac à main, dans la voiture, au travail, etc. Comme ça, pas de délai, pas d'excuse... et un meilleur contrôle.

La crise va passer toute seule

Chaque migraineux est normal et en parfaite santé... jusqu'à sa prochaine crise. La tendance à l'aveuglement volontaire est très répandue, et bien souvent, on sait ce qui va se passer, mais on tente de se convaincre du contraire. La solution : l'observation à l'aide d'un calendrier. Combien de fois votre crise s'arrête-t-elle vraiment toute seule ? Si certains maux de tête ne s'intensifient pas, tant mieux, mais tentez alors de trouver des signes vous permettant de savoir quand une vraie crise commence. Chaque personne est différente et vit ses crises de façon personnelle. Vous êtes le seul à pouvoir observer vos sensations.

Le Tylenol va m'aider

Il est vrai que certaines crises de migraine sont traitées avec le Tylenol, mais selon les études scientifiques, ce n'est pas la majorité. Si l'étape « prise de Tylenol » est inutile, laissez-la tomber. Elle nuit au contrôle de la crise, et la prise régulière d'acétaminophène peut contribuer au phénomène de rebond.

Je subis des effets secondaires de mes traitements de crise

C'est bien possible. Les AINS peuvent provoquer des brûlures d'estomac. Les triptans produisent parfois de la nausée, de la fatigue et même des serrements de poitrine ou de mâchoire qui sont inquiétants. Si vous tolérez mal vos traitements, discutez-en avec votre médecin. Une autre option devrait être essayée. Chaque personne est différente.

Les traitements sont coûteux et mes assurances ne les remboursent pas

C'est un problème réel. Les triptans sont des molécules coûteuses, même dans leurs formes génériques. Les assurances couvrent souvent une bonne partie du coût, mais le solde est significatif dans un budget serré. Voyez avec votre pharmacien ou votre médecin si des options moins coûteuses sont disponibles. Et si vous êtes limité, utilisez vos médicaments le mieux possible : en retardant la prise, vous gaspillez votre investissement. Rappelez-vous aussi qu'une journée de travail perdue coûte cher.

J'ai peur de prendre des médicaments forts qui peuvent me rendre dépendant ou causer un rebond

Il s'agit d'un problème de perception. Préférez-vous passer votre après-midi à être mal en point ? La migraine est un problème réel, et il faut la traiter. Si vous devez utiliser un triptan pour vos crises, c'est que ce traitement est nécessaire. Profitez de la science moderne ! En ce qui concerne la céphalée médicamenteuse, ou le rebond, tout dépend de la fréquence mensuelle de vos crises. Si vous avez six jours de crise ou moins par mois, allez-y sans tarder, car vous n'êtes pas à risque de céphalée médicamenteuse. Si vous avez besoin d'un traitement de 6 à 10 jours par mois, surveillez-vous et considérez l'utilisation d'un traitement préventif. Si vous vous traitez plus de 10 jours par mois, alors vous êtes à risque de surutilisation et il faut vous limiter. Dans ce cas, utilisez judicieusement vos 8 à 10 jours de traitement. Traitez les crises tôt et essayez de supporter les jours qui suivent.

Le *status migrainosus* : une crise qui n'en finit plus

En pleine crise migraineuse, le pire endroit où se trouver, à part un concert *heavy metal* ou un chantier de construction, est probablement la salle des urgences bondée d'un hôpital. Il y a des néons, des gens qui crient, des odeurs parfois désagréables, et le temps d'attente est souvent bien long. Mais beaucoup de migraineux feront un séjour à la salle des urgences au cours de leur vie. Si la plupart des crises de migraine peuvent être contrôlées grâce à une nuit de sommeil, certaines crises durent plus de soixante-douze heures malgré tous les efforts et traitements du malade. Cette situation n'est pas si rare : elle touche de 20 à 25 % des personnes atteintes. Pour les migraineux chroniques, les visites aux urgences peuvent survenir à répétition.

Le *status migrainosus* peut se produire dans un contexte spécial : le sevrage d'un médicament, un stress particulier, une infection active, etc. Mais parfois, aucun déclencheur évident n'est repéré. La priorité du médecin des urgences est alors de s'assurer qu'il s'agit bien d'une crise de migraine sévère et pas d'une autre sorte de mal de tête. Le questionnaire et l'examen physique permettront au médecin de décider s'il faut procéder à des tests supplémentaires. Si le diagnostic est bien une migraine, alors le traitement se fera la plupart du temps par intraveineuse et comportera en général une réhydratation, une dose d'anti-inflammatoire, un antinauséeux et parfois d'autres traitements comme de la cortisone, des narcotiques ou de la dihydroergotamine. Le succès de ces traitements n'est pas garanti, mais on estime que près de 75 % des patients quittent les urgences avec un soulagement acceptable. Cela dit, le mal de tête peut revenir dans les heures ou les jours qui suivent.

Si vous avez déjà vécu cette expérience fort douloureuse, alors il pourrait être utile de discuter avec votre médecin d'un plan de secours pour vous éviter d'aller aux urgences. Ce plan peut comporter des traitements particuliers, comprenant des médicaments sous forme parentérale, soit autres que des comprimés.

Le contrôle de la crise demeure souvent la priorité du patient. Plusieurs options sont disponibles et, avec un peu de persévérance dans les essais, il est possible de trouver une solution satisfaisante pour traiter la plupart des crises. Au fil du temps, les signes précurseurs deviennent facilement reconnaissables, et le migraineux devient un expert dans l'utilisation de ses traitements. Si la menace de la surutilisation est toujours présente en cas de crises fréquentes, elle est facile à surveiller grâce au calendrier de crises. En fin de compte, pour casser leurs crises, les migraineux d'aujourd'hui sont assurément mieux outillés que ceux de la Grèce antique !

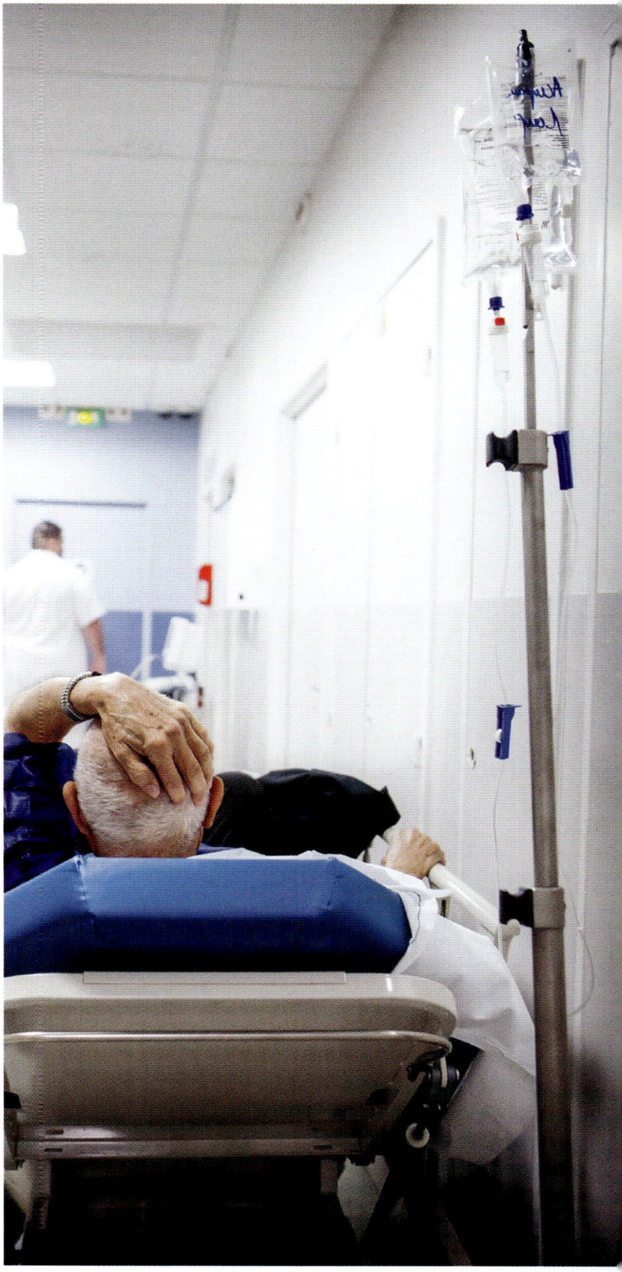

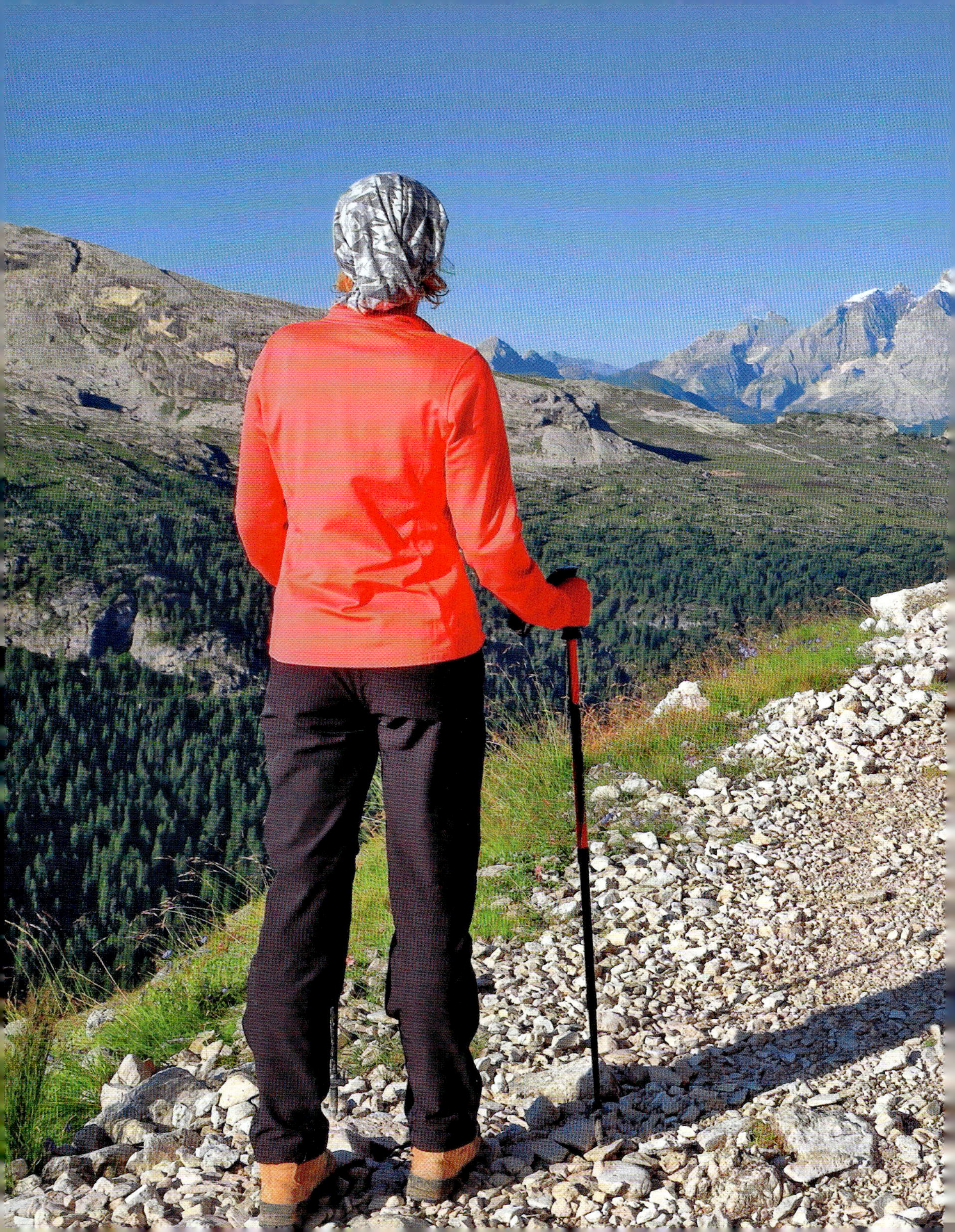

CHAPITRE 8

Prévenir les crises

Si vous traversez l'enfer, surtout continuez d'avancer.

WINSTON CHURCHILL

La persévérance n'est pas une longue course ;
c'est plusieurs courses brèves l'une après l'autre.

WALTER ELLIOT

La fréquence des crises migraineuses varie énormément d'une personne à l'autre. Comme nous l'avons vu au chapitre 4, elle peut aussi varier tout au long de la vie chez une même personne. Lorsque les crises sont fréquentes et empêchent de fonctionner, il peut être justifié de prendre un traitement préventif afin de diminuer la fréquence des crises. La plupart des gens sont plutôt craintifs, voire opposés à l'idée de prendre de tels médicaments. Sont-ils dangereux ? Quels effets ont-ils sur le corps ? Provoqueront-ils une accoutumance ? Causeront-ils des effets secondaires ? Devront-ils être pris durant plusieurs années ? Ce chapitre est consacré à cet aspect important de la prise en charge des migraines.

QUAND DOIT-ON CONSIDÉRER UN TRAITEMENT PRÉVENTIF ?

La plupart des patients ne jugeront pas utile de prendre un traitement préventif s'ils ont moins de quatre à six jours de migraine par mois, surtout si les crises sont bien contrôlées. Mais lorsque le nombre de jours de migraine monte à plus de six à huit par mois, surtout si les crises ne sont pas contrôlées et empêchent le bon déroulement de la journée et même du lendemain, la situation devient plus critique. Comment peut-on fonctionner si on doit s'absenter à tout bout de champ de son travail ou annuler ses activités personnelles ? Or, la décision de prendre un traitement préventif revient au patient – il n'y a pas de règle absolue.

Carole, 51 ans

Depuis l'enfance, Carole a des migraines. Pendant des années, elle s'est débrouillée seule. Même avec deux crises par semaine, elle n'osait pas prendre de traitement préventif. Après une série de crises particulièrement pénibles, elle a accepté de prendre de l'amitriptyline. Comme elle a commencé à ressentir une sécheresse de la bouche, elle en a cessé l'usage assez rapidement. Son médecin lui a alors recommandé d'essayer du propranolol. Elle l'a utilisé à petites doses pendant seulement un mois, sans effet, et elle a décidé de l'arrêter. Découragée, elle se dit maintenant que rien ne fonctionne. De plus, elle craint de devenir dépendante de ces médicaments pris tous les jours. Il vaut mieux continuer d'endurer la douleur... Mais la vie n'est pas très agréable lorsqu'on est constamment menacé par une crise.

Peut-on éviter de prendre un traitement préventif ?

De toute évidence, avant de considérer un traitement de fond, il est essentiel d'agir sur les autres facteurs qui peuvent influencer les migraines. L'adaptation des habitudes de vie est la toute première étape. Ensuite, il faut s'assurer que les crises sont contrôlées le mieux possible et optimiser le traitement de crise. Une crise bien traitée dès le début n'évoluera pas vers une tempête de trois jours. Cela dit, même lorsqu'on a des habitudes de vie exemplaires ainsi qu'un traitement aigu adapté, il arrive que la fréquence des crises reste élevée et qu'un traitement préventif soit nécessaire.

Quel bénéfice attend-on d'un traitement préventif ?

Il n'existe aucun traitement qui abolisse complètement les migraines. On s'attend en général à une amélioration de 50 % en fréquence et en intensité (Figure 54, p. 168), et les crises restantes sont souvent plus faciles à contrôler. Le degré de réponse varie d'une personne à l'autre. L'effet de ces traitements est en général observé après plusieurs semaines de prise régulière. Il est donc important d'attendre de deux à trois mois avant de se prononcer sur l'efficacité d'un traitement. Évidemment, lorsque la fréquence des crises diminue, l'anxiété et la tristesse diminuent également et il devient plus facile de se reprendre en main sur le plan des habitudes de vie. Le but ultime du traitement préventif est d'améliorer la qualité de vie globale.

LES TRAITEMENTS DISPONIBLES

Quels sont les médicaments les plus utilisés ?

Les lignes directrices concernant le traitement préventif ont été revues en 2010 par la Société canadienne des céphalées (Figure 51, p. 164). Ces

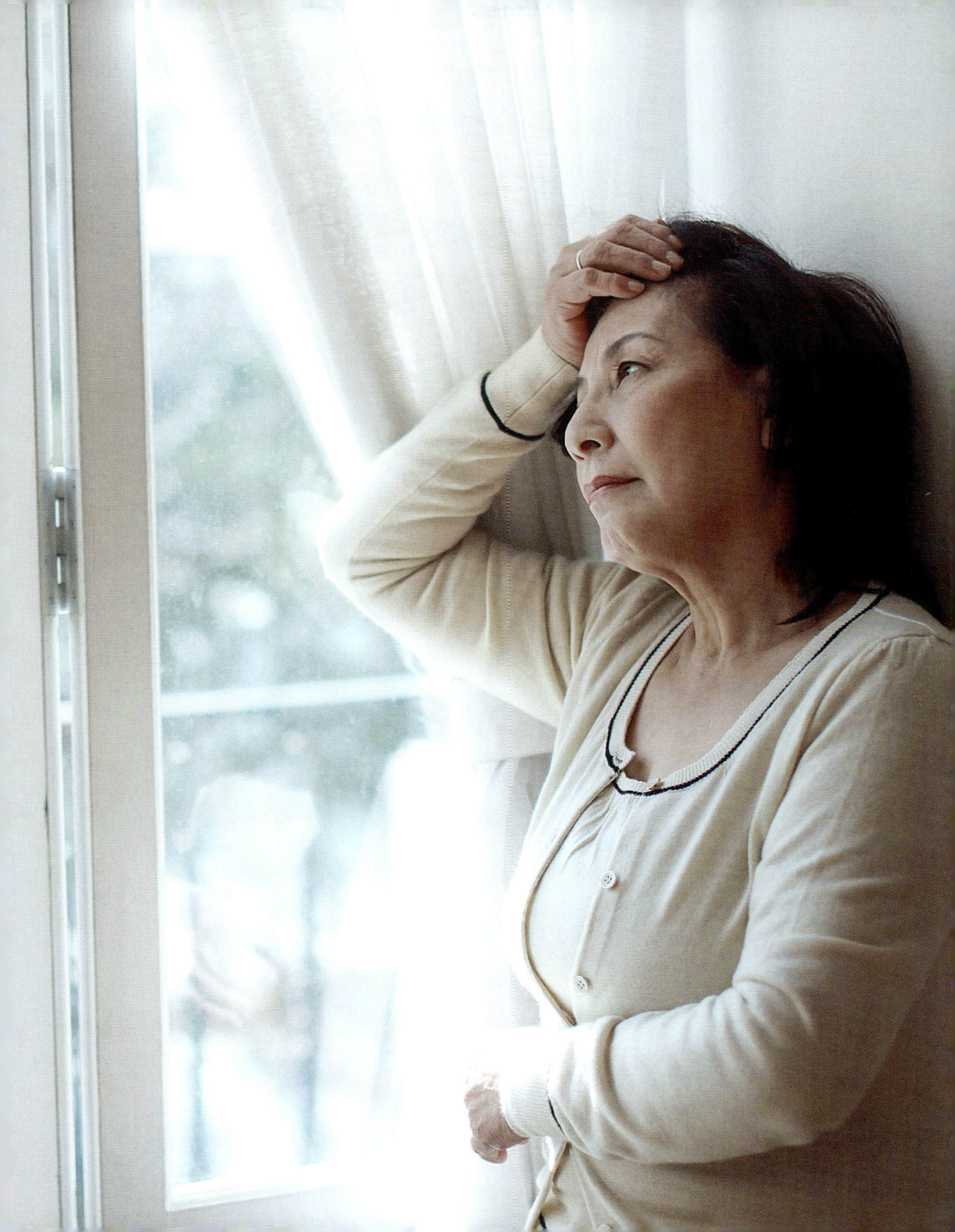

traitements sont reconnus par la communauté scientifique, car leur efficacité a été démontrée par des études randomisées contrôlées et rigoureuses. Les traitements les mieux éprouvés et qui comportent le moins de risques d'effets secondaires sont utilisés en première ligne. Les traitements qui ont fait l'objet de moins d'études ou dont le profil d'effets secondaires est moins favorable sont utilisés en deuxième et troisième lignes (Figure 53, p. 166). Enfin, n'oublions pas que la sensibilité aux effets secondaires varie aussi d'une personne à l'autre.

Comment fonctionnent ces traitements ?

Comme nous l'avons souligné au chapitre 3, les mécanismes à l'origine des migraines sont très complexes et impliquent de nombreuses structures cérébrales et de nombreux réseaux cérébraux. Il faut reconnaître que les mécanismes d'action précis des traitements préventifs antimigraineux sont mal compris. Les traitements préventifs antimigraineux sont tous des médicaments utilisés pour traiter d'autres états pathologiques, mais dont l'effet sur les migraines a parfois été constaté par hasard

CATÉGORIES DE TRAITEMENTS PRÉVENTIFS

Catégorie	Exemples	Effets secondaires courants (liste non exhaustive)
ANTIDÉPRESSEURS	Amitriptyline (Elavil, Laroxyl) Venlafaxine (Effexor)	Somnolence, bouche sèche, prise de poids. Cauchemars, anxiété.
ANTIÉPILEPTIQUES	Topiramate (Epitomax) Acide valproïque (Depakine) Gabapentine (Neurontin)	Engourdissements, troubles de mémoire, perte d'appétit. Tremblement, perte de cheveux, prise de poids. Somnolence, nausée, trouble d'équilibre.
ANTIHYPERTENSEURS	Propanolol (Avlocardyl) Metoprolol (Lopressor, Seloken) Nebivolol (Nebilox, Temerit) Nadolol (Corgard) Candesartan (Atacand, Kenzen) Flunarizine (Sibelium)	Effets secondaires communs aux beta-bloqueurs : Chutes de tension, syncope, exercice physique limité, malaise, fatigue, dépression, cauchemars, prise de poids. Hypotension, malaise. Somnolence, prise de poids, dépression.
PRODUITS NATURELS (RAREMENT UTILISÉS EN FRANCE)	Magnésium Vitamine B_2/riboflavine Coenzyme Q_{10}	Selles molles. Urines très jaunes.
AUTRES	Pizotifen (Sandomigran) Oxetorone (Nocertone)	Somnolence, prise de poids, douleurs musculaires. Somnolence, diarhée.

FIGURE 51

Pringsheim, « Prophylactic Guidelines », *CJNS*, 2012, suppl.

avant d'être étudié systématiquement. Parmi les principales classes pharmacologiques, on note les antihypertenseurs, les antiépileptiques et les antidépresseurs. On estime que ces médicaments stabilisent l'activité cérébrale et permettent d'éviter le déclenchement de la tempête électrique et chimique de la migraine. Ils élèvent le seuil de déclenchement des crises (Figure 52). On a démontré que plusieurs traitements préventifs empêchent la dépression corticale, cette vague électrique cérébrale qui cause les auras. Les antidépresseurs, quant à eux, augmentent les voies de contrôle de la douleur par leur action sur les neurotransmetteurs, comme la sérotonine et la noradrénaline.

QUEL EST LE RÔLE DES PRODUITS NATURELS ?

Quatre produits naturels ont été testés scientifiquement pour la prévention des migraines. Il s'agit du citrate de magnésium, de la vitamine B_2 (ou riboflavine), du coenzyme Q_{10} et du *Petasites hybridus*, une substance extraite de la racine de la plante du même nom, soit le pétasite hybride, en français. Le nombre d'études soutenant ces traitements reste limité, et les

LE SEUIL DE DÉCLENCHEMENT DES CRISES

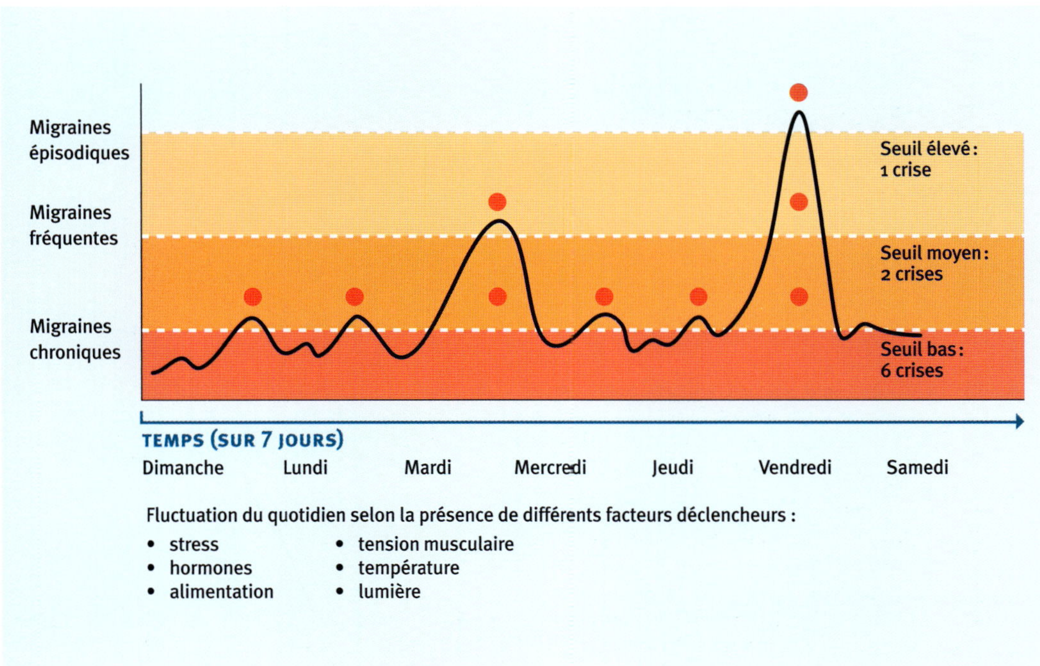

FIGURE 52

médecins ont tendance à les considérer comme des options à faible risque d'effets secondaires, mais à efficacité restreinte. De plus, les produits naturels ne sont pas des médicaments et ne sont donc pas couverts par la plupart des régimes d'assurance. Les coûts de ces produits peuvent être prohibitifs. Des produits contenant des combinaisons des différentes substances existent, mais si on les utilise, il reste difficile de dire quelle substance est responsable du bénéfice observé. Tout essai de produit naturel devrait être fait en suivant les mêmes règles que pour les médicaments usuels.

Y A-T-IL UNE PLACE POUR L'ACUPUNCTURE DANS LE TRAITEMENT DES MIGRAINES ?

L'acupuncture a été étudiée pour le traitement des migraines. Les traitements doivent être répétés régulièrement. Il existe des études de bonne qualité et une revue systématique du groupe Cochrane résumant ces résultats. L'acupuncture a aussi été comparée aux traitements médicamenteux. On peut conclure de cette littérature scientifique que les traitements d'acupuncture ont un effet positif sur les migraines et que cet effet est même comparable à celui des médicaments. Cependant, dans les études

PROPHYLAXIE : LES PALIERS DE TRAITEMENT

Première ligne (Grade A)	Deuxième ligne (Grade B)	Troisième ligne (Grade C)
Acide valproïque*	Amitriptyline	Gabapentin
Metoprolol*	Atenolol	Les médications méthysergide (Desernil), indoramine (Vidora) et DHE orale (Seglor) ont été retirées du marché
Propranolol*	Candesartan	
Topiramate*	Flunarizine*	
	Nadolol	Le Botox (onabotulinum toxine de type A) n'a pas recu d'AMM en France mais est utilisé dans d'autres pays pour le traitement de la migraine chronique uniquement
	Nebivolol	
	Oxetorone*	
	Pizotifène*	
	Venlafaxine	

Par ordre alphabétique.

*Autorisation de Mise en Marché (AMM) pour la migraine, mais n'est pas garant d'une efficacité supérieure ou d'une meilleure tolérabilité. A discuter avec votre médecin.

#A considérer en prophylaxie chez les enfants, à discuter avec le pédiatre.

FIGURE 53 Pringsheim, Davenport, Becker, *CMAJ*, 2010.

comparant la « vraie » acupuncture à un placebo (insertion d'aiguilles dans des zones neutres selon les théories chinoises), il n'y a pas de différence significative entre les groupes. Il est donc bien possible que le bénéfice de l'acupuncture découle en bonne partie d'un effet placebo. Il revient donc au migraineux de décider s'il veut tenter cette technique par ailleurs sécuritaire.

Quel est le rôle du Botox dans la prévention des migraines ?

Utiliser du Botox pour traiter les migraines peut paraître farfelu. Le Botox, n'est-ce pas le produit utilisé par les actrices hollywoodiennes pour faire disparaître leurs rides ? En fait, la toxine botulique, purifiée en laboratoire, empêche les terminaisons nerveuses de relâcher différents neurotransmetteurs. Son effet le plus connu est la paralysie musculaire provoquée par le blocage de la libération d'acétylcholine par les nerfs moteurs. Cet effet est utilisé pour le traitement du strabisme, de la vessie hyperactive et de la spasticité, une raideur musculaire causée par des lésions du système nerveux. On l'utilise également pour empêcher la sudation excessive et l'hypersalivation, car la toxine botulique empêche aussi la stimulation des glandes.

L'effet du Botox sur les maux de tête a été remarqué par hasard dans les années 1980, alors que nombre de femmes dans la cinquantaine s'en faisaient injecter pour des raisons cosmétiques. Certaines de ces femmes, des migraineuses, avaient noté de façon parallèle une amélioration de leurs crises et avaient rapporté ce phénomène

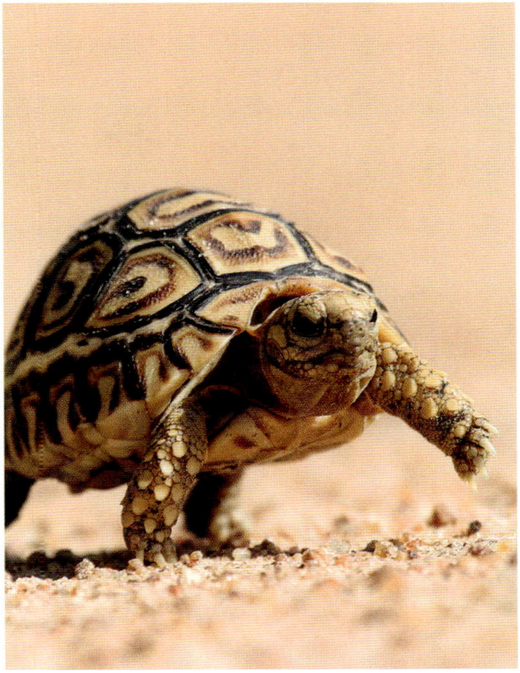

↖ La route peut être longue et éprouvante

à leurs médecins. Les premières études sur le Botox ont eu des résultats négatifs, aucun effet positif concluant n'ayant été observé. Mais les patients qui y avaient participé souffraient seulement de migraine épisodique, soit avec moins de 15 jours de crise par mois. Par la suite, deux études majeures ont observé des patients atteints de migraine chronique traités avec un protocole d'injection standardisé (Figure 55, p. 169). Cette forme sévère de migraine avait été assez peu étudiée jusqu'alors, puisque les compagnies pharmaceutiques craignaient de tester des médicaments sur des patients trop réfractaires. Mais voilà, le Botox s'est révélé utile pour cette population de patients qui avaient en moyenne 20 jours de migraine par mois. En 2011, Santé Canada a approuvé l'utilisation du Botox pour traiter la migraine chronique seulement. Comme pour les autres médicaments, le taux de réponse au Botox se situe autour de 50 %. Ce n'est pas une panacée ni un miracle, mais les bénéfices en sont parfois impressionnants. Il y a très peu d'effets secondaires, ce qui est apprécié par les patients qui ont parfois rencontré diverses réactions défavorables avec les médicaments oraux.

COMMENT UTILISER LES TRAITEMENTS PRÉVENTIFS ?

COMMENT TROUVER LE BON TRAITEMENT ?

Il serait merveilleux de pouvoir détecter dans le bureau même du médecin quel médicament sera efficace pour un patient donné. Pour le moment, c'est toutefois impossible, et il faut souvent procéder par essais et erreurs. Ce processus de recherche du traitement efficace peut être long et éprouvant, surtout lorsque les médicaments essayés produisent

50 % TAUX DE RÉPONSE LORS D'ÉTUDES PRÉVENTIVES

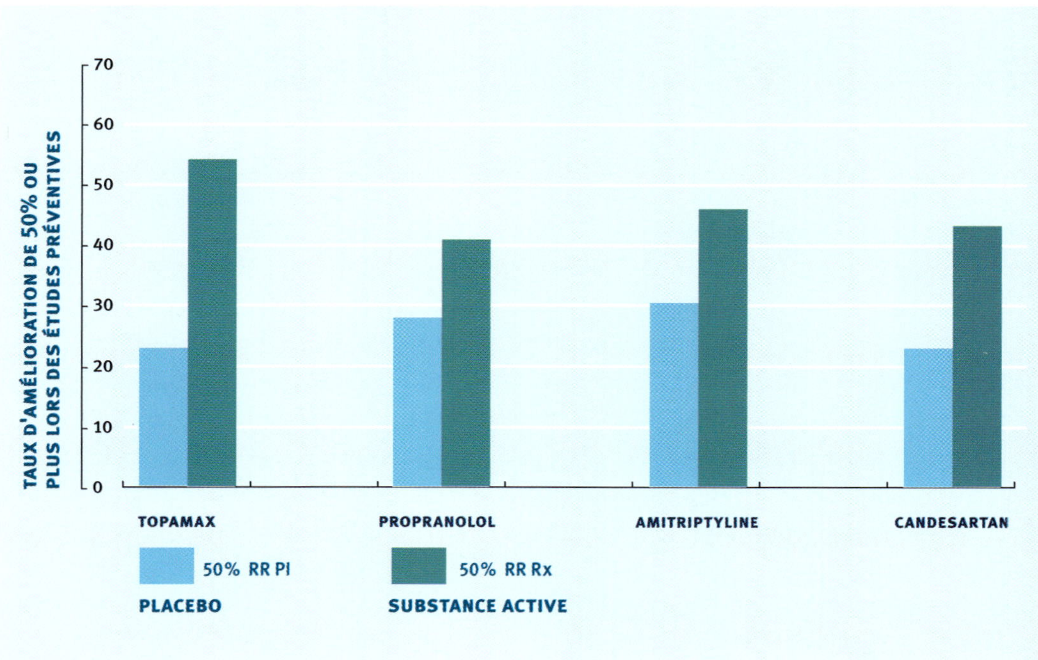

FIGURE 54

Pringsheim, « Prophylactic Guidelines », *CJNS*, 2012, suppl.

des effets secondaires... C'est parfois une véritable course à obstacles. On estime que chaque traitement préventif fonctionne en moyenne chez 50 % des personnes qui l'essaient. La situation de certaines personnes s'améliorera de façon très marquée, et d'autres ne verront aucun bénéfice au traitement.

Pourquoi tenir un calendrier ?

Le calendrier est essentiel lorsqu'on tente un traitement de fond. Les crises doivent être consignées clairement selon leur degré de sévérité, et la prise de traitements de crise doit aussi être notée (Encadré page 95 et figure 32, p. 96). Le bénéfice d'une médication n'étant pas toujours évident dès le départ, avant de se décourager et de gaspiller ses efforts en abandonnant trop tôt, il faut s'assurer qu'il n'y a pas un début d'effet prometteur. La dose doit parfois être ajustée à la hausse avant de voir l'effet se confirmer. La patience est la clé du succès.

Quels sont les effets secondaires des traitements préventifs ?

Chaque traitement a des effets secondaires différents (Figure 51, p. 164). Ceux-ci touchent

SITES D'INJECTION DU BOTOX POUR LES MIGRAINES

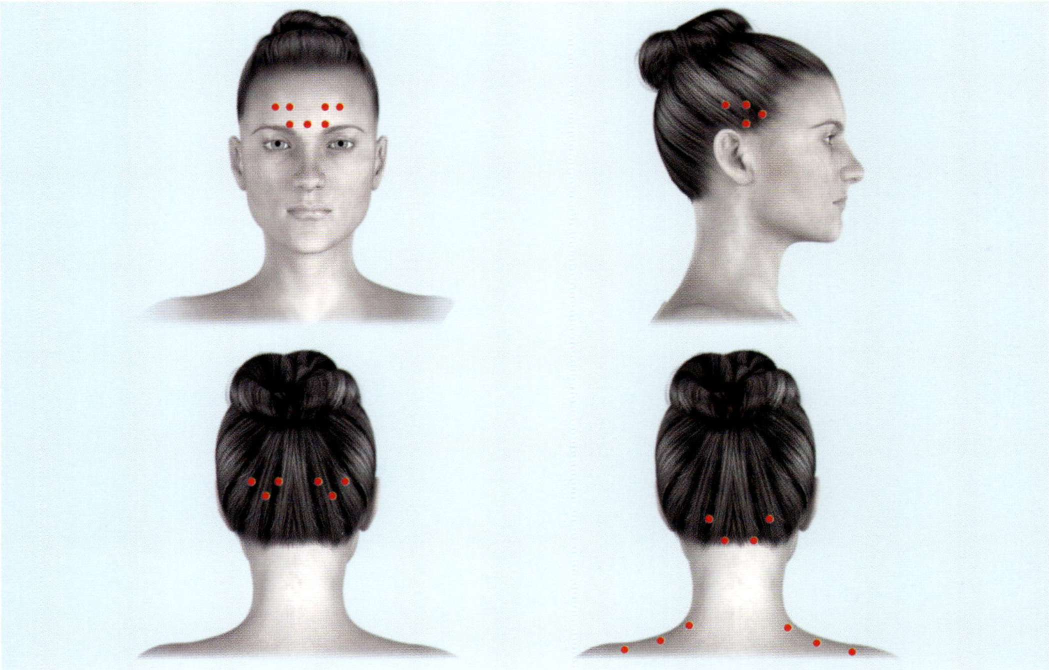

FIGURE 55

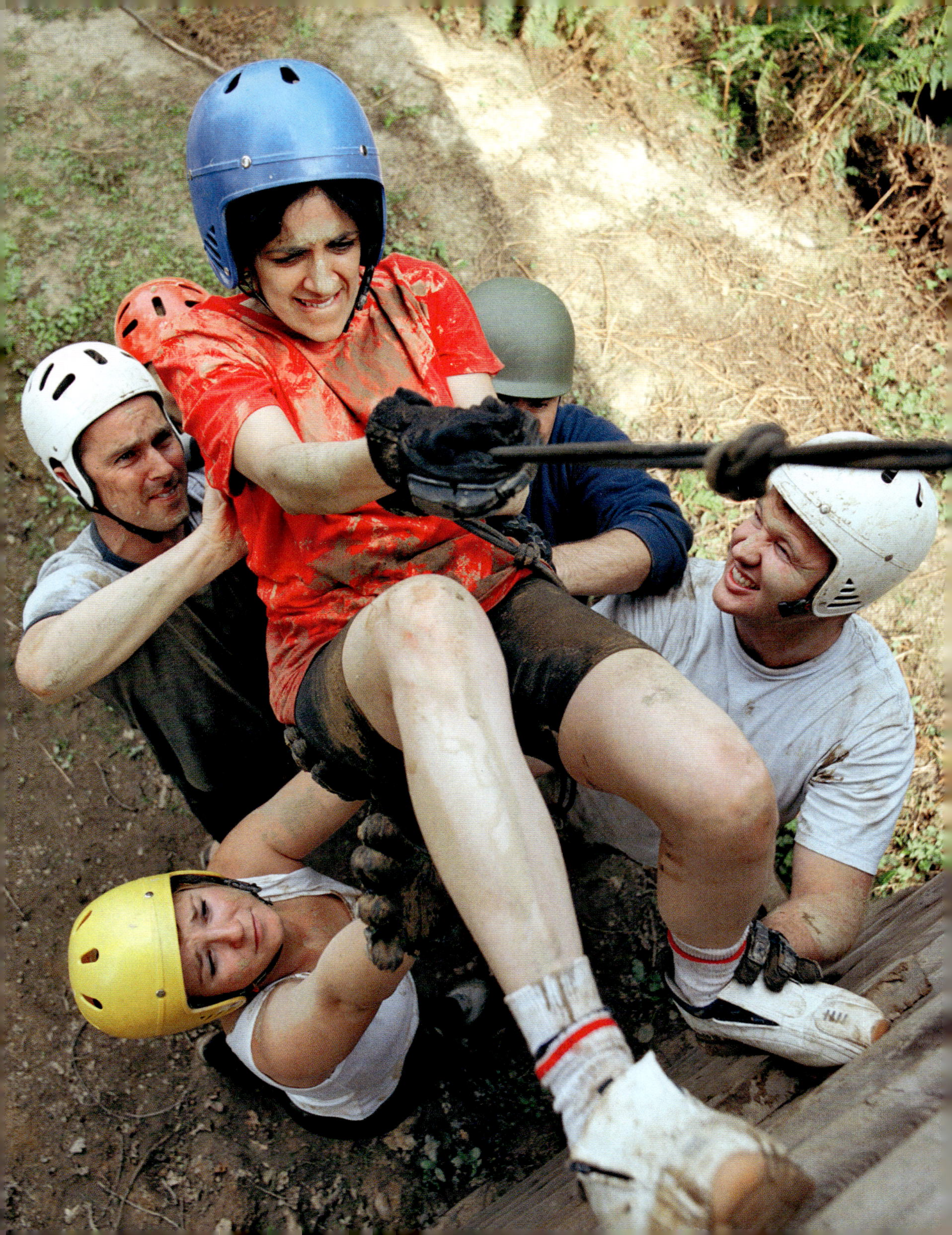

en général moins de 10 % des personnes qui en font l'essai. Bien entendu, plus la dose est élevée, plus le risque d'effets secondaires est important. Dans certains cas, ces effets peuvent être des avantages. Prenons le cas d'une personne migraineuse qui a des problèmes de sommeil; la somnolence entraînée par l'amitriptyline pourra lui être bénéfique. De la même façon, si on donne un antihypertenseur à une jeune femme sujette aux syncopes vagales, ce sera un problème, mais si au contraire le patient a 52 ans et souffre d'hypertension, on fera d'une pierre deux coups ! C'est au médecin de vous proposer un médicament adapté à votre état de santé global. Si des effets secondaires surviennent, il est parfois judicieux d'attendre quelque temps avant de cesser la médication. Certains effets secondaires sont transitoires. Comme on le dit parfois en clinique, les effets secondaires viennent en premier, le bénéfice vient après ! En cas d'inquiétude, consultez votre pharmacien ou votre médecin.

Faut-il prendre ces traitements indéfiniment ?

Si un traitement fonctionne bien et qu'il améliore votre qualité de vie, il est probable que votre médecin vous recommande de le prendre pendant un an. Après une certaine période de temps, si la situation est très bien maîtrisée, il est possible de diminuer la dose du traitement afin de vérifier si les crises réapparaissent. Si ce n'est pas le cas, alors le traitement peut être stoppé. Mais si les migraines émergent de nouveau, il est sans doute préférable de recommencer le traitement. Les classes pharmacologiques proposées pour la prévention migraineuse sont aussi utilisées pour des maladies chroniques comme l'épilepsie et l'hypertension, et on dispose par conséquent de connaissances rassurantes sur leur innocuité à long terme. Beaucoup de patients, surtout lorsqu'ils vont mieux, sont tentés de cesser leur traitement, et c'est fort compréhensible. Cependant, il vaut mieux en discuter avec le médecin avant de passer à l'acte, car l'arrêt brutal de certains médicaments peut être dangereux, mais surtout, un retour en force des migraines peut survenir. Ce rebond n'est pas toujours facile à maîtriser, et il n'est pas rare de voir la situation se dégrader, même si on reprend le traitement assez rapidement. On voit aussi des patients qui cessent leur traitement car ils vont moins bien depuis quelques semaines. Si un épuisement de l'effet du traitement est possible, il faut aussi se rappeler que la migraine varie dans le temps et qu'arrêter un traitement durant une exacerbation de crise risque d'empirer la situation.

Devient-on dépendant de ces traitements ?

La crainte de la dépendance est très souvent mentionnée lors des discussions sur les traitements préventifs et laisse parfois le médecin un peu perplexe. En effet, si on compare avec d'autres maladies, il est très rare d'entendre un asthmatique ou un diabétique se préoccuper d'une éventuelle dépendance aux pompes ou à l'insuline. Et que dire de la personne souffrant d'hypothyroïdie ? Elle devra prendre des hormones de remplacement toute sa vie, mais en est-elle pour autant dépendante ? Il est possible que cette préoccupation soit liée à la perception selon laquelle la migraine n'est pas une « vraie maladie ». Par ailleurs, un traitement visant le cerveau peut générer plus de craintes que ceux qui sont destinés aux autres parties du corps. Est-ce parce que les gens craignent de voir leur personnalité changer et de ne plus être eux-mêmes ? Quoi qu'il en soit, on peut dire que les traitements de fond ne provoquent pas de dépendance au sens médical du terme.

Pourquoi l'effet du traitement semble-t-il parfois s'épuiser ?

Un traitement préventif peut être efficace pendant les premiers mois d'utilisation, mais après quelques mois de bonheur, les crises peuvent ressurgir. Ce phénomène est fréquemment observé dans les cliniques. Il faut se rappeler que le cerveau est un organe qui s'adapte, mais pas toujours dans le bon sens. Nous en savons fort peu sur les raisons de ce phénomène d'« épuisement », mais il est probable qu'après une stabilisation initiale d'autres facteurs entrent en jeu et contrecarrent l'effet positif du médicament. Dans ce cas, il est bien difficile de savoir quoi faire... Doit-on cesser le médicament au risque de voir la situation se détériorer ou plutôt en ajouter un autre ? Une telle escalade peut mener à une empilade de médicaments qui n'est pas toujours bénéfique.

Est-il utile de combiner plusieurs médicaments préventifs ?

Avant de penser à combiner les traitements, il est essentiel de les essayer un par un à des doses optimales. Il faut souligner ce point, car il est fréquent de voir une personne se décourager devant des effets secondaires parfois légers et abandonner un traitement pour aller vers un autre. Bien des personnes font donc des essais insuffisants de plusieurs traitements et se présentent dans le bureau du spécialiste en disant avoir tout essayé alors que les essais n'ont pas toujours été réalisés de façon optimale (Encadré ci-contre). Cela dit, dans certains cas, aucun médicament pris seul ne semble être assez efficace. Il arrive alors que le médicament le mieux toléré ou partiellement bénéfique soit combiné à un autre. Les preuves scientifiques de l'efficacité des combinaisons sont minces, car il n'y a eu que peu d'études à ce sujet. Cependant, en raison du grand nombre de patients souffrant de migraines fréquentes, les médecins recommandent assez souvent cette approche.

La neuromodulation, une nouvelle approche

L'utilisation de la stimulation électrique pour contrer les maux de tête a été rapportée depuis l'Antiquité. Dans les années 2000, l'approche par neurostimulation a refait surface, car, les médicaments ne soulageant pas tout le monde, il fallait chercher de nouvelles techniques. La neurostimulation s'appuie sur une théorie de diversion de la stimulation sensitive. Pour l'illustrer simplement, on peut évoquer la situation familière suivante : une personne se frappe le tibia contre le coin d'une table basse. Elle ressent une vive douleur. Sa réaction immédiate sera en général de se frotter le tibia afin de diminuer sa douleur. Cette compétition entre une sensation non douloureuse et une douleur se fait à la fois dans la moelle épinière et dans le cerveau. On désigne parfois ce mécanisme biologique sous le nom de « théorie du portillon », comme si la moelle, ouvrant la porte à une sensation, devait fermer la porte à l'autre. Évidemment, dans cet exemple, la zone douloureuse (le tibia) est connue et accessible au frottement ! La crise migraineuse, telle que décrite au chapitre 3, provient de structures situées à l'intérieur du crâne et qui ne sont donc pas directement stimulables. Par défaut, beaucoup de migraineux ont tendance à se masser les tempes, le front ou le cou durant une crise. Ces sensations, envoyées dans le noyau du trijumeau, compétitionnent avec les sensations douloureuses provenant des artères et des méninges.

De nombreuses techniques de neuromodulation ont été utilisées par le passé et certaines existent encore aujourd'hui. Le crayon au menthol, par exemple, était déjà vendu à Paris au début du xxe siècle, et le menthol est offert aujourd'hui sous différentes formes – gel, crèmes, huiles essentielles, etc. Les tranches de patates froides de nos grand-mères (voir le chapitre 7) ont été remplacées par des casques

Six erreurs fréquentes lors de l'essai de traitements préventifs

1. Se décourager trop rapidement en raison des effets secondaires.
2. Ne pas tenter d'augmenter la dose alors que le médicament est bien toléré.
3. Ne pas attendre assez longtemps avant de délaisser un médicament. Un essai devrait durer trois mois.
4. Avoir des attentes trop élevées. L'effet de la plupart des traitements préventifs est une amélioration de 50 % en termes de fréquence.
5. Essayer plusieurs traitements préventifs sans avoir fait un sevrage s'il y a surutilisation médicamenteuse.
6. Se baser uniquement sur les médicaments et négliger l'amélioration des habitudes de vie et le contrôle des autres états pathologiques.

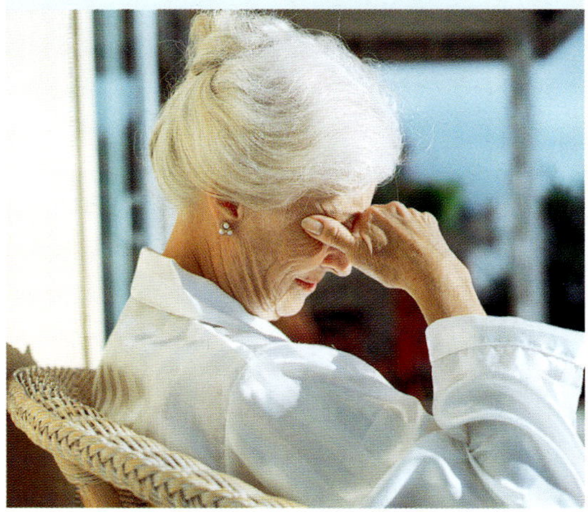

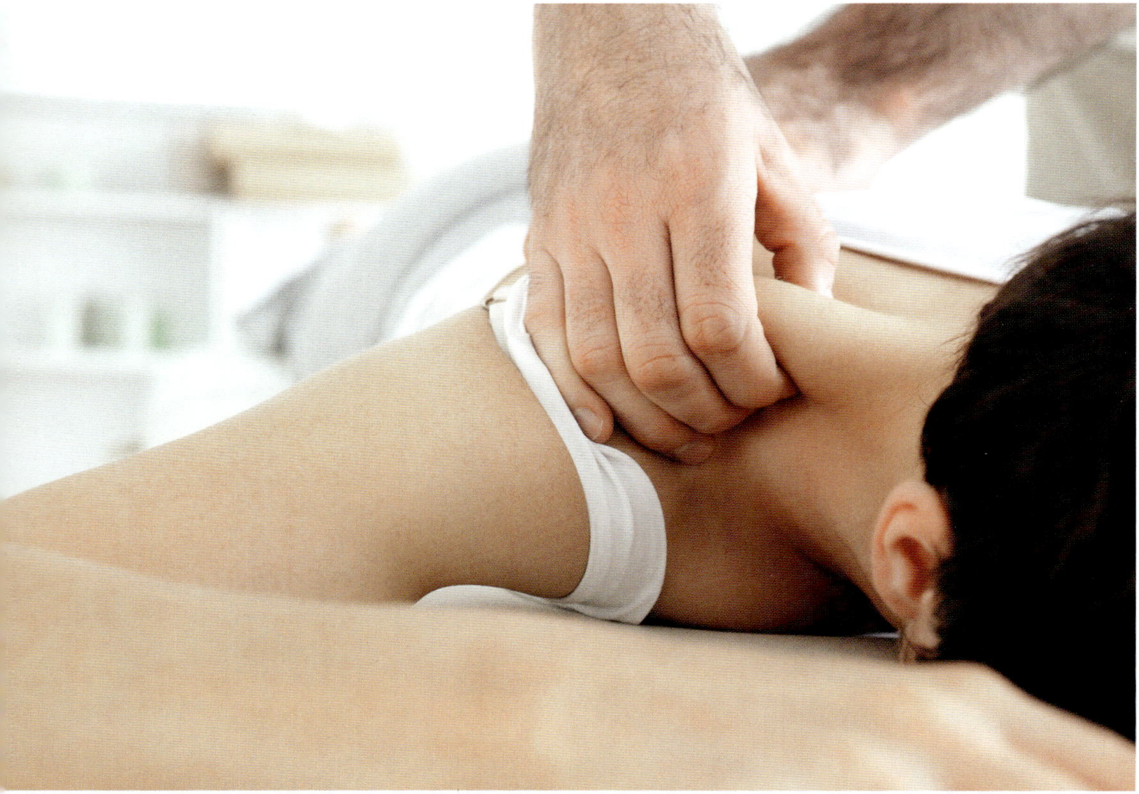

refroidissants élaborés. Le massage de différentes parties du corps est recommandé par les spécialistes de l'acupression. La stimulation sensitive transcutanée est sans doute la dernière-née de cette famille. L'appareil est commercialisé au Canada sous le nom de Cefaly.

Ce type de stimulation utilise un signal électrique dirigé vers les terminaisons sensitives des nerfs du front et des tempes. Ce signal est censé interférer avec le signal douloureux de la migraine et accélérer la résolution de la crise. Une étude belge a démontré l'efficacité de cette approche dans la prévention des crises, c'est-à-dire que son utilisation régulière, même en l'absence de crise, permet de diminuer la fréquence des migraines. Il faut souligner que les patients de cette étude n'avaient pas de migraines très fréquentes, en moyenne moins de six par mois. Il est donc impossible de dire si la stimulation transcutanée peut améliorer la situation des personnes atteintes de migraines plus sévères.

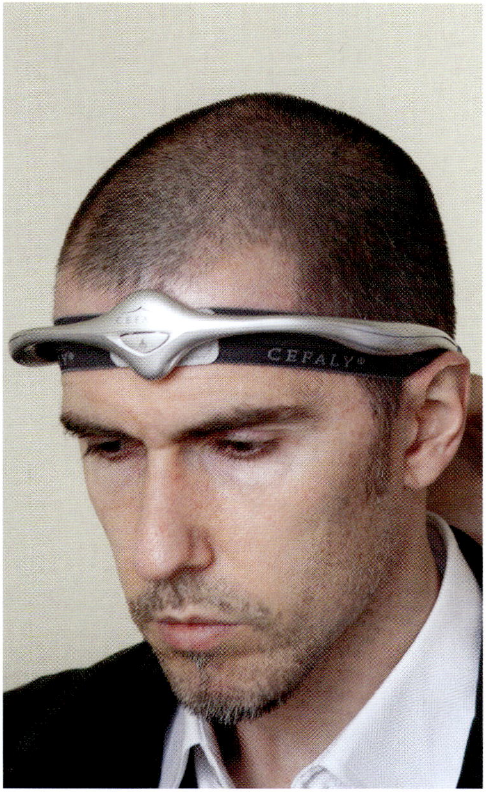

La neurostimulation peut aussi se faire avec des électrodes implantées sous la peau et reliées à une pile qui ressemble beaucoup à celle d'un cardiostimulateur (*pacemaker*). Les nerfs visés sont en général les nerfs occipitaux, mais certaines équipes visent aussi les nerfs frontaux. Cette forme de traitement invasive a d'abord été tentée pour des cas de céphalée de Horton très difficiles à contrôler. Une diminution de la fréquence des crises a été observée chez plus de 50 % des patients ayant subi une implantation. Des études plus récentes menées sur des migraineux ont démontré un effet bénéfique modeste sur la fréquence des crises. Pour le moment, ces techniques ne sont accessibles au Canada que dans des instituts universitaires et seulement pour des cas très réfractaires. Ces chirurgies comportent des risques et requièrent une expertise particulière, ainsi qu'une collaboration étroite entre le neurologue et le chirurgien.

LE PARCOURS DU COMBATTANT

Il n'est jamais agréable d'avoir à utiliser un traitement préventif. Les essais sont parfois longs, et pas toujours fructueux. Mais si les crises restent fréquentes, la seule option est de persévérer. De nombreuses possibilités existent. Le médecin doit encadrer les tentatives, mais aussi informer et encourager le migraineux dans cette véritable course à obstacles. La majorité des patients finissent par trouver une solution, même s'il faut souvent accepter la persistance de crises épisodiques. Pour les patients qui souffrent encore malgré de nombreux essais et qui se retrouvent en situation de migraine chronique réfractaire, il est important de garder espoir et de se rappeler que la recherche est la seule façon de trouver de nouvelles options. En attendant, trouver l'équilibre entre l'acceptation et la proactivité, voilà le défi !

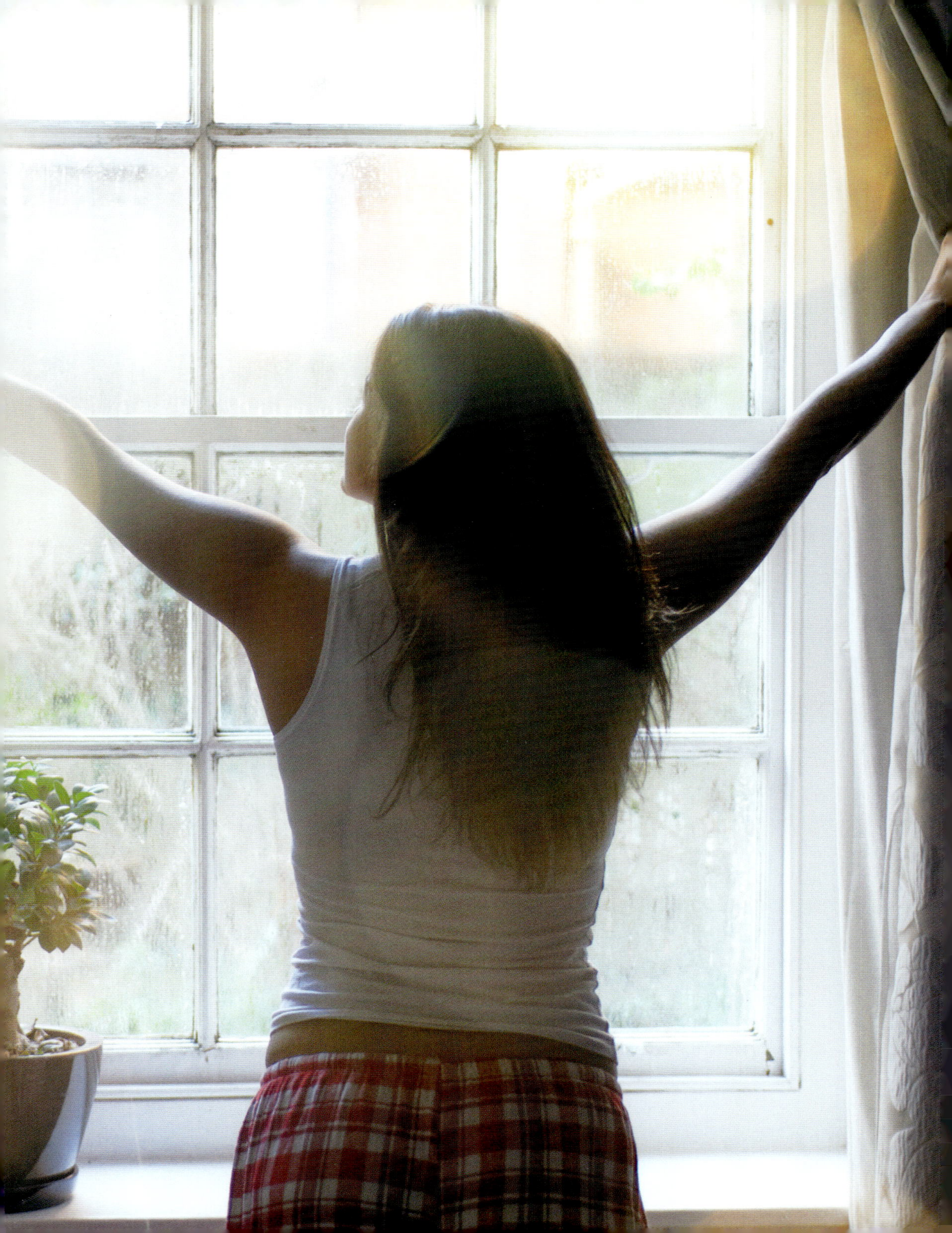

CONCLUSION

Éducation, collaboration, structures et recherche !

La migraine est une maladie neurologique qui peut prendre de nombreuses formes, et elle reflète l'immense complexité du cerveau. Elle touche tant de gens, à des degrés divers, qu'il est surprenant de constater qu'il existe à ce jour aussi peu de ressources pour ces centaines de milliers de personnes (ces milliards, à l'échelle mondiale). J'espère avoir réussi à présenter dans ce livre une synthèse des connaissances historiques, scientifiques et épidémiologiques au sujet de la migraine, ainsi que des notions de base utiles pour la prise en charge globale. La recette miracle n'existe pas, mais il faut se rappeler que plusieurs options existent.

La migraine n'est plus un mystère opaque ni une malédiction inéluctable. Il y a eu, surtout au cours des cinquante dernières années, des améliorations, des percées, des découvertes, sur le plan tant scientifique que thérapeutique. Des associations se sont mises en place. Des sites web ont été créés. Des patients témoignent. La recherche est en cours. Beaucoup de chemin parcouru, et beaucoup encore à parcourir.

Pourtant, comme je le décrivais dans l'introduction, il y a encore trop de personnes qui souffrent en silence, parfois pendant des années, alors que des traitements existent. Le problème de l'accès aux soins est fondamental et touche particulièrement les migraineux. Par conséquent, il faut faire mieux... et il est encourageant de penser qu'il est possible de faire mieux.

Publiée en 2010, la Stratégie canadienne sur la migraine dressait un portrait réaliste de la situation de la migraine au Canada et proposait des solutions précises, par exemple la création de centres d'excellence dans le domaine des céphalées. Bien entendu, ces centres ne pourront jamais voir tous les migraineux, mais ils devraient devenir des quartiers généraux, capables d'influencer l'ensemble du réseau de la santé, entre autres par le biais de la formation.

L'éducation est au cœur de cette stratégie. Les médecins doivent être mieux formés, et aussi les autres professionnels susceptibles d'aider les migraineux : infirmières, pharmaciens, physiothérapeutes, ergothérapeutes, psychologues, etc. Pour se prendre en charge, les migraineux doivent avoir accès à de l'information générale fiable mais aussi à des ressources plus détaillées adaptées à leur situation particulière. Les employeurs doivent mieux comprendre l'impact des migraines sur le fonctionnement de leurs employés. Les politiciens et les décideurs doivent être sensibilisés à l'importance de cette maladie afin d'allouer des fonds aux soins et aux structures de soins. La stigmatisation sociale associée à la migraine doit être détruite. Les mythes, perpétués depuis des centaines d'années, doivent être démantelés, les uns après les autres. La compréhension et l'éducation doivent remplacer le découragement et la passivité. Les traitements disponibles doivent devenir accessibles.

Il ne faut pas oublier la recherche. Même dans les meilleures cliniques, avec l'aide des spécialistes les plus experts, les traitements actuels ne parviennent pas à contrôler tous les migraineux. Les personnes souffrant de migraine chronique réfractaire en savent quelque chose. Le développement d'équipes de recherche, fondamentale et clinique, doit faire partie du plan. Les exemples de l'importance primordiale de la recherche ne manquent pas, que ce soit dans le domaine de la maladie coronarienne, du cancer, de la chirurgie de pointe... C'est par l'accroissement de nos connaissances que de nouveaux traitements seront développés.

Il y a donc beaucoup de pain sur la planche ! Des structures à créer, des groupes à former, des collaborations à mettre en place. À l'hôpital ou à la clinique, c'est un travail d'équipe. À plus grande échelle, il s'agit d'un effort de société et de décisions politiques. Mais tout commence, invariablement, par les personnes et leurs familles. Si la migraine vous accable, ou si vous connaissez un proche qui en souffre, il ne suffit pas de se décourager ou de s'offusquer devant les listes d'attente. Renseignez-vous, impliquez-vous, posez vos questions, diffusez vos connaissances. Cherchez du soutien. Donnez du soutien. Soyez positif. Dans les moments difficiles, répétez-vous qu'il ne sert à rien d'abandonner.

Mais, surtout, rappelez-vous une chose : si vous êtes migraineux, vous n'êtes pas seul !

Elizabeth Leroux, M.D., FRCPC

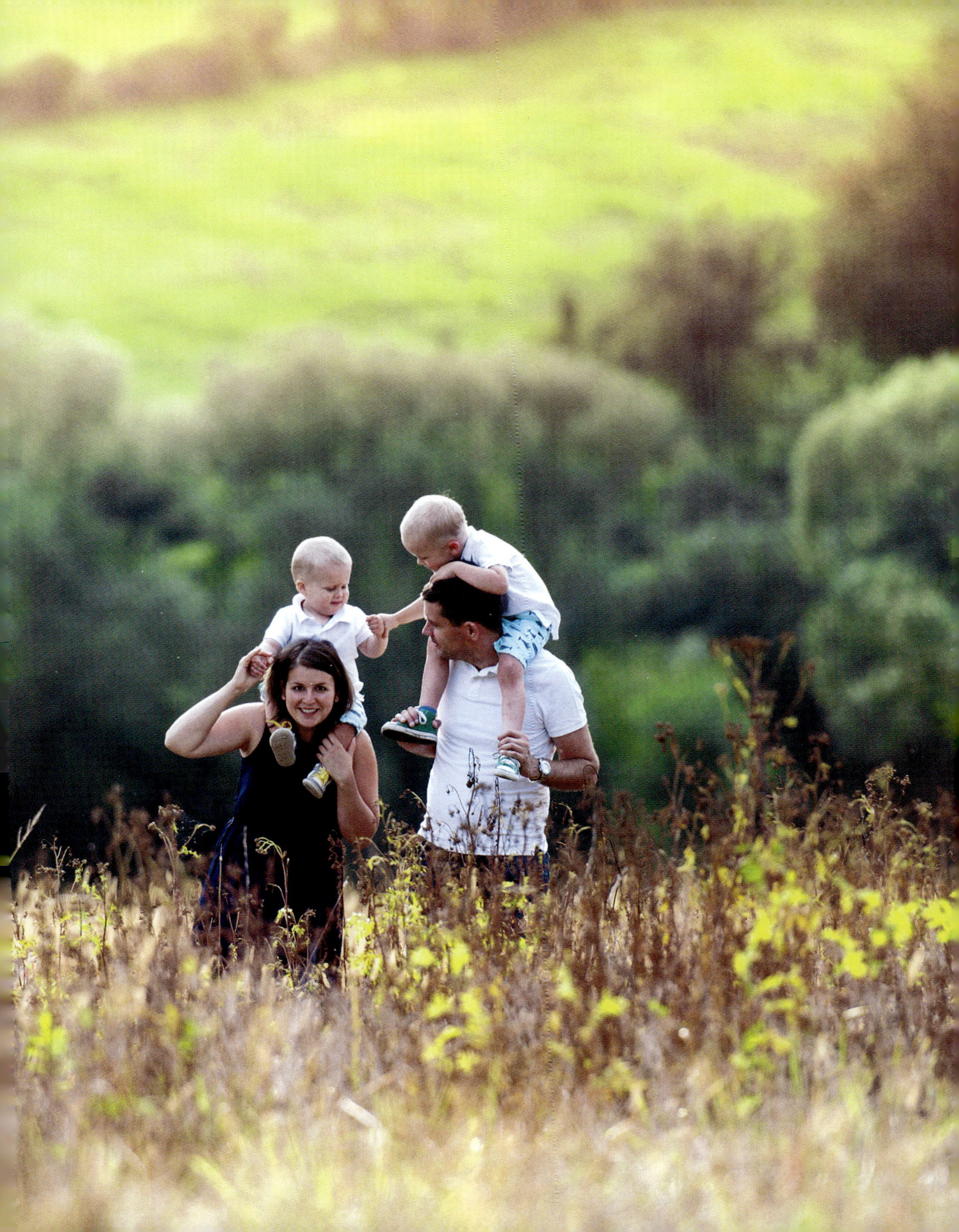

À propos de l'auteure

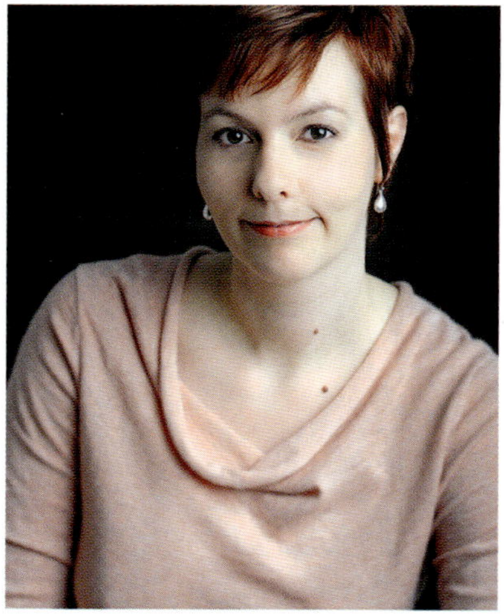

Née en 1978 à Montréal, Elizabeth Leroux est diplômée de l'Université de Montréal en médecine. C'est durant sa résidence en neurologie qu'elle commence à s'intéresser aux maux de tête. Le Dr Leroux a pratiqué un an à Rouyn-Noranda avant de faire une surspécialité en médecine des céphalées à Paris, aux Urgences Céphalées de l'hôpital Lariboisière. Elle publie alors des travaux de recherche sur la céphalée de Horton. De retour à Montréal, en 2010, elle se joint à la clinique de la migraine du CHUM, dont elle prend la direction. Impliquée dans la prise en charge de cas complexes, ainsi qu'en enseignement et en recherche, elle travaille au développement de la clinique.

Membre actif de la Société canadienne des céphalées, le Dr Leroux est responsable du cours canadien sur les céphalées pour les résidents de neurologie. Elle donne régulièrement des conférences sur les maux de tête, que ce soit pour le grand public ou pour les professionnels de la santé. Persuadée qu'il est possible d'aider davantage les gens souffrant de migraines et d'autres maux de tête, elle fonde le site web Migraine Québec, devenu aujourd'hui un organisme sans but lucratif et charitable (www.migraine-quebec.com).

Pour en savoir plus...

Chapitre 1

The International Classification of Headache Disorders, 3rd edition (beta version) (2013), *Cephalalgia*, 33(9), p. 629-808.

Herrero-Velazquez, S., M. I. Pedraza et coll. (2014), « Referrals from primary care to a dedicated headache clinic: analysis of the first 1,000 patients », *Rev Neurol*, 58(11), p. 487-492.

Dodick, D. (2003), « Diagnosing headache: clinical clues and clinical rules », *Adv Stud Med*, 3(2), p. 87-92.

Hamilton, W. et D. Kernick (2007), « Clinical features of primary brain tumours: a case-control study using electronic primary care records », *Br J Gen Pract*, 57(542), p. 695-699.

Lipton, R. B., W. F. Stewart, D. D. Celentano et M. L. Reed (1992), « Undiagnosed migraine headaches. A comparison of symptom-based and reported physician diagnosis », *Arch Intern Med*, 152(6), p. 1273-1278.

Kernick, D. P., F. Ahmed et coll. (2008), « Imaging patients with suspected brain tumour: guidance for primary care », *Br J Gen Pract*, 58(557), p. 880-885.

Sandrini, G., L. Friberg et coll. (2011), « Neurophysiological tests and neuroimaging procedures in non-acute headache (2nd edition) », *Eur J Neurol*, 18(3), p. 373-381.

Gantenbein, A. R., C. Jaggi et coll. (2013), « Awareness of headache and of National Headache Society activities among primary care physicians - a qualitative study », *BMC Res Notes*, 6, p. 118.

Elliot, S. et D. Kernick (2011), « Why do GPs with a special interest in headache investigate headache presentations with neuroradiology and what do they find? », *J Headache Pain*, 12(6), p. 625-628.

Morris, Z., W. N. Whiteley et coll. (2009), « Incidental findings on brain magnetic resonance imaging:

systematic review and meta-analysis », *BMJ*, 339, p. b3016.

Howard, L., S. Wessely et coll. (2005), « Are investigations anxiolytic or anxiogenic? A randomised controlled trial of neuroimaging to provide reassurance in chronic daily headache », *J Neurol Neurosurg Psychiatry*, 76(11), p. 1558-1564.

Crystal, S. C. et M. S. Robbins (2010), « Epidemiology of tension-type headache », *Curr Pain Headache Rep*, 14(6), p. 449-454.

Lipton, R. B., D. Dodick et coll. (2003), « A self-administered screener for migraine in primary care: The ID Migraine validation study », *Neurology*, 61(3), p. 375-382.

Kaniecki, R. G. (2012), « Tension-type headache », *Continuum (Minneap Minn)*, 18(4), p. 823-834.

Robbins, M. S., D. Kuruvilla et coll. (2014), « Trigger point injections for headache disorders: expert consensus methodology and narrative review », *Headache*, 54(9), p. 1441-1459.

Weaver-Agostoni, J. (2013), « Cluster headache », *Am Fam Physician*, 88(2), p. 122-128.

Pedersen, J. L., M. Barloese et R. H. Jensen (2013), « Neurostimulation in cluster headache: a review of current progress », *Cephalalgia*, 33(14), p. 1179-1193.

Zakrzewska, J. M. et M. E. Linskey (2014), « Trigeminal neuralgia », *BMJ*, 348, p. g474.

Gladstone, J. (2009), « From psychoneurosis to ICHD-2: an overview of the state of the art in post-traumatic headache », *Headache*, 49(7), p. 1097-1111.

Yuh, E. L., G. W. Hawryluk et G. T. Manley (2014), « Imaging concussion: a review », *Neurosurgery*, 75 Suppl 4, p. S50-63.

Friedman, D. I. (2014), « The pseudotumor cerebri syndrome », *Neurol Clin*, 32(2), p. 363-396.

Amoozegar, F., D. Guglielmin, W. Hu, D. Chan et W. J. Becker (2013), « Spontaneous intracranial hypotension: recommendations for management », *Can J Neurol Sci*, 40(2), p. 144-157.

Eross, E., D. Dodick et M. Eross (2007), « The Sinus, Allergy and Migraine Study (SAMS) », *Headache*, 47(2), p. 213-224.

Boisselle, C., R. Guthmann et K. Cable (2013), « Clinical inquiry. What clinical clues differentiate migraine from sinus headaches? Pulsatile quality, duration of 4 to 72 hours, unilateral location, nausea or vomiting, and disabling intensity », *J Fam Pract*, 62(12), p. 752-754.

Prakash, S. (2013), « New daily persistent headache: disease or syndrome? », *Headache*, 53(4), p. 678-679.

Robbins, M. S. et R. W. Evans (2012), « The heterogeneity of new daily persistent headache », *Headache*, 52(10), p. 1579-1589.

Chapitre 2

Magiorkinis, E., A. Diamantis, D. D. Mitsikostas et G. Androutsos (2009), « Headaches in antiquity and during the early scientific era », *J Neurol*, 256(8), p. 1215-1220.

Sacks, O. (1996), *Migraine, édition revue et augmentée*, Paris, Éditions du Seuil.

Furmanski, A. R. (1952), « Dynamic concepts of migraine; a character study of one hundred patients », *AMA Arch Neurol Psychiatry*, 67(1), p. 23-31.

Monsour, K. J. (1957), « Migraine: dynamics and choice of symptom », *Psychoanal Q*, 26(4), p. 476-493.

Koehler, P. J. et C. J. Boes (2010), « A history of non-drug treatment in headache, particularly migraine », *Brain*, 133 (Pt 8), p. 2489-2500.

Borhani Haghighi, A., S. Motazedian et R. Rezaii (2007), « Therapeutic potentials of menthol in migraine headache: possible mechanisms of action », *Med Hypotheses*, 69(2), p. 455.

Collado-Vazquez, S. et J. M. Carrillo (2014), « Cranial

trepanation in The Egyptian », *Neurologia*, 29(7), p. 433-440.

Deer, T. R., N. Mekhail et coll. (2014), « The appropriate use of neurostimulation: stimulation of the intracranial and extracranial space and head for chronic pain », *Neuromodulation*, 17(6), p. 551-570; discussion 570.

Vos, T., A. D. Flaxman et coll. (2012), « Years lived with disability (YLDs) for 1160 sequelae of 289 diseases and injuries 1990-2010: a systematic analysis for the Global Burden of Disease Study 2010 », *Lancet*, 380(9859), p. 2163-2196.

Merikangas, K. R. (2013), « Contributions of epidemiology to our understanding of migraine », *Headache*, 53(2), p. 230-246.

Bigal, M. E. et M. A. Arruda (2010), « Migraine in the pediatric population – evolving concepts », *Headache*, 50(7), p. 1130-1143.

Becker, W. J., S. N. Christie, G. Mackie et P. Cooper (2010), « Consensus statement: the development of a national Canadian Migraine Strategy », *Can J Neurol Sci*, 37(4), p. 449-456.

Evans, R. W., R. B. Lipton et S. D. Silberstein (2003), « The prevalence of migraine in neurologists », *Neurology*, 61(9), p. 1271-1272.

Young, W. B., J. E. Park, I. X. Tian et J. Kempner (2013), « The stigma of migraine », *PLoS One*, 8(1), p. e54074.

Gustavsson, A., M. Svensson et coll. (2011), « Cost of disorders of the brain in Europe 2010 », *Eur Neuropsychopharmacol*, 21(10), p. 718-779.

Cooke, L. J. et W. J. Becker (2010), « Migraine prevalence, treatment and impact: the canadian women and migraine study », *Can J Neurol Sci*, 37(5), p. 580-587.

Lofland, J. H. et K. D. Frick (2006), « Workplace absenteeism and aspects of access to health care for individuals with migraine headache », *Headache*, 46(4), p. 563-576.

Ramage-Morin, P. L. et H. Gilmour (2014), « Prevalence of migraine in the Canadian household population », *Health Rep*, 25(6), p. 10-16.

Buse, D. (2014), « 13 Things Not To Say To Someone With a Migraine », *Huffington Post*, 2 octobre 2014.

Lanteri-Minet M., Valade D., Geraud G., Chautard M.H., Lucas C. « Migraine and probable migraine--results of FRAMIG 3, a French nationwide survey carried out according to the 2004 IHS classification », *Cephalalgia*. 2005 Dec;25(12), p. 1146-58.

Lanteri-Minet M. « Economic burden and costs of chronic migraine », *Curr Pain Headache Rep*. 2014 Jan; 18(1), p. 385.

Chapitre 3

Tfelt-Hansen, P. C. et P. J. Koehler (2011), « One hundred years of migraine research: major clinical and scientific observations from 1910 to 2010 », *Headache*, 51(5), p. 752-778.

Magis, D., A. Vigano et coll. (2013), « Pearls and pitfalls: electrophysiology for primary headaches », *Cephalalgia*, 33(8), p. 526-539.

Harriott, A. M. et T. J. Schwedt (2014), « Migraine is Associated With Altered Processing of Sensory Stimuli », *Curr Pain Headache Rep*, 18(11), p. 458.

May, A. (2013), « Pearls and pitfalls: neuroimaging in headache », *Cephalalgia*, 33(8), p. 554-565.

Silberstein, S. D. et D. W. Dodick (2013), « Migraine genetics: Part II », *Headache*, 53(8), p. 1218-1229.

Kelman L. (2004), « The premonitory symptoms (prodrome): a tertiary care study of 893 migraineurs », *Headache*, 44(9), p. 865-872.

Maniyar, F. H., T. Sprenger, T. Monteith, C. Schankin et P. J. Goadsby (2014), « Brain activations in the premonitory phase of nitroglycerin-triggered migraine attacks », *Brain*, 137(Pt 1), p. 232-241.

Queiroz, L. P., D. I. Friedman, A. M. Rapoport et R. A. Purdy (2011), « Characteristics of migraine visual aura in Southern Brazil and Northern USA », *Cephalalgia*, 31(16), p. 1652-1658.

Kelman, L. (2004), « The aura: a tertiary care study of 952 migraine patients », *Cephalalgia*, 24(9), p. 728-734.

Charles, A. C. et S. M. Baca (2013), « Cortical spreading depression and migraine », *Nat Rev Neurol*, 9(11), p. 637-644.

Dalkara, T., A. Nozari et M. A. Moskowitz (2010), « Migraine aura pathophysiology: the role of blood vessels and microembolisation », *Lancet Neurol*, 9(3), p. 309-317.

Geppetti, P., E. Rossi, A. Chiarugi et S. Benemei (2012), « Antidromic vasodilatation and the migraine mechanism », *J Headache Pain*, 13(2), p. 103-111.

Peroutka, S. J. (2005), « Neurogenic inflammation and migraine: implications for the therapeutics », *Mol Interv*, 5(5), p. 304-311.

Goadsby, P. J., R. B. Lipton et M. D. Ferrari (2002), « Migraine--current understanding and treatment », *N Engl J Med*, 346(4), p. 257-270.

Bogduk, N. et J. Govind (2009), « Cervicogenic headache: an assessment of the evidence on clinical diagnosis, invasive tests, and treatment », *Lancet Neurol*, 8(10), p. 959-968.

Lipton, R. B., M. E. Bigal et coll. (2008), « Cutaneous allodynia in the migraine population », *Ann Neurol*, 63(2), p. 148-158.

Noseda, R. et R. Burstein (2013), « Migraine pathophysiology: anatomy of the trigeminovascular pathway and associated neurological symptoms, cortical spreading depression, sensitization, and modulation of pain », *Pain*, 154 Suppl 1, p. S44-53.

Digre, K. B. et K. C. Brennan (2012), « Shedding light on photophobia », *J Neuroophthalmol*, 32(1), p. 68-81.

Silva-Neto, R. P., M. F. Peres et M. M. Valenca (2014), « Accuracy of osmophobia in the differential diagnosis between migraine and tension-type headache », *J Neurol Sci*, 339(1-2), p. 118-122.

Chai, N. C., R. E. Shapiro et A. M. Rapoport (2013), « Why does vomiting stop a migraine attack? », *Curr Pain Headache Rep*, 17(9), p. 362.

Ahn, A. H. et K. C. Brennan (2012), « Unanswered questions in headache: how does a migraine attack stop? », *Headache*, 52(1), p. 186-187.

Stolte, B., D. Holle, S. Naegel, H. C. Diener et M. Obermann (2014), « Vestibular migraine », *Cephalalgia*, p.

Loder, E. (2002), « What is the evolutionary advantage of migraine? », *Cephalalgia*, 22(8), p. 624-632.

Chapitre 4

Manack, A., D. C. Buse, D. Serrano, C. C. Turkel et R. B. Lipton (2011), « Rates, predictors, and consequences of remission from chronic migraine to episodic migraine », *Neurology*, 76(8), p. 711-718.

Diener, H. C., D. W. Dodick et coll. (2011), « Chronic migraine – classification, characteristics and treatment », *Nat Rev Neurol*, 8(3), p. 162-171.

Adams, A. M., D. Serrano et coll. (2014), « The impact of chronic migraine: The Chronic Migraine Epidemiology and Outcomes (CaMEO) Study methods and baseline results », *Cephalalgia*, doi : 10.1177/0333102414552532.

Noseda, R., V. Kainz, D. Borsook et R. Burstein (2014), « Neurochemical pathways that converge on thalamic trigeminovascular neurons: potential substrate for modulation of migraine by sleep, food intake, stress and anxiety », *PLoS One*, 9(8), p. e103929.

Tietjen, G. E. et B. L. Peterlin (2011), « Childhood abuse and migraine: epidemiology, sex differences, and potential mechanisms », *Headache*, 51(6), p. 869-879.

Bigal, M. E. et R. B. Lipton (2009), « What predicts the change from episodic to chronic migraine? », *Curr*

Opin Neurol, 22(3), p. 269-276.

TEPPER, S. J. et D. E. TEPPER (2010), « Breaking the cycle of medication overuse headache », *Cleve Clin J Med*, 77(4), p. 236-242.

KRISTOFFERSEN, E. S. et C. LUNDQVIST (2014), « Medication-overuse headache: a review », *J Pain Res*, 7, p. 367-378.

LODER, E., E. WEIZENBAUM, B. FRISHBERG et S. SILBERSTEIN (2013), « Choosing wisely in headache medicine: the American Headache Society's list of five things physicians and patients should question », *Headache*, 53(10), p. 1651-1659.

SCHULMAN, E. (2013), « Refractory migraine – a review », *Headache*, 53(4), p. 599-613.

MACGREGOR, E. A. (2010), « Prevention and treatment of menstrual migraine », *Drugs*, 70(14), p. 1799-1818.

PRINGSHEIM, T., W. J. DAVENPORT et D. DODICK (2008), « Acute treatment and prevention of menstrually related migraine headache: evidence-based review », *Neurology*, 70(17), p. 1555-1563.

TIETJEN, G. E., N. A. HERIAL, J. HARDGROVE, C. UTLEY et L. WHITE (2007), « Migraine comorbidity constellations », *Headache*, 47(6), p. 857-865.

Chapitre 5

BUSE, D. C., M. F. RUPNOW et R. B. LIPTON (2009), « Assessing and managing all aspects of migraine: migraine attacks, migraine-related functional impairment, common comorbidities, and quality of life », *Mayo Clin Proc*, 84(5), p. 422-435.

EDMEADS, J. (2002), « Communication issues in migraine diagnosis », *Can J Neurol Sci*, 29 Suppl 2, p. S8-10.

PURDY, R. A. (2002), « Migraine: the doctor-patient link. results of a needs assessment », *Can J Neurol Sci*, 29 Suppl 2, p. S3-7.

DODICK, D. (2002), « Patient perceptions and treatment preferences in migraine management », *CNS Drugs*, 16 Suppl 1, p. 19-24.

SHEFTELL, F. D. (2002), « Communicating the right therapy for the right patient at the right time: acute therapy », *Can J Neurol Sci*, 29 Suppl 2, p. S33-39.

KINDELAN-CALVO, P., A. GIL-MARTINEZ et coll. (2014), « Effectiveness of therapeutic patient education for adults with migraine. A systematic review and meta-analysis of randomized controlled trials », *Pain Med*, 15(9), p. 1619-1636.

BENEDETTI, F. (2013), « Placebo and the new physiology of the doctor-patient relationship », *Physiol Rev*, 93(3), p. 1207-1246.

HALL, K. T. et T. J. KAPTCHUK (2013), « Genetic biomarkers of placebo response: what could it mean for future trial design? », *Clin Investig (Lond)*, 3(4), p. 311-314.

HORING, B., K. WEIMER, E. R. MUTH et P. ENCK (2014), « Prediction of placebo responses: a systematic review of the literature », *Front Psychol*, 5, p. 1079.

IBRAHIMI, K., E. G. COUTURIER et A. MAASSENVANDENBRINK (2014), « Migraine and perimenopause », *Maturitas*, 78(4), p. 277-280.

CHAI, N. C., B. L. PETERLIN et A. H. CALHOUN (2014), « Migraine and estrogen », *Curr Opin Neurol*, 27(3), p. 315-324.

MEISSNER, K., M. FASSLER et coll. (2013), « Differential effectiveness of placebo treatments: a systematic review of migraine prophylaxis », *JAMA Intern Med*, 173(21), p. 1941-1951.

MACGREGOR, E. A. (2014), « Migraine in pregnancy and lactation », *Neurol Sci*, 35 Suppl 1, p. 61-64.

DAVANZO, R., J. BUA, G. PALONI et G. FACCHINA (2014), « Breastfeeding and migraine drugs », *Eur J Clin Pharmacol*, 70(11), p. 1313-1324.

Chapitre 6

BALDACCI, F., M. VEDOVELLO et coll. (2013), « How aware are migraineurs of their triggers? », *Headache*, 53(5), p. 834-837.

SPIERINGS, E. L., S. DONOGHUE, A. MIAN et C. WOBER (2014),

« Sufficiency and necessity in migraine: how do we figure out if triggers are absolute or partial and, if partial, additive or potentiating? », *Curr Pain Headache Rep*, 18(10), p. 455.

Peroutka, S. J. (2014), « What turns on a migraine? A systematic review of migraine precipitating factors », *Curr Pain Headache Rep*, 18(10), p. 454.

Calhoun, A. H. et S. Ford (2007), « Behavioral sleep modification may revert transformed migraine to episodic migraine », *Headache*, 47(8), p. 1178-1183.

Rains, J. C. et J. S. Poceta (2006), « Sleep and headache disorders: clinical recommendations for headache management », *Headache*, 46 Suppl 3, p. S147-148.

Nassini, R., S. Materazzi et coll. (2012), « The 'headache tree' via umbellulone and TRPA1 activates the trigeminovascular system », *Brain*, 135(Pt 2), p. 376-390.

Freedom, T. et R. W. Evans (2013), « Headache and sleep », *Headache*, 53(8), p. 1358-1366.

De Tommaso, M., M. Delussi et coll. (2014), « Sleep features and central sensitization symptoms in primary headache patients », *J Headache Pain*, 15, p. 64.

Gori, S., C. Lucchesi et coll. (2012), « Sleep-related migraine occurrence increases with aging », *Acta Neurol Belg*, 112(2), p. 183-187.

Nesbitt, A. D., G. D. Leschziner et R. C. Peatfield (2014), « Headache, drugs and sleep », *Cephalalgia*, 34(10), p. 756-766.

Lucchesi, L. M., J. G. Speciali et coll. (2010), « Nocturnal awakening with headache and its relationship with sleep disorders in a population-based sample of adult inhabitants of Sao Paulo City, Brazil », *Cephalalgia*, 30(12), p. 1477-1485.

Myers, K. A., M. Mrkobrada et D. L. Simel (2013), « Does this patient have obstructive sleep apnea?: The Rational Clinical Examination systematic review », *JAMA*, 310(7), p. 731-741.

Russell, M. B., H. A. Kristiansen et K. J. Kvaerner (2014), « Headache in sleep apnea syndrome: epidemiology and pathophysiology », *Cephalalgia*, 34(10), p. 752-755.

De Luca Canto, G., V. Singh, M. E. Bigal, P. W. Major et C. Flores-Mir (2014), « Association between tension-type headache and migraine with sleep bruxism: a systematic review », *Headache*, 54(9), p. 1460-1469.

Bigal, M. E., J. N. Liberman et R. B. Lipton (2006), « Obesity and migraine: a population study », *Neurology*, 66(4), p. 545-550.

Bigal, M. E. et A. M. Rapoport (2012), « Obesity and chronic daily headache », *Curr Pain Headache Rep*, 16(1), p. 101-109.

Haba-Rubio, J., M. Tafti, R. Heinzer, D. S. Bond et R. R. Wing (2011), « Improvement of migraine headaches in severely obese patients after bariatric surgery », *Neurology*, 77(19), p. 1772-1773; author reply 1773.

Martins, I. P. et R. G. Gouveia (2007), « More on water and migraine », *Cephalalgia*, 27(4), p. 372-374.

Blau, J. N. (2005), « Water deprivation: a new migraine precipitant », *Headache*, 45(6), p. 757-759.

Saracco, M. G., G. Calabrese et coll. (2014), « Relationship between primary headache and nutrition: a questionnaire about dietary habits of patients with headache », *Neurol Sci*, 35 Suppl 1, p. 159-161.

Rockett, F. C., V. R. De Oliveira et coll. (2012), « Dietary aspects of migraine trigger factors », *Nutr Rev*, 70(6), p. 337-356.

Marcus, D. A., L. Scharff, D. Turk et L. M. Gourley (1997), « A double-blind provocative study of chocolate as a trigger of headache », *Cephalalgia*, 17(8), p. 855-862; discussion 800.

Tavares, C. et R. K. Sakata (2012), « Caffeine in the treatment of pain », *Rev Bras Anestesiol*, 62(3), p. 387-401.

Goldstein, J., M. Hagen et M. Gold (2014), « Results

of a multicenter, double-blind, randomized, parallel-group, placebo-controlled, single-dose study comparing the fixed combination of acetaminophen, acetylsalicylic acid, and caffeine with ibuprofen for acute treatment of patients with severe migraine », *Cephalalgia*, 34(13), p. 1070-1078.

Hoy, S. M. et L. J. Scott (2011), « Indomethacin/prochlorperazine/caffeine: a review of its use in the acute treatment of migraine and in the treatment of episodic tension-type headache », *CNS Drugs*, 25(4), p. 343-358.

Finkel, A. G., J. A. Yerry et J. D. Mann (2013), « Dietary considerations in migraine management: does a consistent diet improve migraine? », *Curr Pain Headache Rep*, 17(11), p. 373.

Inaloo, S., S. M. Dehghani, F. Farzadi, M. Haghighat et M. H. Imanieh (2011), « A comparative study of celiac disease in children with migraine headache and a normal control group », *Turk J Gastroenterol*, 22(1), p. 32-35.

Dimitrova, A. K., R. C. Ungaro et coll. (2013), « Prevalence of migraine in patients with celiac disease and inflammatory bowel disease », *Headache*, 53(2), p. 344-355.

Cady, R. K., K. Farmer, J. K. Dexter et J. Hall (2012), « The bowel and migraine: update on celiac disease and irritable bowel syndrome », *Curr Pain Headache Rep*, 16(3), p. 278-286.

Lipton, R. B., D. C. Buse et coll. (2014), « Reduction in perceived stress as a migraine trigger: testing the «let-down headache» hypothesis », *Neurology*, 82(16), p. 1395-1401.

Collura, T. F. et R. W. Thatcher (2011), « Clinical benefit to patients suffering from recurrent migraine headaches and who opted to stop medication and take a neurofeedback treatment series », *Clin EEG Neurosci*, 42(2), p. VIII-IX.

Andrasik, F. (2010), « Biofeedback in headache: an overview of approaches and evidence », *Cleve Clin J Med*, 77 Suppl 3, p. S72-76.

Stokes, D. A. et M. S. Lappin (2010), « Neurofeedback and biofeedback with 37 migraineurs: a clinical outcome study », *Behav Brain Funct*, 6, p. 9.

Pfaller, A. (2010), « Efficacy of biofeedback in the treatment of migraine and tension type headaches », *Pain Physician*, 13(1), p. 94-96; author reply 96.

« Aux origines de la méditation », *Le Point*, numéro hors série, juillet-août 2014.

Wells, R. E., R. Burch et coll. (2014), « Meditation for Migraines: A Pilot Randomized Controlled Trial », *Headache*, p.

Kisan, R., M. Sujan et coll. (2014), « Effect of Yoga on migraine: A comprehensive study using clinical profile and cardiac autonomic functions », *Int J Yoga*, 7(2), p. 126-132.

Kankane, A. (2013), « Efficacy of yoga in treatment of migraine », *Ann Indian Acad Neurol*, 16(3), p. 462-463.

Koseoglu, E., M. F. Yetkin, F. Ugur et M. Bilgen (2014), « The role of exercise in migraine treatment short title: exercise in migraine », *J Sports Med Phys Fitness*, p.

John, P. J., N. Sharma, C. M. Sharma et A. Kankane (2007), « Effectiveness of yoga therapy in the treatment of migraine without aura: a randomized controlled trial », *Headache*, 47(5), p. 654-661.

Chapitre 7

Pringsheim, T., W. Davenport et coll. (2012), « Canadian Headache Society guideline for migraine prophylaxis », *Can J Neurol Sci*, 39(2 Suppl 2), p. S1-59.

Revicki, D. A., M. Kimel et coll. (2006), « Validation of the revised Patient Perception of Migraine Questionnaire: measuring satisfaction with acute migraine treatment », *Headache*, 46(2), p. 240-252.

Tfelt-Hansen, P. C., T. Pihl, A. Hougaard et D. D. Mitsikostas (2014), « Drugs targeting 5-hydroxytryptamine receptors in acute treatments of migraine attacks. A review of new drugs and new administration forms of established drugs », *Expert Opin Investig Drugs*, 23(3), p. 375-385.

Kelman, L. (2006), « The broad treatment expectations of migraine patients », *J Headache Pain*, 7(6), p. 403-406.

Lanteri-Minet, M., H. Allain, P. L. Druais, G. Meric et S. Troy (2010), « Evaluating patient satisfaction with specific migraine therapy based on initial treatment expectations: the PAX study », *Curr Med Res Opin*, 26(2), p. 465-472.

Valade, D. (2009), « Early treatment of acute migraine: new evidence of benefits », *Cephalalgia*, 29 Suppl 3, p. 15-21.

Edmeads, J. (2005), « Defining response in migraine: which endpoints are important? », *Eur Neurol*, 53 Suppl 1, p. 22-28.

Dodick, D. W., G. Sandrini et P. Williams (2007), « Use of the sustained pain-free plus no adverse events endpoint in clinical trials of triptans in acute migraine », *CNS Drugs*, 21(1), p. 73-82.

Ferrari, M. D., P. J. Goadsby, K. I. Roon et R. B. Lipton (2002), « Triptans (serotonin, 5-HT1B/1D agonists) in migraine: detailed results and methods of a meta-analysis of 53 trials », *Cephalalgia*, 22(8), p. 633-658.

Viana, M., A. A. Genazzani, S. Terrazzino, G. Nappi et P. J. Goadsby (2013), « Triptan nonresponders: do they exist and who are they? », *Cephalalgia*, 33(11), p. 891-896.

Dahlof, C. G. (2006), « Infrequent or non-response to oral sumatriptan does not predict response to other triptans – review of four trials », *Cephalalgia*, 26(2), p. 98-106.

Messali, A. J., M. Yang et coll. (2014), « Treatment persistence and switching in triptan users: a systematic literature review », *Headache*, 54(7), p. 1120-1130.

Baron, E. P., S. Y. Markowitz et coll. (2014), « Triptan education and improving knowledge for optimal migraine treatment: an observational study », *Headache*, 54(4), p. 686-697.

Wells, R. E., S. Y. Markowitz et coll. (2014), « Identifying the factors underlying discontinuation of triptans », *Headache*, 54(2), p. 278-289.

Dodick, D. W., V. T. Martin, T. Smith et S. Silberstein (2004), « Cardiovascular tolerability and safety of triptans: a review of clinical data », *Headache*, 44 Suppl 1, p. S20-30.

Evans, R. W., S. J. Tepper, R. E. Shapiro, C. Sun-Edelstein et G. E. Tietjen (2010), « The FDA alert on serotonin syndrome with use of triptans combined with selective serotonin reuptake inhibitors or selective serotonin-norepinephrine reuptake inhibitors: American Headache Society position paper », *Headache*, 50(6), p. 1089-1099.

Wenzel, R. G., S. Tepper, W. E. Korab et F. Freitag (2008), « Serotonin syndrome risks when combining SSRI/SNRI drugs and triptans: is the FDA's alert warranted? », *Ann Pharmacother*, 42(11), p. 1692-1696.

Tfelt-Hansen, P. C. et P. J. Koehler (2008), « History of the use of ergotamine and dihydroergotamine in migraine from 1906 and onward », *Cephalalgia*, 28(8), p. 877-886.

Saper, J. R., S. Silberstein, D. Dodick et A. Rapoport (2006), « DHE in the pharmacotherapy of migraine: potential for a larger role », *Headache*, 46 Suppl 4, p. S212-220.

Loder, E., E. Weizenbaum, B. Frishberg et S. Silberstein (2013), « Choosing wisely in headache medicine: the American Headache Society's list of five things physicians and patients should question », *Headache*, 53(10), p. 1651-1659.

Kotecha, M. K. et B. D. Sites (2013), « Pain policy and abuse of prescription opioids in the USA: a cautionary tale for Europe », *Anaesthesia*, 68(12), p. 1210-1215.

Franklin, G. M. (2014), « Opioids for chronic noncancer pain: A position paper of the American Academy of Neurology », *Neurology*, 83(14), p. 1277-1284.

GOADSBY, P. J., G. ZANCHIN et coll. (2008), « Early vs. non-early intervention in acute migraine-'Act when Mild (AwM)'. A double-blind, placebo-controlled trial of almotriptan », *Cephalalgia*, 28(4), p. 383-391.

DIAZ-INSA, S., P. J. GOADSBY et coll. (2011), « The impact of allodynia on the efficacy of almotriptan when given early in migraine: data from the «Act when mild» study », *Int J Neurosci*, 121(12), p. 655-661.

ORR, S. L., M. AUBE et coll. (2014), « Canadian Headache Society systematic review and recommendations on the treatment of migraine pain in emergency settings », *Cephalalgia*, doi : 10.1177/0333102414535997.

PRYSE-PHILLIPS, W., M. AUBE et coll. (2006), « A clinical study of migraine evolution », *Headache*, 46(10), p. 1480-1486.

LANTERI-MINET M., VALADE D., GERAUD G., LUCAS C., DONNET A. « REVISED FRENCH GUIDELINES FOR THE DIAGNOSIS AND MANAGEMENT OF MIGRAINE IN ADULTS AND CHILDREN », *J Headache Pain*. 2014 ; 15:2.

Chapitre 8

PRINGSHEIM, T., W. J. DAVENPORT et W. J. BECKER (2010), « Prophylaxis of migraine headache », *CMAJ*, 182(7), p. E269-276.

EVANS, R. W. et M. LINDE (2009), « Expert opinion: adherence to prophylactic migraine medication », *Headache*, 49(7), p. 1054-1058.

BOGDANOV, V. B., S. MULTON et coll. (2011), « Migraine preventive drugs differentially affect cortical spreading depression in rat », *Neurobiol Dis*, 41(2), p. 430-435.

DIB, M. (2008), « Optimizing prophylactic treatment of migraine: Subtypes and patient matching », *Ther Clin Risk Manag*, 4(5), p. 1061-1078.

SUN-EDELSTEIN, C. et A. MAUSKOP (2009), « Foods and supplements in the management of migraine headaches », *Clin J Pain*, 25(5), p. 446-452.

DIENER, H. C. (2013), « Acupuncture prophylaxis of migraine no better than sham acupuncture for decreasing frequency of headaches », *Evid Based Med*, 18(1), p. 33-34.

LINDE, K., G. ALLAIS et coll. (2009), « Acupuncture for migraine prophylaxis », *Cochrane Database Syst Rev* (1), p. CD001218.

YANG, C. P., M. H. CHANG et coll. (2011), « Acupuncture versus topiramate in chronic migraine prophylaxis: a randomized clinical trial », *Cephalalgia*, 31(15), p. 1510-1521.

PICKETT, H. et J. C. BLACKWELL (2010), « FPIN's clinical inquiries. Acupuncture for migraine headaches », *Am Fam Physician*, 81(8), p. 1036-1037.

AURORA, S. K., P. WINNER et coll. (2011), « OnabotulinumtoxinA for treatment of chronic migraine: pooled analyses of the 56-week PREEMPT clinical program », *Headache*, 51(9), p. 1358-1373.

BLUMENFELD, A., S. D. SILBERSTEIN et coll. (2010), « Method of injection of onabotulinumtoxinA for chronic migraine: a safe, well-tolerated, and effective treatment paradigm based on the PREEMPT clinical program », *Headache*, 50(9), p. 1406-1418.

GOADSBY, P. J., T. BARTSCH et D. W. DODICK (2008), « Occipital nerve stimulation for headache: mechanisms and efficacy », *Headache*, 48(2), p. 313-318.

MARTELLETTI, P., R. H. JENSEN et coll. (2013), « Neuromodulation of chronic headaches: position statement from the European Headache Federation », *J Headache Pain*, 14, p. 86.

Lanteri-Minet M., Valade D., Geraud G., Lucas C., Donnet A. « Revised French guidelines for the diagnosis and management of migraine in adults and children », *J Headache Pain*. 2014 ;15:2.

RESSOURCES

Migraine Québec:
www.migrainequebec.com
Migraine Canada:
www.migrainecanada.com

Les droits d'auteur du Dr Elizabeth Leroux pour les livres vendus au Canada en langue française seront versés au Fonds pour la Migraine de la Fondation du CHUM.

Si vous souhaitez contribuer au développement de la Clinique de la migraine du CHUM, vous pouvez faire un don rédigé à « Fondation Migraine 94502 » et adressé à:

Clinique de la Migraine du CHUM
Aux soins de Dr Elizabeth Leroux, MD
Hôpital Notre-Dame, Pavillon Deschamps
Centre Hospitalier de l'Université de Montréal
1560, rue Sherbrooke Est
Montréal (Québec) H2L 4M1

CRÉDITS ICONOGRAPHIQUES

Getty Images : Fuse couverture ; Loop Delay / Westend61 10 ; Image Source / Image Source 13 ; Sporrer/Rupp / Cultura 14 ; Abel Mitja Varela / E+ 18 ; Dimitri Otis / Photographer's Choice 26 ; Ron Levine / Stone 28 ; Don Bayley / E+ 31 ; Seb Oliver / Cultura 32 ; Chris Rya / Caiaimag 34 ; Tetra Images / Tetra images 35 ; Print Collector /Hulton Archive 38 ; Heritage Images / Hulton Fine Art Collection 40 ; SCIENCE SOURCE / Science Source 40 ; MedicalRF.com / MedicalRF.com 44 ; PHAS / Universal Images Group 45 ; Print Collector / Hulton Archive 45 ; Caryn Levy / Sports Illustrated Classic 45 ; Herbert Orth / The LIFE Picture Collection 45 ; Michael Ochs Archives / Michael Ochs Archives 45 ; Rischgitz / Hulton Archive 45 ; De Agostini Picture Library / De Agostini 46 ; Universal History Archive / Universal Images Group 46 ; DEA / G. CIGOLIN / De Agostini Picture Library 46 ; Print Collector / Hulton Archive 47 ; Science & Society Picture Library / SSPL 48 ; BSIP / Universal Images Group 49 ; BSIP / Universal Images Group 49 ; Mermet Mermet / Photononstop 51 ; Jamie Grill / Tetra images 52 ; Paul Bradbury / OJO Images 54 ; uniquely india / photosindia 54 ; Wuka / E+ 59 ; Medical Body Scans / Science Source 62 ; BanksPhotos / E+ 63 ; Ian Cuming / Ikon Images 63 ; Mehmed Zelkovic / Moment Select 66 ; Nick Daly / The Image Bank 73 ; Victor Prikhodko / E+ 74 ; Luca Perini / EyeEm / EyeEm 77 ; Tony Burns / Lonely Planet Images 78 ; Abel Mitja Varela / E+ 86 ; Brad Wilson / The Image Bank 88 ; Culture Club / Hulton Archive 90 ; Alain SHRODER / ONOKY 91 ; Daniel Ingold / Cultura 98 ; Ghislain & Marie David de Lossy / The Image Bank 101 ; Terry Vine / Blend Image 102 ; Buyenlarge / Archive Photos 105 ; nicolas hansen / E+ 110 ; StA-gur Karlsso / E+ 110 ; TS Photography / Photographer's Choice 110 ; jsmith /E+ 110 ; Universal History Archive / Universal Images Group 114 ; Rob Lewine / Tetra images 115 ; John Kelly / Tetra images 118 ; 101cats / : E+ 120 ; Fuse / Fuse 122 ; mstay / Digital Vision Vectors 124 ; Peter Glass / First Light 126 ; Nils Hendrik Mueller / Cultura 129 ; Leemage / Universal Images Group 131 ; WILL & DENI MCINTYRE / Science Source 136 ; Iconogenic / E+ 138 ; Zero Creatives / Cultura 140 ; Tom Merton / OJO Images 144 ; David Q. Cavagnaro / Photolibrary 145 ; Chris Ryan / OJO Images 148 ; Glow Images, Inc / Glow 150 ; Echo / Cultura 156 ; BSIP / Universal Images Group 157 ; RunPhoto / Taxi Japan 163 ; Philip Lee Harvey / The Image Bank 170 ; Patrick Sheandell O'Carroll / PhotoAlto Agency RF Collections 173 ; BSIP / Universal Images Group 175 ; Tara Moore / Taxi 176.

Shutterstock : rabat C4 ; 23 ; 48 ; 63 ; 80 ; 95 ; 106 ; 112 ; 116 ; 132 ; 133 ; 154 ; 160 ; 167 ; 174 ; 179.

Bridgeman Images : The Four Humours, from 'Quinta E... German School, (16th century) /Collection privée Archives Charmet 44 ; Papaver somniferum, the Opium Po.. /Pictures From History 46 ; Cinchona from 'Phytographie Medi... Hoquart, L.F.J. (fl 1821) /Collection privée The Stapleton Collection 114 ; Laurel, botanical plate, c.1810 ... Turpin, Pierre Jean François (17...) / Bibliothèque Nationale, Paris, France Archives Charmet 128.

NancyAnn Oberheim, Takahiro Takano et Maiken Nedergaard : Neurone/astrocyte/artère ; 60.

Luiz Paulo de Queiroz : Auras dessinées par des patients, *Cephalalgia*, 2011 ; 70.

Véronique Giguère : 24, 50, 53, 81, 85, 86, 90, 94, 96, 98, 101, 108, 122, 147, 165, 168.

Michel Rouleau : 36 ; 68 ; 69 ; 97 ; 100 ; 169.

Jasmin Alie-Guérard : 62.

Amélie Roberge : 36.

Achevé d'imprimer en décembre 2015 par Pollina - L74810.